Z. 2591

Renove

M

1000

DE LA
VOCATION
DES MAGICIENS ET
MAGICIENNES PAR LE
MINISTERE DES DEMONS:

ET PARTICVLIEREMENT DES
chefs de Magie : à ſçauoir de
Magdelaine de la Palud. Marie de Sains.
Louys Gaufridy.　　　Simone Dourlet, &c.

Item.

De la vocation accomplie par l'entremiſe de la ſeule
authorité Eccleſiaſtique. à ſçauoir de
DIDYME, MABERTHE, LOYSE, &c.

Auec trois petits Traictez.

1. Des merueilles de cét œuure.
2. De la conformité auec les ſainctes Eſcritures, &
SS. Peres, &c.
3. De la puiſſance Eccleſiaſtique ſur les demons, de
l'attention qu'il y faut auoir, des notes critiques pour
diſcerner ſous l'exorciſme le vray d'auec le faux.

SECONDE PARTIE.

Le tout extraict des meſmes memoires.

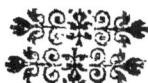

A PARIS,
Chez NICOLAS BVON, ruë S. Iacques, à l'Enſeigne
ſainct Claude, & de l'Homme ſauuage.

M. DC. XXIII.
Auec Priuilege, & Approbation.

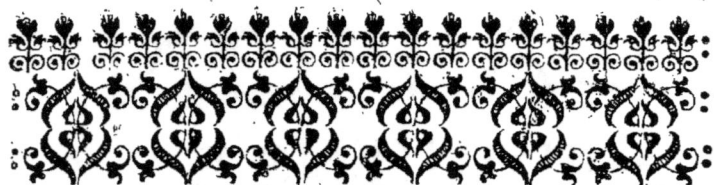

TABLE DE CE QVI EST

CONTENV EN CESTE
deuxiefme partie.

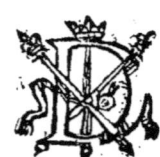

Table.

FIN.

DE

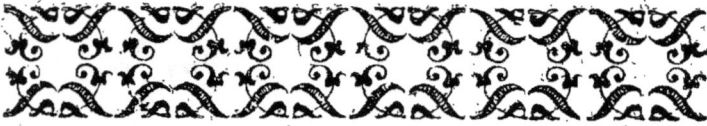

DE LA
VOCATION
DES MAGICIENS ET
MAGICIENNES PAR LE
ministere des Demons : & principalement de deux chefs de Magie,
à sçauoir Magdelaine de la Palud,
& Loys Gaufridy.

*Tiré des Actes de la saincte Baulme l'an
de nostre Seigneur 1610.*

PRÆFACE.

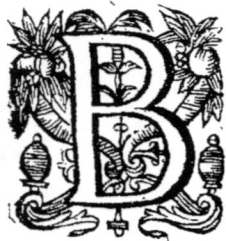

ENING Lecteur, nous auõs
pensé qu'il estoit à propos
d'adiouster aux traitez precedens, ceux-cy, qui sont
touchant la vocation des
Magiciens & Magiciennes,
& principalement de la vocation de Loys
& de Magdelaine : premierement à cause

qu'ils font contenus (mais confufément
& fans ordre (dans les Actes mentionnez
cy deffus : en fecond lieu pource qu'il eft
raifonnable que puifque l'on met au iour
le progrez & la fin de l'œuure , on donne
auffi à veoir le commencement:car par ce
moyen on pourra faire l'examen de tout
l'œuure auec vne plus grande certitude
de iugement. Tiercement pource qu'aux
premieres editions ont efté obmifes certaines chofes , qui toutefois (fi ie ne me
trompe) ne font pas de petite importance pour auoir cognoiffance de l'affaire.

Il y eut donc au quartier de Prouëce,qui
eft du Royaume de France , vn venerable
Pere nommé Iean Baptifte Romillon qui
ayant fuiui autrefois l'herefie de Caluin à
Geneue,mais depuis conuerti à la foy Catholique par la lecture des liures du R. P.
Grenade. Ce Pere auoit en ces quartiers
là l'intendance fur quelques maifons des
Peres de la doctrine Chreftienne , &
des filles de faincte Vrfule. Les Peres de
la doctrine ont la charge de la direction
des filles : & les filles ont la charge d'in-
ftruire les plus ieunes , defquelles elles
font trois bandes, & en chacune d'icelles
elles inftruifent feparément les nobles,
les bourgeoifes , & celles des champs,

eu efgard à la condition de chacune.
Soubs l'obedience de ce Pere deux filles notamment fe mirent, dont l'vne
nommée Magdelaine qui eftoit iffuë
de nobleffe fut infectée de Magie deteftable, aagée d'enuiron quatorze ans :
mais qui de fon propre mouuement eftoit
entrée en Religion, afin de procurer
plus commodement la conuerfion qu'elle meditoit de faire. L'autre auoit nom
Loyfe, natifue du village de fainct Remy, qui eft proche du Comté d'Auignon, iffuë de parens heretiques, eftant
propre aux charges d'vne maifon, de-
uotieufe & fimple. Or deuant que l'vne
d'elles, à fçauoir Magdelaine, euft faict
vœu foubs ledict R. P. Romillon, elles
eftoient toutes deux admirées de la compagnie pour l'exacte obferuance de leur
Religion : mais depuis que cefte fille fut
entrée, elles commencerent d'eftre de-
firées publiquement & de tous coftez
comme eftans hayes de Dieu, & perfonnes diaboliques. Le fujeét en vint de ce
que tout d'vn coup, cinq fe trouuerent poffedées en vn feul Conuent de
la ville d'Aix, dont l'vne qui eftoit Magdelaine, fe trouua eftre poffedée par la
force & en vertu de la paction qu'elle

auoit faicte auec le diable : les autres souf-
froient cela par l'aftuce du diable , qui
auoit vn grand defpit de ce que Magdelaine s'eftoit venuë rendre de cefte Compagnie:& d'autant qu'il ne l'auoit peu de-
ftourner de fon propos; l'aftuce du confeil du diable fut telle. Les Demons &
Loys propofoient à Magdelaine les plaifirs de cefte vie, & luy mettoient dans l'efprit, qui eftoit tourné, voire mefme attaché à mal faire , qu'elle n'auroit point de
contentement en la iouyffance de tant de
plaifirs, fi elle n'auoit quelques compagnes , & toutefois qu'elle n'en pourroit
pas auoir qui luy fuffent fideles, finon de
celles qui fuiuroient la Magie, & qui y fuffent intereffées. En vn mot que pour paruenir à cefte fin , il fe falloit feruir du
malefice de poffeffion , qui eft que le
diable fe faifit de ceux qui en font tour-
mentez , & font tentez de Magie. Or
pour executer vne telle mefchanceté,
eftoit requis le confentement de Magdelaine, lequel en fin non feulement ils obtindrent , mais elle le figna mefme de
fon propre fang. Outreplus elle print
elle mefme les forts , & les mit fur quatre de fes compagnes efquelles elle eftoit

plus encline qu'aux autres, & entre celles-
cy estoit Loyse. On n'auoit point encor
recognёu au vray que les autres fussent
possedées, & desia par plusieurs mois
Seur Magdelaine estoit exorcizée auec
beaucoup de charité & de patience en diuers lieux; & apres tout, elle fut à ceste fin
conduite au lieu où saincte Marie Magdelaine auoit fait sa penitence, qui en langage du pays s'appelle la saincte Baulme,
c'est à dire, la saincte Grotte. Ce qui se fit
par l'aduis du R. P. Michaëlis, pour voir
si peut estre par la saincteté du lieu elle seroit en seureté contre le diable, qui disoit
tout haut qu'il l'enleueroit, & la feroit
mourir au prochain iour que l'on celebre-
roit la feste de sainct André.

Donc le vingt-septiesme de Nouembre
en l'an de nostre Seigneur 1610. les RR.
PP. Iean Baptiste Romillon, & François
Billet, vindrent auec Loyse & Magdelaine à la saincte Baulme, où dés vn peu auparauant, sur ceste deliberation, ledit R.
P. Sebastien Michaëlis auoit desia enuoyé
le P. Frere François Domptius. Et pource
que le R. P. François Billet estoit cōtraint
de s'absenter de la saincte Baulme pour
quelques iours, luy & son Superieur Baptiste Romillon prierent ce Pere de sainct

Dominique qu'il vouluſt prendre la peine
de faire cét exorciſme. Or eſtoient ils
principalement en ſoucy pour Magdelaine : car à peine ſe pouuoient ils perſuader
que Loyſe fuſt poſſedée, & auoit eſtë
amenée là, pour ſeruir, & auoir ſoing du
boire & du manger. Pour le P. Domptius,
il accepta la charge, bien que du commencement il y reſiſtaſt, & n'en fuſt pas bien
content. Deux iours s'eſtoient eſcoulez,
que fortuitement il entra dans la chambre
où Loyſe appreſtoit à diſner pour ſes gẽs :
alors en ſa preſence le demon commença
à faire reſonner en elle des ſons où il n'y
auoit point d'accord, & à le regarder de
trauers. Luy donc ayant demandé ce que
vouloit dire cela, & ayant ſceu qu'elle
eſtoit tourmentée, il propoſa qu'il ſeroit
bon de corrompre les forces de ce mal
par le moyen de l'exorciſme, & offrit de
cœur ouuert à s'y employer, ce qui fut accepté. Mais deuant qu'il commençaſt ſon
exorciſme, il arriua que les demons firent
vn effort ſur Magdelaine, qui n'eſtoit
point petit : elle eſtant en ce lieu ſainĉt de
penitence, où on la gardoit enfermée, &
principalement le lendemain de ſainĉt André, qu'il arriua vn tel combat, & vne con-
teſtation entre les demons, & le P. Ro-

millon, qui eſtoit à prendre garde auprès
d'elle, que les demons s'efforçoient d'en-
leuer Magdelaine, comme on le voyoit
ſenſiblement : luy l'ayant priſe, taſchoit
de la retenir, & eux au contraire faiſoient
vn plus grand effort, ſi bien qu'ils eſtoient
quaſi les plus forts : alors il ſe print à crier,
& quelques-vns accoururent pour ſecou-
rir ce vieillard. Et les diables dirent en voix
intelligible : *Pourquoy reſiſtez-vous ? elle eſt
à nous.*

    A pres cela, le P. de ſainct Dominique,
Frere François, commença le ſixieſme de
Decembre à exorcizer premieremét Seur
Loyſe, chez laquelle iuſques à ce iour les
demons s'eſtoient tenus cachez. Dés le
premier exorciſme, vn des demons commença à parler ; & luy eſtant commandé
d'adorer ſon Createur & ſon Iuge, & à cét
effect de s'encliner, & faire quelques autres choſes ſemblables, il fut fort prompt
à obeyr : de ſorte que l'Exorciſte meſme
s'eſbahiſſoit de voir en luy vne ſi prompte
obeyſſance, & de ce que pour vne parole il
obeyſſoit, & faiſoit ce qu'à grand peine
auoit-il peu autrefois gaigner ſur vn autre,
apres y auoir trauaillé l'eſpace de trois ſep-
maines.

    Le ſept & huictieſme de Decembre il

exorciza deux fois par iour Seur Loyfe: &
les demons interpellez de declarer combien ils eftoient, & leurs noms, dirent:
Nous fommes trois, & nous y fommes par
fortilege, & le premier de nous a nom Verin, l'autre Grefil, l'autre Soneillon; &
nous fommes tous de la plus haute Hierarchie.

Ce iour là, à l'heure de Vefpres, qui eftoit
le iour de la Conception de la B. Vierge
Marie, Mere de Dieu; Verin dés le commencement de l'exorcifme fe mit à parler
prefque en cefte maniere. Marie furmonte
en beauté toute creature que le Pere eternel aye iamais creée. Ah moy miferable,
qui fuis contraint de dire cecy contre mon
gré! En verité ie vous dis, elle eft celle qui
d'vne voix qui n'a point de cefle, interpelle fon fils pour vous, & offre inceffammét
à fes yeux les mammelles qui l'ont alaicté,
& les entrailles qui l'ont engendré; & elle
renouuelle les feruices qu'elle luy a foigneufement rendus tandis qu'il eftoit auec
vous. Car veritablemét fa beauté eft grande, & grandement admirable, mefme que
les demons voudroient, autant qu'il leur
eft poffible de fouhaiter, endurer tous les
tourmens qui font au monde, pourueu
qu'il leur fuft permis de iouyr vne fois feu-

lement de fa beauté. Mais à bon droit ils n'ont iamais veu fon excellence, & iamais ils ne la verront, tant ils ont demerité par leur mefchanceté & leur orgueil. Et ie dis plus, qu'il n'y a Ange aucun, ny Archange, qui foit tant excellent qu'elle en beauté. C'eft vne Reine toute belle, toute magnifique, pleine de graces, riche, & grandement noble. Et d'autant qu'elle eft Reine, ne doutez point qu'elle ne puiffe, à ceux qui demanderont chofes iuftes, leur octroyer leurs demandes : & pource que elle eft tres-fage, qu'elle ne cognoiffe tres-bien les neceffitez de vous tous : & pource qu'elle eft pleine de mifericordes, qu'elle n'affifte inceffamment deuant fon fils, pour reprefenter à fes yeux les chaftes entrailles qui l'ont porté, & les mammelles qui l'ont alaicté, & qu'elle ne faffe toufiours refonner ces paroles à fes oreilles : O mon fils! ayez pitié, ie vous prie, des pauures pecheurs : car pour le plus fouuent ils ne fçauent ce qu'ils font, femblables à la mere des enfans de Zebedée, car elle demandoit que l'vn de fes fils fuft à voftre dextre, l'autre à voftre feneftre. Et veritablement c'eftoit vne folle demande qu'elle faifoit: car fi vous en euffiez mis vn à voftre feneftre, vous l'euffiez reprouué auec les dam-

nez . Mais Dieu fçait tres-bien dequoy
vous auez befoing , & bien mieux que
vous-mefme, à qui il faut quelque chofe.
C'eft auffi pourquoy il la reprint, difant:
Vous ne fçauez ce que vous demandez.
Mais vous me direz que ie ne dis rien de
nouueau. Il eft bien vray que ie ne dis rien
de nouueau : toutefois c'eft bien chofe
nouuelle que ce foit vn diable qui le dit,
car ie vous dis qu'il eft tres-bon & falutai-
re d'honorer, feruir, & aymer la tres-facrée
& tres digne Mere de Dieu. Ouy veritablement : car ceux-là ne pourront perir
(ô Marie tres digne Mere de Dieu) qui
t'auront deuotement feruie. Et defia ton
fils contraint les demons mefmes de t'honorer , & dire que tu és la Mere de Dieu,
qui eft chofe qu'ils n'ont accouftumé de
dire que bien rarement : car ou nous t'appellons fimplement Marie, ou de quelque
autre nom : mais nous nous abftenons tant
qu'il nous eft poffible de ce tres honorable
tiltre de loüange, qui eft de te nõmer Mere de Dieu. Car en ce mot font comprifes
toutes chofes,& ne pourrois pas eftre portée plus haut, que d'eftre dite la Mere du
fouuerain Roy, car c'eft la principale, & la
plus grande dignité qui puiffe eftre attribuée aux creatures. Et veu que tu és l'vni-

que, tu possedes toutes choses, & és la fille
du Pere tres-haut, la tres-digne Mere du
Fils, & la tres-chaste espouse du sainct Esprit, & le Temple tres-sacré de toute la
Trinité: voire ie diray plus, car tu és la
seur des Anges, & plus encor, leur Reine,
& leur Princesse. Et ie dis que dedans les
Cieux la tres-sacrée humanité de ton Fils
a estably vn chœur singulier, & apres elle,
tu és la tres-digne Mere de Dieu, comme
estant plus releuée que tout, d'autant que
tu n'as point qui soit premiere auant toy,
tu n'as point ta semblable, ny de compa-
gne qui te suiue. Et quelle merueille y a-il
si celuy qui est seul puissãt, & bon, & sage, a
fait vne chose si admirable, puis qu'elle est
seule la tres-digne Mere de Dieu? Car
plusieurs ont bien le vouloir, mais quand
ce vient à l'œuure, ils demeurent en chemin par leur infirmité: aux autres il est
donné de sçauoir, mais non pas de faire,
pource qu'ils n'ont point la volonté bonne, comme aux demons: car ils ont cognoissance de beaucoup de choses, mais
leur sçauoir ne leur profite de rien. Mais
toy, souuerain Dieu, tout puissant, tu cognois toutes choses, & és parfaictement
bon: & ie dis verité, non par amour, mais
par crainte, & contre mon gré: car de rien

tu peux faire tout ce qui te viendra à gré,
& en toutes ces choſes il n'y aura encor
point manque d'ingrats en grand nombre
(ô Dieu ſouuerain!) qui ne prendront
point garde à telles choſes. Il eſt vray, il
eſt vray, il eſt vray. Tel donc a eſté le commencement de cét Exorciſme.

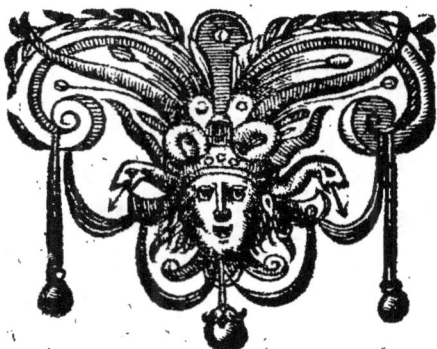

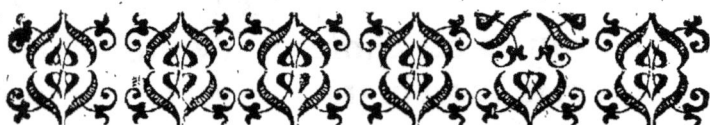

TRAICTÉ PREMIER.

De la vocation, conuerſion, aduancement, tentation, & penitence de Magde-laine de la Palud.

CHAPITRE I.

DIEV qui auoit tiré Magde-laine d'entre les mains des demōs qui la vouloiēt tranſ-porter, adiouſta vne autre grace beaucoup plus admi-rable : car il contraignit les demons de l'exhorter, & ramener à faire mieux. Sa premiere vocation fut accomplie par le miniſtere du diable, par vne telle occa-ſion, & en ceſte maniere.

Pource que le diable auoit dit par la bou-che de Loyſe beaucoup de choſes en la loüange de la Mere de Dieu, tels & ſem-blables propos rendirent tous ceux qui eſtoient preſens eſtonnez de grande ad-

miration, & en cét eſtonnement, tous ac-
couroient comme à vne choſe du tout
pleine de merueille, & ſy conuioient les
vns les autres. Seur Catherine de France
y vint auſſi, qui amena Magdelaine auec
ſoy, pource qu'elle craignoit de la laiſſer
ſeule; & toutefois l'on auoit deſia reſolu
qu'il eſtoit expedient qu'elle ne fuſt point
preſente à l'exorciſme qui ſe feroit de
Loyſe.

Mais à grand peine eſtoit-elle arriuée
ſur le point que les paroles cy deuant dites
ſ'acheuoient, que Verin ſ'addreſſa à Seur
Magdelaine, qui eſtoit aſſiſe ſur le premier
degré par où l'on va à la ſainéte Penitence,
& d'vne voix & d'vn viſage horrible la re-
gardant, il parla ainſi : Belzebub, tu és
mon Chef, & mon Prince : ie ne le nie pas,
mais maintenant vn plus fort que toy veut
que ie parle, ie parleray, car il eſt neceſſaire.

A ces paroles, Belzebub Prince des demons qui tourmentoient le corps de Magdelaine, commença à rugir, & à ietter des
cris, comme feroit vn taureau eſchauffé : il
tournoyoit la teſte & les yeux deçà delà,
ne reſpiroit que menaces, & tout furieux
print vn des ſouliers de Seur Magdelaine,
qu'il ietta à la teſte de Verin, de ſorte qu'il

frappa Seur Loyſe: mais nonobſtant tout
cela, Verin ne laiſſa pas de parler ainſi à
Seur Magdelaine: Que ceſte Baulme cy
te ſera heureuſe, & lieu de bonne rencontre, ô Magdelaine! qu'elle te ſera heureuſe, & de bonne rencontre pour tout iamais! ie dis la verité. Benis ceſte grotte ſacrée de penitence, ô Magdelaine, car tu
ſeras, ſi tu veux, vne autre Magdelaine. Et
tu és vne ſuperbe, & vne ingrate, & de dur
col iuſques à ceſte heure: & ie te dis, Magdelaine, que voicy que ton Sauueur eſt encor maintenant tout preſt d'endurer la
mort pour toy, & Marie eſt touſiours qui
prie pour toy inceſſamment: elle eſt touſiours apres ſon fils, elle penſe touſiours à
toy, elle dit inceſſamment: Mon fils, en
fin Magdelaine fera penitence de ſa vie, &
toy meſchante & malheureuſe, tu ne veux
pas receuoir la grace diuine en ton cœur.
Magdelaine, prends garde à toy, & ne reſiſte plus: car ſi tu continuës, ſçaches que
ny Iudas, ny Herode ne ſeront point tour-
mentez de telle ſorte que tu ſeras tourmentée. O Magdelaine! meſpriſe tout
l'Enfer, & Belzebub, & Leuiathan, & Balberith, & Aſtaroth, & Aſmodee: car ils ne
machinent autre choſe que ta damnation.
Et ne penſe point que ce ſoit Loyſe qui

dife ces chofes veritablement, car Loyfe n'en eft que l'organe, & c'eft à caufe de toy qu'elle eft poffedée : mais c'eft Dieu mefme qui touche cét organe, & fait re- fonner cefte tāt douce melodie à tes oreil- les. Partant, ô Magdelaine, penfe & re- penfe quel eft l'amour de Dieu enuers toy: retourne, retourne, & ne fois plus negli- gente. Ie te dis la verité, qu'il te receura auec beaucoup de mifericordes, & feras yne autre Thaïs : retourne toy vers fainte Vrfule, ô Magdelaine, humilie toy, & fois obeyffante. O miracle admirable, & nou- ueau, & non encor ouy depuis tous les fie- cles! miracle tel, que nulle part il ne s'en lit point vn tel, & n'aduiendra iamais qu'il en arriue vn femblable; qu'vn demon tra- uaille à conuertir les ames, & qu'il foit donné aux ames pour Medecin, & Apoti- caire, & Chirurgien.

A ces propos, & plufieurs autres fem- blables, ceux qui eftoient prefens demeu- roient tous eftonnez, & fondus en larmes: car ils eftoient grandement touchez du poids de ces paroles, & de ces fentences, & n'y auoit que Magdelaine que l'on veid toufiours demeurer en vn mefme eftat. Cependant on iugea qu'il eftoit expedient de l'offrir à Dieu auec les fept Pfeaumes

peni-

Penitentiaux & autres suffrages. Et l'exorciste luy dit : Magdelaine, où sont les larmes, où est la penitence, & la douleur?
Magdelaine, ne vueille point t'opiniastrer
dauantage. Lors elle commença à plorer
vn bien peu, & se prosternant aux pieds
des assistans, elle leur demanda à tous
pardon.

CHAPITRE II.

Comme Magdelaine fut appelée pour la
seconde fois.

LE neufiesme iour de Decembre 1610.
le diable appela pour la seconde fois
Magdelaine à penitence en ceste maniere. Ce iour là au matin incontinent apres
le commencement de l'exorcisme, il dit:
Mal'heureuse reçoy de tes oreilles & re-
passe par ton entendement ce que ie dis.
Tu es vne mechante & vne impie : & ie te
dis que depuis les siecles nulle ne vit plus
meschante que tu es, tu te peux conuertir si tu veux: & sçache que si tu ne te conuertis, tu seras punie plus rigoureusement
que Caïn, ny Iudas, ny Pilate, ny que le

BB

mauuais Riche qui faifoit grande chere.
Toy mefchante, tu fçais que Loyfe eſt
vne ignorante & qu'elle n'a point eſtudié.
Loyfe n'a point eſtudié en Philoſophie, &
elle n'a point de ſcience pour dire telles
choſes, & elle ne cognoiſt point ton interieur. Mais voicy Dieu qui penetre dans
ton interieur, & qui regarde toutes choſes, c'eſt luy qui me force de dire que tu es
vne treſ-meſchante, vne ſcelerate, vne diſ-
ſimulée, vne arrogante, vne ingrate, & vne
forciere, & que iuſques icy tu as eſté plus
attétiue à eſcouter Belzebub que tó Createur, lequel tu blaſphemes tous les iours.
  Ie te dis que deſia ſa fureur eſt allumée
contre toy : & toutefois la treſpitoyable
Mere de Dieu, tiét encor pour toy iuſques
icy : elle interpelle encor continuellement
pour toy. Sans ceſſe elle dit : Mon fils, demain Magdelaine ſe rengera à l'obeiſ-
ſance : demain elle s'humiliera : demain
Magdelaine ſe retournera à toy.
  Ie te le dis encor, que tu as le cœur dur ;
il eſt de pierre, il eſt de marbre, il eſt de diamant : il ne reſte plus ſeulement que le
ſãg de l'Agneau immaculé qui le puiſſe ra-
mollir : partant ſonge à ton ame, & ne veille plus reſiſter dauantage : ſi tu es negli-
gente, ta damnation ſe rengrauera par

millions de mille, & nous t'emporterons
toute viue dedans les Enfers.

O meschante! ce n'est vn benefice commun, que ce Dieu le Createur de toutes
choses opere desia en toy.

Ie te dis qu'il n'a jamais fait à aucun chose semblable, & ne le fera cy apres à nul:
que le diable qui hait le salut des hommes, procure ton salut, que le diable soit
ton Medecin, ton Chirurgien, & tô Apo-
ticaire. Que le Demon te rameine à la
bonne voye, c'est vn plus grand miracle,
que si Dieu resuscitoit cent & cent morts.

Ie te dis la verité, ô meschante & ingrate? car Dieu ne t'a peu conuertir par ses inspirations, ny par les predications, ny par
la lecture des liures, ny par ses Anges, ny
par aucun de ceux qui sont dás les Cieux,
ny par aucun de ceux qui sont sur la terre
qui ont prié pour toy:& voicy qu'il a fallu
employer vn diable pour faire que tu te
conuertisse & partant il tiendra à toy, si tu
ne te conuertis. Ie te dis que si tu veux, tu
seras vne autre Magdelaine, vne autre
Thais, vne autre Marie Egyptienne, vne
autre Pelagie. Ne vueille Magdelaine, ne
vueille pas dauantage resister, ne vueille
pas dauantage clorre ta poitrine au sainct
Esprit. c'est luy qui t'a creé, & il t'a fomée

& il aura pitié de ta ieuneffe. Outre cela,
il a encor adiousté disant: Magdelaine, tu
fçais fort bien que Loyfe est scrupuleufe,
& qu'elle ne voudroit pas iurer, mefme
pour grande chofe, & ie iure Dieu ton
Redempteur, que tout ce que ie t'ay
maintenant dit est vray, & tu as toufiours
penfé iufques icy que c'estoit Loyfe qui
te difoit ces chofes: n'est il pas ainfi? Mais
c'est Dieu qui penetre iufques au fonds
de ton cœur, qui me côtraint contre mon
gré de dire ces chofes. Apres cela il dit:
mal'heur à moy miferable, pourquoy me
menace tu Belzebub? voicy que ie ne fais
non plus estat de tes menaces que d'vn
festu, c'est vn qui est plus fort que toy n'y
que tout l'enfer, qui me commande &
me contraint. Puis fe tournant vers Magdelaine il à dit: Deteste Magdelaine &
Belzebub, & Leuiathan, & Balberith, &
Afmodée, & Astaroth. Dis, ie vous renôce
maudits: toy maudit Belzebub, toy maudit
Leuiathã: toy maudit Balberith, toy maudit Afmodée, toy maudit Astaroth. Puis il
dit à l'Exorciste, permets qu'elle mefme
renôce en cefte maniere à Sathã: il fut fait
ainfi. Mais fur la fin de ces paroles, & autre
femblable, le Pere de S. Dominique dit à
Magdelaine. Or fus Magdelaine, dites,

Conuertit moy, Seigneur, & ie me con-
uertiray à toy ; & elle commença à plorer
fort tendrement, auec vne grande abon-
dāce de larmes, & toute reduite en lamen-
tations, elle monstra de grands indices,
comme il nous sembloit, d'vne vraye contrition : & souuent elle baisoit les pieds du
Crucifix que quelqu'vn des assistans luy
auoit presenté. Et enquise en quelle deliberation elle estoit (d'aultant que nous la
voyōs fort plorer & gemir profondemēt)
elle respondit : Mon Pere, ie suis toute
preste de me desesperer : & l'Exorciste luy
respondit : Il n'en va pas ainsi, Magdelaine :
Dieu qui est tant pitoyable ne vous appelle
pas pour vous reietter : croiez plustost que
desia la porte de la diuine misericorde vous
est ouuerte, & qu'il est desia prest à bras
ouuerts de vous receuoir : voicy qu'il vous
presente la remission de vos pechez, & oul-
tre cela vne abondance de grace : seulemēt ayez bon courage. Et jnterrogée pourquoy elle auoit si peu d'esperance en la misericorde de Dieu ? elle dit : Mon Pere, ce
qui me fait estre ainsi, c'est à cause de la
grande multitude de mes pechez, & la
grande enormité de mes crimes. A cela
Verin parla ainsi : Ne pense pas, Magdelaine, que i'aye ainsi parlé pour te vouloir

traïfner dans le defefpoir: cela n'aduienne,
ô Magdelaine! Si feulement le pecheur gemit, Dieu luy pardonne, & ne prend pas
garde s'il l'a offenfé mil millions de fois.

Celuy ne peut mentir, qui a dit : *A toute
heure que le pecheur gemira, &c.* car il ne determine point ny le nombre, ny l'enormité des crimes: il ne requiert feulement que
pour l'amour de luy on ayt vn defplaifir de
la vie paffée. Fais donc cela, Magdelaine,
& il te receura paternellement auec l'enfant prodigue, aye bon courage.

Par tels & autres propos il admonnefta
pour lors Magdelaine, & ceux qui eftoient
prefens f'en eftonnoient beaucoup plus,
efpris d'admiration fur ce qu'ils entendoient.

CHAPITRE III.

CE iour là, fur le foir, Magdelaine fe
conuertit à Dieu, approuua fa conuerfion, la magnifia, & confirma en cefte
maniere qu'elle eftoit conuertie. Sur le
vefpre du mefme iour, l'Exorcifte exorciza pour la feconde fois toutes les deux deuant le maiftre Autel; & là eftoit l'image
de la tres fainate Mere de Dieu auec l'en-

fant Iesus, & a sa dextre estoit la bien-heureuse Marie Magdelaine : & de l'autre costé sainct Dominique, premier fondateur des Freres Prescheurs.

Or l'Exorciste dés le commencement de son exorcisme demanda à Seur Magdelaine, disant : Magdelaine, ne vous recognoissez-vous pas estre tres grande pecheresse, & superbe, & ingrate, & desobeyssante, & telle qu'à grand peine la terre vous peut elle supporter? & ne renoncez-vous pas de tout vostre cœur à Belzebub, & à toutes les pompes? & n'estes-vous pas disposée d'adherer à vostre Dieu qui vous a creée? Elle respondit qu'elle estoit preste, & qu'elle renonçoit à Belzebub, & à ses complices; & en signe qu'elle mesprisoit Belzebub, elle cracha trois fois à terre.

A grand peine eut-elle fait cela, que voicy Verin qui vint à parler en ceste sorte: Ie dis vray, Magdelaine, c'est ores premierement que tu dis ces choses sans feintise, mais d'vn vray cœur. Ces choses te dit le Dieu tres-haut, qui a creé toutes choses, & les void. O Magdelaine! il y a de cela vne grande ioye dans les Cieux à cause de toy, & dans les Enfers confusion, tristesse, & dueil. Celuy me contraint de dire cecy, qui seul est puissant.

Et toy dés maintenant, ô Magdelaine: reçois ton Dieu & ton Createur, pour pere, & pour ton aymable espoux: ayme-le de tout ton cœur, & de toute ton ame, & n'ayme que luy seul, & hors luy n'admets autre quelconque, soit homme, soit femme: remets en luy les clefs des trois facultez de ton ame, car il t'ayme fort tendrement.

Et toy, Magdelaine, tu reçois de la beauté: voicy ton espoux, ô Magdelaine, est tout beau, & tout desirable. Ie dis que si tu l'auois regardé vne fois, tu dirois comme vne autre Magdelaine: Dites à mon bien-aymé que ie languis toute d'amour. Ie vous dis la verité, qu'vne beauté tant excellente vous est cachée, & nous l'auôs veuë autrefois, & non pourtant ainsi souuerainement grande côme elle est en elle-mesme: & si il nous estoit donné pour vne heure seulement de iouyr de ceste beauté, il n'y a celuy de nous qui de luy mesme, & fort volontiers ne s'offrist de subir pour vn si grand bien mil millions de fois les tourmens d'Enfer. Ie ne mens point, Magdelaine, il t'ayme tant, que pour toy il seroit prest de mourir encor vne fois, & non seulement pour toy, mais pour chacun aussi des assistans. C'est toute douceur

que ton bien-aymé : il est tout beau, tout
desirable. En nostre cause il a les mains de
fer : quand il s'agit de vous autres, il a les
pieds de laine. O ! si vous sçauiez son immense beauté, & sa façon si excellente, &
hors du commun : ie vous dis que chacun
de vous se presenteroit à tous les supplices, quelques griefs, & en quelque nombre qu'ils fussent, afin de le pouuoir veoir
seulement d'vne œillade en passant, & les
demons mesmes, quelques meschãs qu'ils
soient, n'en vont point à l'encontre.

Toy aussi, Magdelaine, tu aymes les richesses & les delices : voy combien ton espoux est grand, combien riche, & de grãd
renom, ô Magdelaine ! Il est le Seigneur
du Seigneur du Ciel, & le Roy de Hierusalem : là sont les richesses, là sont les delices, & c'est vrayement la terre qui fluë le
laict & le miel ; l'Enfer c'est la terre où il n'y
a point de chemin, la terre sans eau, deserte,
& horrible. Belzebub, & tout ce que nous
sommes de miserables dans les Enfers,
nous promettons des montagnes d'or, &
nous manquons en l'accomplissement de
nos promesses, car hormis l'Enfer remply
de destresse & de supplices, nous ne posse-
dons rien, & de cela en fin nous en faisons
part aux miserables qui ont obey à nos

meschantes persuasions. Il n'est pas ainsi
de ton espoux, ô Magdelaine! chez luy
sont les thresors innumerables de richeffes, & son iardin est tousiours arrosé de la
fontaine de plaisir, qui ne tarit iamais, &
qui sera donnée à tous pour en iouyr. Et
ces choses ne sont point petites, ny à mespriser : car veritablement, quand ainsi feroit que sans cesse ie parlerois de ces choses iusques autour du Iugement, & que ie
representasse tousiours la rareté & l'excellence des ioyes celestes, ie n'en pourrois
pas depeindre la moindre : les paroles me
manqueroient tousiours, & par vn excez
qui ne se peut dire, ils surmonteroient
toute loüange.

Toy aussi, Magdelaine, tu aymes la noblesse, & les honneurs. Ie te dis, ô Magdelaine! que ton bien-aymé est le Roy des
Roys, & la source de toute noblesse : c'est
luy qui te rendra noble, franche, & renommée : auec luy tu auras l'honneur de Reine, & de Princesse : Il ne requiert de toy
qu'vne seule chose, ô Magdelaine, en con-
treschange d'vn si grãd benefice, que hors
luy tu n'en ayme aucun autre : que celuy
qui est tant desireux de toy, qui daigne
t'honorer tant, & te combler de tant de
biens, soit sans compagnon.

Et toy aussi, Magdelaine, dés mes-huy, prens la tres-digne Mere de Dieu pour ta mere, & ne pense point que ce soit vne petite gratification du bon plaisir de Dieu: car voicy ta mere qui t'a engendrée, est icy presente, laquelle t'ayme tendrement, & te souhaite beaucoup de biens, ie ne le nie pas, mais son pouuoir est bien petit. Mais ceste autre, ceste nouuelle mere, estât tres-puissante, elle te peut donner ce que tu desires; & veu qu'elle est tres-sage, elle cognoist fort bien quelles sont tes necessitez; & pource qu'elle est tres-bonne, elle n'a point manque d'affection à te donner. Et elle est aussi toute douce, ô Magdelaine, toute belle, toute desirable: elle n'a point qui soit deuant elle, ny de semblable, & nous miserables, iamais nous ne l'auons veuë, ny iamais eternellement ne la verrons: mais toy, Magdelaine, tu la verras.

Il est vray aussi que les demons te liureront des assauts admirables, & diuers, & mettront tous leurs efforts pour te tirer dans le desespoir. Le Dieu tout-puissant te dit ces choses: celuy qui t'assistera en tes combats, te dit, ô Magdelaine, prens courage, fais, & soustiens vertueusement: baille-luy seulement les clefs de ton ame, laisse-le qu'il gouuerne, & il combattra

pour toy , & la victoire fera gaignée pour
toy. O Magdelaine, en la voye du Seigneur il faut cheminer d'vn cœur fimple:
tu as cognoiffance de beaucoup de chofes,
mais tout ce fçauoir en cét affaire eft fuper-
flu. Helas, que la porte qui meine à la vie
eft eftroite! à grande peine vn (voire tout
feul) y peut il tenir ; & puis pour y paffer,
il fe faut traifner, & lecher la terre. Outre
cela, tant que tu viuras, rends graces innumerables à la bien heureufe Magdelaine.
Ie te dis la verité, qu'elle a beaucoup fait
pour toy, & fera encor cy apres : reçois-la
comme ta debonnaire patrone, comme ta
Seur bien-aymable, & prefte à tout ce que
tu defireras. Semblablement tu rendras
graces à fainct Dominique, mon plus capital ennemy, car il a fort prié pour toy.

Tu rendras auffi ce deuoir de recognoif-
fance à ton Ange Gardien, car fans ceffe il
parloit ainfi en la prefence du Tres-haut:
Donnez moy Magdelaine encor pour auiourd'huy, & elle fe conuertira, & continuellement il tenoit ton party. Courage,
Magdelaine, monftre toy vertueufe à faire, & à fouftenir. Voicy les Dieux que Dieu
t'a donnez deffus la terre: tu és encor petite & foible, comme vne nouuelle née,
obeys; &, ô Magdelaine, acquiefce à leurs

aduertiſſemens & conſeils : permets que
l'on te conduiſe.

Apres cela, Verin luy demanda ſi elle
auoit veu les demons ? Elle a dit qu'elle les
auoit veus. Verin repliqua: Et tu ſçais bien
que l'inferieur n'oſe groüiller en la preſence de ſon ſuperieur : n'en eſt-il pas ainſi ?
Et requiſe de parler, elle a reſpondu qu'il
eſt ainſi. Là deſſus Verin dit : Ie ne fais pas
eſtat de tes menaces, ô Belzebub, celuy eſt
plus fort que toy, qui me commāde maintenant : ie confeſſe que dedans les Enfers
ie ſuis ſous ta ſubjection, car tu és plus
grand que moy : mais tandis que ie ſuis
dans ce corps, ie ne te defere rien, car ie
deffends icy la place de Dieu, qui eſt plus
fort que toy.

Apres cela, il dit à Magdelaine : Tu as
eſté ſeruie comme vne Princeſſe, tu as eu à
ta refection l'entrée de table, tu as eu les
viandes du milieu, & à la fin tu as eu ton
deſſert. Suffiſe de ce qui a eſté dit : rumine
le bien, ce te ſont autant d'oracles.

Apres cela, ceux qui eſtoient preſents
furét d'aduis que l'on chantaſt le *Te Deum:*
afin de rendre graces à Dieu de toutes les
choſes qu'ils auoient entenduës, & eurent
de la reſiouyſſance grande en leur eſprit,
& vne ioye ſinguliere, principalement la

mere d'elle, qui par rencontre estoit ce
iour là arriuée à la saincte Baulme.

CHAPITRE IV.

OR ceste conuersion de Magdelaine
fructifia, & elle fut diuulguée en ceste
maniere. Apres que le diable eut acheué
de dire par la bouche de Loyse les paroles
par lesquelles il l'exhortoit de demeurer
en la grace de Dieu : premierement Seur
Magdelaine se iettant aux pieds de sa mere, luy demanda auec vne tres-grande humilité qu'il luy pleust de luy pardonner la
vie deplorable qu'elle auoit menée : apres
cela, elle en demanda autant à vn chacun
de tous ceux qui lors se trouuerent presens
à vn acte si celebre, & tous s'esmeruerilloiét
encor plus des choses qu'ils auoient entenduës, & veuës.

En mesme temps aussi quelqu'vn conseil-
la à Magdelaine, qu'en ses Soliloques elle
appellast Dieu le Createur, son espoux ; &
la tres-saincte Vierge Marie, sa pitoyable
mere ; la bien-heureuse Magdelaine, sa
tres-douce seur ; & sainct Dominique, son
pere & son frere ; & les Anges, sur tout
son Ange Gardien, ses freres.

En ce mesme temps aussi, persuadée par
le P. Romillon, elle escriuit à la Mere de
Dieu en ceste sorte; Ma Mere tres-saincte,
tres-glorieuse, & tres-belle, & toute desirable, de toutes mes entrailles ie te saluë,
& pour te consoler ie suis venuë à toy, ainsi qu'vne pauure fille & affligée chercheroit sa mere. Or sus donc, ma tres-chere
Mere, & bien aymée, voicy ie suis venuë
à toy comme ta fille grandement affligée,
destituée de tous costez, desnuée de vertus, & remplie de vices; & ie te prie en
grande humilité que tu ayes pitié de nous,
& ie proteste que ie me voüé, & me dedie
du tout à toy, & te transporte auec toute
integrité les clefs de mon ame, afin que tu
plantes au milieu de mon cœur le lys de
pureté, afin que mon bien-aymé, & tres-
cher espoux ton fils, y puisse auoir son lict,
sur lequel il se repose, & prenne ses plaisirs. Et ie re donne aussi les clefs des facultez de mon ame: & certes mon Intellect,
afin que tu y plantes le laurier de parfaicte
esperance, à ce que ie puisse parfaictement
me donner toute à mon espoux: ma Volonté, afin que tu y plantes la rose de fer-
uente dilection, à ce que ie puisse aymer
ton fils sur toute chose, & mespriser toutes choses pour l'amour de luy: bref ma

Memoire, afin que tu y plantes la violette
d'vne tres-profonde humilité, afin que ie
me puisse tousiours representer deuant les
yeux, combien c'est peu de chose que de
moy, & me prosterner de moy mesme
aux pieds de tous, selon que nostre tres-
aymable espoux nous en a laissé l'exemple.
Et ie te prie, ma tres-chere & bien aymée
mere, de toute mon affection, que tu nous
impetres ce que i'ay dit cy dessus, & ie
promets que ie suis, & que ie seray tant
que ie viuray vostre tres humble, & tres-
obeyssante fille, qui ne suis pas digne d'e-
stre mise au nombre de tes seruantes, &
tes plus vils esclaues. Magdelaine de IE-
svs.

Le P. Romillon leut ceste lettre auec vne
grande demonstration de ioye. Et elle escriuit vne autre lettre à la bien-heureuse
Magdelaine en ceste maniere : O ma tres-
douce, tres glorieuse, & tres-chere sœur,
ie te prie de tout mon cœur d'auoir compassion de ta pauure & petite sœur : que tu
me conduise par la main, & me mene vers
mon bien-aymé & chery espoux. Et de
tout mon interieur ie te prie que tu m'ot-
troye cinq dons excellens, desquels estant
ornée, tu t'és approchée aux pieds de celuy qui les auoit mis en toy, en sorte qu'il

t'a

t'a incontinent reputée digne de te prendre pour son espouse. La premiere c'est
l'humilité, à ce que ie puisse comme toy
mespriser les appasts du siecle; l'autre est
vne vraye contrition de cœur, pour plorer & detester incessamment mes pechez:
l'autre est vne ferme foy, pour croire qu'il
est puissant de me pardonner: l'autre est
vne parfaicte esperance, pour esperer
qu'il me fera misericorde: la derniere est
vne ardente charité, pour aimer sur toute
chose mon espoux bien-aymé, si bien que
pour l'amour de luy, ie mesprise toute affection qui se porte à chose quelconque.
Partant ie te prie & reprie, ô ma tres-chere sœur, que tu daigne me donner ces tres-
excellentes vertus, afin que les ayant en
moy, ie puisse estre presentée deuant mon
tres-glorieux espoux, à ce que finalement
m'ayant fait misericorde, ie puisse auec
toy le loüer & benir sans fin. Tu accepte-
ras, ô ma tres-saincte & tres-glorieuse
sœur, que ie sois perpetuellement ta tres-
humble & tres-obeyssante, & ta tres-indigne, & la plus petite chambriere & seruante des sœurs, & ta plus miserable esclaue. Magdelaine de Iesus.

CC

CHAPITRE V.

L'Onziefme de Decembre 1610. on a recogneu d'autres difpofitions en Magdelaine qui ont fait iuger de fa conuerfion, en cefte maniere. Le P. François de l'Ordre de fainct Dominique, exorcifoit les fœurs Loyfe & Magdelaine : or pendant qu'il celebroit la fainċte Meffe en l'honneur de la B. Vierge Marie, quãd il fut à ces paroles : *Ecce ancilla Domini*, c'eſt à dire, *Voicy la feruante du Seigneur*, Belzebub fe mit à crier difant : O paroles trop malheureufes pour l'Enfer, à la mienne volonté qu'elles n'euffent iamais efté prononcées. Et vn peu auant la preface, il fe leua d'efcouffe, & d'vne fuperbe, d'vne fureur & d'vne arrogance defmefurée, il dit.

Chrift, que ie t'adore ! que ie t'adore ? ie ne le feray pas : ie ne fuis point inferieur à toy : voy comme ie me tiens haut efleué. A cela Verin a dit : O Belzebub miferable & mal-heureux, que tu feras battu ! Et il repartit : il n'importe, i'ayme mieux eftre puny que d'adorer.

Le Prestre tenoit le venerable Sacremēt en ses mains pour communier les possedées, & à ces parolles qu'on a coustume de dire auant que de communier *Ecce Agnus Dei, ecce qui tollit peccata mundi*, c'est à dire, *voici l'Agneau de Dieu, voici celuy qui oste les pechez du monde* : Belzebub s'escria disant, il est voirement agneau pour vous, mais pour nous c'est vn lion rugissant. Et ainsi que le Prestre luy commandoit d'adorer son Dieu, il parla ainsi : Moy que i'adore ce Dieu? ce Dieu que ie l'adore? ie n'en feray rien, ie n'obeiray point, ie n'adoreray point. En despit de toy ô Christ, en despit de toy Marie, en despit de toy Magdelaine, ie dis moy que ceste cy est à moy ; or il parloit de Sœur Magdelaine.

Verin se print à dire, Miserable & detestable! tel que ie suis aussi, il n'y a rien entre toy & ceste Magdelaine, tu te trompe maudit. Et se tournant vers la possedée, luy dit. O Magdelaine, il dit cela pour t'estonner, ne crains point Magdelaine : plustost resiouy toy & mene ioye Magdelaine & prend Dieu pour ton espoux.

Belzebub respondant dit : Elle est mon espouse, & ie prouueray tres-manifeste-

ment qu'elle est à moy, i'ay sa promesse, i'ay
son seing : Dieu n'est point son espoux:
Marie n'est point sa mere, ny Magdelaine sa seur (comme ils luy font à croire)
il n'en est rien, il n'en est rien: car de tout
droit elle est à moy.

Verin respondant à dit: ô detestable,
la proye que tu auois rauie, t'a esté enleuée : voicy que maintenant elle est la brebis de Iesus Christ. O miserable, que Lucifer te donnera de coups. Et Belzebub
respondant à dit, ie luy porteray vne autre proye, & pource que i'ay le pouuoir
de la tenter, ie luy nuiray en mille sortes,
il n'y aura fraude, tromperie, embusche,
ny industrie que ie n'employe, elle est d'y-
ne nature facile, d'vn esprit vif, ie l'atta-
queray en tant & tãt de manieres, que ie ne
doubte point qu'en fin ie ne l'emporte.

Verin dit : tes efforts sont vains, car
son espoux luy donnera des forces, & il
luy enuoyra sa lumiere, & illuminera ceux
qui sont auprès d'elle : cela suffit pour
rendre vains tous tes efforts, Belzebub respondant à dit. C'est violence qu'ils font,
car de tout droit elle est à moy, & ie feray voir par le menu qu'elle est du tout indigne d'estre appellée l'espouse de Christ,
où sont ses vertus ?

Verin dit: Pource qu'elle a confessé ses
pechez, & n'en a rien retenu. Et Belzebub
respondant a dit: Cela est vray, mais il ne
sert de rien de confesser, & n'auoir point
de contrition, & ne satisfaire point: a elle
monstré quelque signe de penitence?

Verin respondant a dit: Elle en monstre-
ra, & elle satisfera. Belzebub respondant a
dit: Ie hays, & maudits ces mots, Elle mô-
strera, elle fera. En la cause des pecheurs
on regarde tousiours au futur, & on oublie
ce qui s'est passé: Ie dis ces choses remply
de rage & de fureur: il a vengé en nous vne
seule pensée d'orgueil: maudit soit-il: à iamais soit-il maudit.

Apres ces choses & autres semblables,
le Prestre qui estoit là debout, tenant la
saincte Eucharistie en ses mains, luy dit:
Adore ton Dieu. Et Belzebub dit: Moy
que i'adore ce Dieu? ie n'en feray rien. Et
Verin respondant, dit: Miserable, detestable, tu és vaincu, tu n'as plus de forces
pour resister: c'est par bravade, & par gloire que tu parles, tu fais cét effort pour
couler le temps. Apres cela le Prestre luy
fit derechef le mesme commandement, &
tout à l'instant il se prosterna en terre, &
ceux qui estoient là presens, le foulerent
aux pieds, comme vaincu & prosterné; &

pour lors estoient là presens enuiron cinq
ou six Prestres.

CHAPITRE VI.

LE douziesme de Decembre il apparut
encor d'autres dispositions, qui firent
iuger de la conuersion de Magdelaine, en
ceste maniere. Apres que le diable eut dit
beaucoup de choses, qui seruoiēt à l'instruction de ceux qui s'estoient là assemblez, le
Prestre print la saincte Eucharistie pour la
bailler aux Sœurs Loyse & Magdelaine,
qui s'estoient preparées pour communier,
& disoit selon la coustume, *Ecce Agnus Dei*.
Or pendant qu'il disoit cela, Verin dit ainsi: Vrayement il est pour vous vn Agneau
tres-doux, mais pour nous c'est vn Lyon
rugissant: c'est vn vray Agneau occis pour
vous, mais non pas pour nous: Agneau
innocent, & vray Dieu, qui est vostre Pere, mais il est nostre Iuge. Apres cela, le
Prestre presenta la saincte Eucharistie à
Sœur Magdelaine, disant ainsi: Reçois,
Magdelaine, ton espoux, fils de ta mere
bien-aymée. Et cela dit, Belzebub commença à la tourmenter en diuerses manieres, & agiter son corps d'vn costé & d'au-

tre: puis tout soudain la ietter par terre, &
derechef la retourner, & mettre fur le dos,
difant aux affistans: Apprenez, mortels,
par cecy, quel est le fupplice des ames dans
les Enfers, car fi maintenant que la puiffance de nuire ne nous est quafi pas donnée, nous exerçons nos cruautez auec tant
de rage, penfez par cela combien il est force que les ames miferables fouffrent dans
les Enfers: car là nous auons la licence, de
defployer toute noftre colere, noftre rage,
& noftre furie fur elles. Malheur fur moy
miferable d'eftre contraint de l'affliger ainfi pour vous mostrer vn fpectacle des tourmens à venir. Apres cela le Prestre dit: Belzebub, adore ton Dieu te profternant en
terre. A ces paroles Belzebub brayant &
iettant des hauts cris, dit à Magdelaine:
Maudite fois tu, ô mefchante, car ie fuis
contraint de l'adorer, pource que tu m'as
mefprifé cefte nuict. Et Verin parlant à
ceux qui affistoient, a dit: Croyez que fous
ce Sacrement est voftre Createur en fa
chair & en fa deité, reellement, & en verité, & nous l'adorons, comme ainfi foit
qu'il est noftre Iuge; & vous l'adorez, veu
qu'il est voftre Redempteur, & vous le
feruez bien lafchement: Nous, c'est par
contrainte que nous faifons la volonté, &

CC iiij

vous c'eſt volontairement que vous meſpriſez ſes commandemens. Les Predicateurs preſchent ou pour l'amour de leur
Dieu, ou pour l'eſperance du lucre, & ils
ne perdront point leur ſalaire : mais nous,
nous preſtons bien la meſme obeyſſance,
& n'en eſperons point de recompenſe. Ce
n'eſt pas grand miracle ſi vn homme fait
vne bonne exhortation à vn autre homme, ou qu'il rapporte les excellences de ce
lieu, auquel tous deſirent de paruenir :
mais c'eſt vn bien plus grand miracle quãd
vn diable perſuade vn homme de s'addon-
ner au bien, & qu'il prenne le chemin de
ce lieu, auquel luy ne peut iamais paruenir. C'eſt vne choſe eſmerueillable, que
maintenant les demons reſiouyſſent les
Anges qu'ils n'ont iamais eus pour freres,
& ſont à preſent leurs plus capitaux ennemis. Apres cela, addreſſant ſa parole à
Sœur Magdelaine, luy dit : Maudit ſoit
ton deſir, quand tu reſolus d'entrer en la
congregation de ſaincte Vrſule. Vrſule,
Vrſule, ha que tu fais de dommage à tout
l'Enfer! Nul n'eſt exalté, qu'il ne ſoit premierement humilié. Tous les demons ont
conſpiré la ruine de ceſte Societé : nous les
auons tous tentez de leur eſtat, diſans que
ils euſſent à entrer dans les Monaſteres; &

à la mienne volonté qu'il euft pleu à Dieu
qu'il l'euft fait ainfi, nous ne ferions pas
maintenant fi troublez, ny en tel foucy.
Tu eftois defcriée, ô Societé, & auois efté
vilipendée ; & maintenant tu feras exaltée, & cela fe fait par le moyen des demons, & n'importe f'ils y regimbent, &
qu'ils preuoyent delà leur confufion. Lucifer, tu n'as plus de forces, ny toy Belzebub. O grande confufion ! que malgré
nous, le diable prefche contre le diable.
Apres cela, Belzebub dit à Sœur Magdelaine : Dieu te perde, & tout l'Enfer, car tu
és caufe de ma confufion. Et Verin, & Belzebub commencerent enfemble à crier à
haute voix : Que l'Enfer foit confondu,
qu'il foit confondu pour nous : maudites
foient tes forces, ô Loyfe, & maudit fois-
tu, toy qui les luy baille. Et addreffant fa
parole à Dieu, il dit : Mais tu ne ferois pas
Dieu, fi tu n'eftois plus fort que nous, &
plus fort que l'Enfer. O Lucifer, c'eft par
neceffité qu'il faut que tu luy obeyffe.
Apres cela, le Preftre dit à Verin : En tefmoignage que ce que tu as dit eft veritable, permets que Loyfe communie. Et
Verin refpondant, a dit : En tefmoignage
detout ce que i'ay dit, i'ay obey à la fainte
Communion. Et tous les deux demons,

Verin & Belzebub s'offrirent à prester le serment, & Belzebub dit : Ie iure que le Tres-haut me fait iurer qu'il a voulu que vous ayez veu en quelle maniere nous tourmentons les ames miserables de moment en moment dans les Enfers. Verin dit auſſi : Ie iure que Dieu m'a contraint de dire en la langue du pays tout ce que i'ay dit, à cauſe des ignorans, & qu'en cecy paroiſt la bonté merueilleuſe de voſtre Dieu enuers nous.

CHAPITRE VII.

LE douzieſme de Decembre, en l'exorciſme du Veſpre apparurent encore d'autres diſpoſitions de la conuerſion de Magdelaine en ceſte maniere. Ce iour là Sœur Magdelaine leut vne epiſtre qu'elle auoit eſcrite à la B. Marie Magdelaine, & Verin ne reprint pas vn mot du contenu en icelle. Apres cela elle ſe mit à lire vne certaine autre epiſtre, qu'elle auoit eſcrite leiour d'apres ſa cõuerſion à la tres-ſacrée Mere de Dieu. Pendant qu'elle liſoit, Verin dit à Sœur Magdelaine qu'elle eſtoit vne ſuperbe, & que Pelagie ſ'eſtoit cõuertie pour auoir entendu vn Sermon, &

Nonus ne l'auoit pas voulu baptizer, &
qu'elle luy auoit dit, s'estant iettée à ses
pieds, qu'elle luy en demanderoit compte
au iour du Iugement, & que puis apres il
l'auoit baptizée. Et adiousta : Courage,
Magdelaine, car Dieu te sera en la mesme
façon propice, & adiuteur. Mais il faut
garder les saincts conseils qui ont esté donnez du matin à Sœur Loyse. Or ils sont
tels : Vne droicte intention auec vne pure
affection, & vne conscience pure, qui ne
font qu'vn ; l'autre est la simplicité, car
par la simplicité sainct François est dans le
Paradis, & parce qu'il ne se soucioit pas si
on le tenoit pour vn fol. Le troisiesme est
l'humilité, car Dieu donne sa grace aux
humbles, & resiste aux orgueilleux. Le
quatriesme est l'obeyssance, car sans l'o-
beyssance vous ne pouuez aller en Paradis. Le cinquiesme & dernier conseil, est la
resignation, pource que le Fils de Dieu a
dit à son Pere dans le iardin : *Ta volonté soit*
faite.

Apres cela il a corrigé la premiere lettre,
disant qu'elle ne sentoit que son orgueil,
& sa sottise. Or il la corrigea en ceste maniere : Ie saluë du plus profond de mon
cœur la tres-chere, tres-glorieuse, tres-
digne, & tres-pure Mere de mon Dieu, &

mon efpoux, ma tres-belle, & tres-ayma-
ble mere. Voicy que ie me viens rendre
fuppliante à toy, comme la plus grande
criminelle deuant fon Iuge, & te fupplie
que tu daignes prier ton tres-cher Fils
pour moy, & luy offrir tes entrailles tres-
chaftes & tres-facrées qui l'ont porté, &
tes bien-heureufes mammelles qui l'ont
alaicté : & prier ton Fils que prenant pitié
de moy, il daigne offrir à fon Pere les cinq
playes qu'il a receuës pour moy, afin qu'il
me pardonne mes pechez que i'ay commis
par mes cinq fens de nature, & qu'il me re-
çoiue, qui fuis la plus miferable de toutes
les creatures, indigne d'eftre du nombre
des creatures, indigne totalement de leuer
mes yeux en haut, indigne de nommer le
nom de mon Createur : mais que ie dife
comme vne autre Thaïs. Celuy qui m'a
créée & formée, aye pitié de moy, qui ne
fuis pas digne de marcher deffus la terre,
& d'efleuer mon efprit en haut & ma voix,
& d'interpeller la bien-heureufe Magdelaine, fainct Dominique, & mon Ange
Gardien, & les Saincts & Sainctes de Dieu,
& toutes les creatures tant abfentes que
prefentes, qu'elles prient pour moy.

Ie Magdelaine de Demandoul ay efcrit
cefte lettre, laquelle i'ay dictée, à la tres-

saincte & tres-digne Mere de Dieu, moy
estant indigne d'icelle nommer, & a esté
proferee par le diable nommé Verin, par
la bouche de Loyse: & ie confesse que ie
n'ay pas bien vsé des admonitions & en-
seignemens des hommes de sçauoir, qui
m'estoient proposez de toutes parts, &
que ie ne les escoutois pas, mais que ie pre-
stois l'oreille auec plus de silence à Belzebub. Et ie proteste deuant mon Dieu que
ie n'escouteray plus Belzebub, ny ses complices, moyennant l'ayde de la grace diuine, & les prieres de la B. Marie mon Aduocate, & singulierement les prieres de la
B. Marie Magdelaine, & de tous les Anges, & de tous les Saincts. Et ie proteste
que (Dieu aydant) en despit de Belzebub,
qui est le Chef de tous les demons qui sont
en mon corps, voire en despit de tout
l'Enfer, i'obserueray les cinq conseils qui
m'ont esté donez, le premier, est vne droite intention auec vne affection pure & vne
pure conscience: le second, la simplicité:
le troisiesme, l'humilité: le quatriesme, l'o-
beissance: le dernier, la resignation.

La subscription de la lettre estoit telle:
Vostre tres-humble & tres-indigne, &
pleine de presumption qui ay osé escrire à
vne telle Reine comme tu es: mais pour

ce que i'ay sceu que tu es le refuge de ceux
qui sont au desespoir, me voyant preste à
me desesperer à cause des fortes & violentes tentations que Belzebub & tous ses
complices me donnoient, & entendant les
merueilles qui se disent de toy, poussée de
l'extreme necessité, ie t'ay prise pour ma
mere, & mon aduocate. Repute moy digne que ie sois vne de tes plus viles & indignes esclaues, & ie me reputeray pour
telle, moyennāt la grace de Dieu, tant que
ie viuray. La superscription estoit telle? A
la tres-saincte, & tres-digne, & tres precie-
cieuse, & glorieuse Mere de Dieu, qui est
mon pere & mon espoux, l'Aduocate des
pecheurs. Le treiziesme de Decembre Verin adiousta à l'epistre de laquelle il auoit
dicté la correction le iour precedent, les
paroles suiuantes. Ie proteste que i'obserueray, moyennant l'aide de la grace diuine, les conseils qui m'ont esté donnez en
la vigile de saincte Luce, & que ie les liray
cinq fois le iour. Et de la part de la B. Vierge, il disoit que seur Magdelaine deuoit dire cent fois le iour, si elle eust peu: *Celuy qui*
m'a crée & formée, aye mercy de moy. Et qu'elle
se deuoit reputer indigne de prendre le
nom de Dieu par sa bouche, ains qu'elle
deuroit se reputer indigne d'endurer pour

la cause de son Dieu, & se reputer encor
indigne d'auoir Belzebub dans son corps:
pensant que son Dieu a esté reputé pour
sol, & beuueur de vin, & demoniaque, &
que c'estoit en vertu de Belzebub qu'il
operoit ses vertus : Toutesfois elle confessoit que c'estoiét mensonges que ces choses qui luy estoient dites, & qu'il faisoit ses
miracles par sa propre vertu & authorité,
sans qu'il eust à mendier l'aide de quelque
creature.

CHAPITRE VIII.

L E treiziesme de Decembre 1610. apparurent encor d'autres dispositions
de la conuersion de Magdelaine en ceste
maniere. Car ce mesme iour Magdelaine
fut tourmentée par Belzebub tout le téps
qu'elle se preparoit à la Communion. Mais
Verin l'exhortoit monstrant combien le
diable est foible, & descouurant ses embusches. Au mesme temps Seur Magdelaine auoit desia receu dans sa bouche la saincte Eucharistie, & Belzebub faisoit mine de
vouloir cracher la saincte Hostie, & tiroit
sa langue hors de la bouche & tournoyoit

çà & là. Et en mefme temps il defcouurit
vn gros peché que Magdelaine auoit fait,
& cela fut admirable qu'il n'y eut que ceux-
là qui l'entendirent qui auoient quelque
cognoiffance de fa confcience.

Le quatorziefme de Decembre, Belzebub & Verin ayans dit beaucoup de chofes
fort vtiles pour la vocation des Magiciens
& Magiciennes, Verin dit encore : Ces
chofes cy fe difent, Magdelaine, pour confirmation que l'epiftre a efté dictée par la
tres facrée Mere de Dieu, prononcée par
moy de la bouche de Loyfe, fais-en fouuent la lecture, & la garde comme des reliques. Aprés cela Belzebub a dit : Ie iure
que par la mifericorde de Dieu, i'ay parlé
pour confondre les diables, & les Magiciens & Magiciennes qui font par tout
le monde, & les forciers & forcières, &
toutes perfonnes qui vfent de l'art magi-
que. Et Verin refpondant a dit : C'eft la
neceffité qui te fait iurer, & tu n'és qu'vne
moufche : où font maintenant tes forces?
où eft ta vanterie ? Tantoft tu menaçois le
ciel & la terre, & maintenant te voicy ter-
raffée fous les pieds de François ? Et Verin
mettant le pied fur Belzebub, a dit : Ie fuis
l'vn de tes valets, & tu as voulu ietter Dieu
hors de ton throfne. Guife voftre Prince
permettroit-

permettroit il d'estre vilipendé de ceste façon par vn de ses lacquais ? ie dis que non. Et vous voyez comme ie mesprise mon Prince, & comme ie le vilipende. Apres cela se tournant vers Magdelaine, il luy à dit : endure Magdelaine, pour la remission de tes pechez : voire plus, repute toy indigne de t'humilier, resiste à Belzebub : voicy que tu vois de quelle façon ie le mesprise, & dedans ce corps il y à cinq Princes. Les Demons ont voulu rabaisser les Societez de la doctrine Chrestienne, & de saincte Vrsule, & Dieu les veut rehausser par des fourmis, par des fueilles d'arbres. Trauaillez serieusement pour la gloire de vostre Dieu. Apres cela il à iuré que tout ce qu'il auoit dit estoit vray, & ce qu'il auoit parlé de l'Enfer, de la misericorde de Dieu, des pecheurs obstinez, de la vertu d'humilité, & a repris les Chrestiens de peu de deuotiõ enuers Marthe & le Lazare. Apres cela, comme le Prestre vint à dire, *Il à besongné puissamment*, &c. Verin à dit : ce sont les œuures de son bras tout puissant; car c'est vn miracle qui se preschera par tout l'Vniuers, car il n'y a riē qui soit contre Dieu ny sa saincte Eglise. Christ a plusieurs amis de table; mais peu qui l'ac-

DD

compagnent fur le mont de Caluaire: voftre Redempteur eft demeuré feul, &
les autres fe font enfuis. Il y en a qui affi-
fteront à la fainte Meffe, & voudroient
qu'elle ne duraft pas vn demy quart
d'heure. Prenez garde a voftre ame, & l'ef-
prouuez diligemment, car vous n'en auez
qu'vne, rendez la à voftre Dieu de qui
vous l'auez receuë. A la mienne volonté
qu'il n'y euft rien icy que des rochers, &
des arbres: mais c'eft pourquoy nous nous
defefperons: car iamais Predicateur n'en
a tant dit, ny tant publié par tout. Or le 15.
de Decembre, Monfieur Romillon nous
rapporta deux chofes: premierement que
la fœur Catherine coadiutrice auoit entendu dedans la fainte Baulme par trois
fois vne tref grande melodie au temps
que Magdelaine faifoit fa confeffion generale: l'autre fut que cefte nuict la mefme fœur Magdelaine auoit efté tourmentée par dix Incubes, & que maintenant elle
eftoit plus humble, & que durant le difner
elle auoit demandé par forme d'aumofne
vne bouchée de pain à ceux qui eftoient à
table: & qu'il auoit deliberé de luy dire
qu'elle priaft vn chacun de luy vouloir
declarer vne de leurs imperfections pour
luy feruir à fe rendre plus abiecte.

CHAPITRE IX.

LE mesme iour parurent encor d'autres dispositions de la conuersion de
Magdelaine, en ceste maniere. Quand
Magdelaine eut publié sa seduction, il dit:
Marie veut que ie die ces choses : courage
Magdelaine, tu iras au mont de Caluaire,
& porteras ta Croix, & il t'exaltera & tu
seras exaltée ainsi qu'vne autre Magdelaine, & tu chanteras le Cantique, & seras
maudite si tu ne crois. Resiste à Belzebub,
il n'a plus de force, il ne peut nuire à ton
ame, il n'a plus rien autre chose que des
menaces. O Magdelaine, tes pechez sont
engloutis dedás les navrures de ton Dieu:
tu n'iras point dans l'Enfer en despit du
Diable, dóne loüange au Seigneur deuant
tous, car il est bon, car sa misericorde est
à tousiours, Magdelaine, c'est de la bouche de Dieu que i'ay ce que ie t'ay dit : &
ne iuge point temerairemét, car tes Confesseurs ne t'ont point reuelé tes pechez:
maudits ceux qui veulent estre plus sages
que Dieu, & luy arracher sa couronne.
Bien-heureuse Baulme pour les Chrestiés.
Vn villageois pourroit il dóner le Royaume de France? Ainsi le Diable promet &

ne donne rien, car il n'a rien. Il disoit encor
parlant à Belzebub. Tu as, miserable, ai-
guisé le glaiue contre toy: tu n'auras point
Magdelaine comme tu t'en vante, & tu
resiste à Dieu: & à ceste cause le miracle ne
sera pas moins cogneu: & toy fin & rusé, tu
t'efforce de faire que l'on ne croye point
que i'aye dit choses vrayes: mais ils le croy-
ront en fin, & tu seras confondu. Celuy
qui t'a chassé du Ciel, ne te pourra il pas
chasser hors de ce corps? puis il a dit aux
Prestres qu'ils eussent à se reformer, parce
que nous estions à la fin du monde, & qu'il
faut reformer les Religions, & qu'ils n'ont
pas voulu obeir à leurs Euesques, ny recognoistre leurs superieurs, & ils se conuertiront, ou ils seront pires que le diable: puis disoit. O Dieu si ie pouuois me
repentir, ie ferois penitence: Mais ie suis
damné eternellement, & ie ne puis faire
penitence: & ie ne prie point pour moy,
mais ie prie pour les pecheurs, aye pitié
d'eux, & parlant au P. Romillon & aux autres,
il disoit: tu feras coucher Magdelaine en
la saincte Baulme, & tu luy donneras là à
manger, & les Prestres veilleront, & elle fera
penitence, puis se tournant vers Magde-
delaine, il a dit: O Magdelaine, les Prestres
ont faict la garde autour de toy, & tu auois

grand befoing de telles gardes, car f'ils
n'euffent fait bon guet autour de toy, les
demons t'euffent defia emportée. Magdelaine, tu és grande, & as fait toutes ces chofes auec beaucoup de folemnité, & en trois
Meffes tu as fait la renonciation: l'vne à
minuict, l'autre au poinct du iour, l'autre
en la grande Meffe. Ie te dis la verité, Magdelaine, Dieu t'a pardonné tes pechez: refifte à Belzebub: les demons n'ont point
plus de force que vous leur en donnez.
Toy auffi, Magdelaine, tu as toufiours re-
fifté à ton Dieu, & à fes infpirations, & à
toutes les admonitions, tant des hommes,
que des Anges; & tout ce qu'ils font n'ont
peu rien gaigner fur toy: mais ton Dieu
tout bening a eu efgard aux prieres de plufieurs, qui luy ont efté agreables, & ont in-
terpellé pour toy. Ceux qui de nature font
tes pere & mere, & tes Peres fpirituels, &
plufieurs autres, qui ne font point en petit
nombre, ont procuré de faire des fainctes
prieres pour toy, & ont pris fur eux tant
de penitences pour toy, & ont fait tant &
tant d'aumofnes, & ont fait tant & tant de
bonnes œuures. O Magdelaine! fi les eftoil-
les du Firmamét eftoient capables de rendre graces à Dieu pour toy, & fi les feüilles
des arbres auoient de l'intelligence, fi auffi

les pierres de ceste saincte Baulme auoient
de la voix, elles rendroient toutes loüanges à Dieu: car tes pechez sont multipliez
en plus grand nombre, que n'est le sablon
au bord de la mer. Magdelaine, la bonté de
ton Saueur s'est merueilleusement faict
paroistre en Pierre, & Paul, & Dauid, &
en Guillaume l'Hermite, en Theophile, &
Cyprian: mais elle reluit en toy par dessus
tous ceux-cy; & elle ne s'est point tant fait
paroistre en Magdelaine qui a esté la sœur
de Marthe, ny en Pelagie, ny en Thais, ny
en Marie Egyptienne, ny en la Samaritaine, comme en toy, ô Magdelaine. Et Verin addressant sa parole aux assistans, leur
a dit qu'ils eussent compassion de son ame,
car si ce n'estoit Dieu qui les garde, ils seroient pires qu'elle. Et il disoit: Magdelaine, humilie toy, & recognois ton aneá-
tissement. Ce n'est pas merueille si vn petit innocent obtient le Paradis: mais ô miracle que c'est quand vne ame retourne à
Dieu, laquelle a renié Dieu, & son Baptesme, & a renoncé à la part qu'elle auoit en
Paradis. Tout l'Enfer est confus. Lucifer,
tu peux faire tout ce que tu veux: il en va
ainsi. Et il crioit aussi apres tous les Princes
qui estoient dans le corps de Magdelaine.
Apres cela, se tournant derechef à Magde-

laine, il a dit : Ton ame, ô Magdelaine, est
vne Republique, il faut que tu faces mourir les Princes qui sont en elle, car ainsi faisant, tu auras paix. Ie te dis la verité, prens
les armes, qui sont ta volonté, & couppe
leur la teste, puis ta Republique sera en
paix. Ignore tu qu'aux choses desesperées
Dieu a accoustumé de doner son secours?
& c'est sa coustume de disposer, & remet-
tre en ordre les choses confuses & desor-
données? & partant courage, & te com-
porte virilement : humilie toy aussi, Magdelaine, & te prosterne aux pieds de tous.
Apres cela, parlant à Belzebub, il a dit :
Humilie toy, maudit Belzebub : & moy
Verin ay esté le premier qui l'ay humilié, &
qui ay mis mes pieds dessus sa teste, disant :
Miserable, superbe, maudit, tu voulois Di-
manche deposseder Dieu de son throsne,
si tu en eusses eu la force, & ne voulois pas
l'adorer, & voicy que maintenant tu es par
terre renuersé sous mes pieds. Et il a inuité
vn chacun, disant : Venez, humiliez ce
maudit Belzebub, & que chacun mette le
pied sur sa teste, & le mesprisant, dites par
trois fois : Allez maudits, au feu eternel.

Et il commandoit aussi que semblablement ils marchassent sur Magdelaine, &
l'humiliassent, & missent leurs pieds dessus

sa teste, disant: Courage, Magdelaine, car
ces choses te seruiront à la remission de
tes pechez, à la confusion de Lucifer mesme, & de Belzebub, & de tout l'Enfer. O
confusion estrange! qu'vn diable soit contraire au diable, & qu'vn diable deffende le
party de Dieu, qui iamais a entendu telle
chose, ou a veu rien de semblable? O Magdelaine! repute toy tousiours la plus miserable entre toutes les creatures, & la plus
abominable, & la plus grande pecheresse;
& ie te dis que tu seras vne autre Magdelaine, & mourras accomplissant vne saincte penitence. O Magdelaine! tu seras la
Coadjutrice dans saincte Vrsule, & tu n'es
pas seulemēt digne d'honneur. Aux gtāds
pecheurs vne grande indulgence, comme
il en appert en Dauid: & aux petits pecheurs petite indulgence; que chacun prie
pour elle.

Apres cela, le Prestre, à l'instance que
Verin luy en fit, prit le venerable Sacrement, & Verin dit: Magdelaine, ie dis cecy pour toy: *Adoramus te Christe: miserere ei,
miserere ei;* c'est à dire: *Christ, nous t'adorons:
aye pitié d'elle, aye pitié d'elle.* Et les assistans disoient: *Miserere mei Deus, &c.* c'est à dire: *Aye
mercy de moy, Seigneur, selon ta grāde misericorde.* Et voicy que tout d'vn coup il se mit à

crier à haute voix, tout desesperé & furieux, comme feroit vn forçat de galere
quand on le bat, difant : Aye pitié de toy,
Magdelaine, pour monftrer combien Dieu
eft refiouy de cefte ame; & il luy dit : Il y
a ioye dans les Cieux, à caufe de ta conuerfion, Magdelaine ; & Lucifer, & tout
l'Enfer gemit. O Magdelaine, tu eftois cefte brebis perduë, & ton pafteur eft venu te
chercher : il a laiffé les quatre-vingts &
dix-neuf, pour te chercher en ce defert. Ie
te dis la verité, Magdelaine, tu és en vn defert tres-heureux pour toy : maudite foit
cefte Baulme. O qu'elle t'eft heureufe, ô
Magdelaine, & mal-heureufe pour tout
l'Enfer! Tu és l'oüaille, laquelle le Royal
Prophete Dauid a veuë, & le loup t'auoit
engloutie, & il ne fe voyoit plus rien de
toy qu'vn petit bout de l'oreille. Car ces
chofes fignifient les ames pechereffes endurcies, lefquelles reffemblent aux malades qui fe meurent, car le dernier qu'ils
perdent, eft l'ouye ; & pource auffi que
pour fe conuertir il faut auoir les oreilles
du cœur pour receuoir les infpirations de
Dieu. O Magdelaine, adore la main droi-
éte de ton Dieu, adore fa main feneftre,
adore fes pieds, adore fon cofté, dans lequel il a enfeuely tes pechez : adore fon

chef remply d'espines de toutes parts pour
toy, & luy demande vne espine de vraye
contrition. Vraye Magdelaine, car tu l'a-
uois offensé par les cinq sens de ton corps,
& luy par les cinq playes qu'il a receuës en
son corps t'a guerie. C'est le miracle des
miracles, ô Magdelaine, que les diables te
disent, aye pitié de toy, & que les diables
demandent pour toy la misericorde de
Dieu.

Apres cela, se tournant derechef vers
Magdelaine, il a dit : Ton pere ne t'a pas
voüée au diable, & tu estois en la maison
paternelle, & ce mal cy ne t'a pas saisi en la
maison de saincte Vrsule. Ce n'est pas miracle qu'vne iouuencelle soit deceuë, & vne
brebis par son pasteur, & ce n'estoit pas vn
Pasteur Euangelique, plustost c'estoit vn
Pasteur tel que sont ceux qui fuyent quand
ils voyent venir le loup, & pis encore, car
il estoit loup luy-mesme, & de tels l'Enfer
est remply. Ie te dis la verité, Magdelaine,
tu estois possedée, & l'es encore maintenant, & il a esté besoing que les Prestres
ayent fait le guet auprés de toy, de peur
que les demons ne t'emportassent, car ils
auoient vne telle puissance sur toy, & il a
esté besoing que cela se fist en la maison de
saincte Vrsule, & icy, & ailleurs où tu al-
lois.

Apres ces choses, Verin a iuré selon l'intention de Dieu, & de son Eglise, & sur le venerable Sacrement, & confessoit que sous ce Sacremēt Dieu estoit present auec son humanité & diuinité, & la maiesté, & que Loyse n'a rien sceu de ces choses, & elle ignoroit que tu fusses Magicienne, & ne sçauoit aucune chose des cedules, & toutes ces choses sont veritables. Et il disoit, Quiconque nieroit ces choses, il nieroit la puissance de Dieu, & l'authorité de l'Eglise, & la vertu des Exorcismes; veu que Dieu a dit à Pierre, Que les portes d'Enfer n'auront point de puissance sur elle, & que tu és Pierre, & sur ceste Pierre j'edifieray mon Eglise. Et ceux qui voudroient nier que le diable ne puisse dire vray, quand il est contraint de dire la verité, condamneroient tous les liures d'Exorcismes.

CHAPITRE X.

LE seiziesme de Decembre parurent encor d'autres dispositions de la conuersion de Magdelaine, en ceste maniere.

Pendant l'exorcisme du soir, Verin parlant à Magdelaine a dit: Prends garde à

toy, Magdelaine, Belzebub tasche de te
precipiter dans le gouffre de desespoir:
c'est bon signe, Magdelaine, il te dit que
tu ne pourras resister : il ment, Magdelaine, car tu as plus de freres dans le Paradis,
que d'aduersaires dans l'Enfer. Courage,
Magdelaine, vn de tes freres a plus de pouuoir, que tout l'Enfer ensemble. Et parlant à Belzebub, il a dit: O tres-peruers &
tres-miserable, tu tentes Magdelaine, disant qu'elle sera damnée: non, Magdelaine, il n'en ira pas ainsi : Ie te dis de la part
de Dieu, Magdelaine, que tu seras sauuée.
Et addressant sa parole à Lucifer, il a dit:
Dans l'Enfer ie te recognois, mais dans ce
corps, Dieu m'a estably ton superieur. Ne
vous esmeruillez pas si on ne croit point
à vne chose si inauite : Aux grands pecheurs est requis vne grande penitence, &
toy, Magdelaine, tu feras penitence, Dieu
te concedera la vie: mets ton asseurance
en luy, il peut plus ayder que l'Enfer ne
peut nuire : Dieu entend les prieres des
iustes, plus de mille ont demandé grace
pour toy, & en fin ils l'ont trouuée, & ont
pour toy heurté fermement les portes de
sa misericorde : le sang de ton Redepteur,
ô Magdelaine, te sauuera, ayme à bien faire. Il se trouuera, Magdelaine, que plus de

mille Meſſes ont eſté celebrées pour toy,
& penſes-tu que tant de ſacrifices n'ayent
rien effectué enuers Dieu? le Pere eternel
euſt-il peu deſtourner touſiours ſa face de
ſon Fils eſgal à luy en ſapience, puiſſance,
& bonté?

Courage, Magdelaine, ie te dis que Dieu
tout-puiſſant t'a remis tes pechez, & le
Tout-ſage a regardé tes miſeres: car il
contemple toutes choſes dans le miroir
tres-ſplendide de ſa diuinité, dans lequel
toutes choſes ſe voyent tres-parfaictemét
repreſentées, comme eſtant preſentes. Ie
dis la verité, ô tres-ſaincte Mere de Dieu,
que plus de mille fois tu as monſtré tes
mammelles pour ceſte cy: & toy, Magdelaine, tu as offert ta penitence; & toy Pierre, Prince des Apoſtres, tu as offert tes larmes pour la conuerſion de ceſte-cy: ſemblablement Iean Baptiſte a prié pour toy,
donnant pour toy ſon innocence: & toy
auſſi B. Dominique, tu l'as fauoriſée: &
toy auſſi Bernard, & Antoine, vous auez
prié pour elle. Courage, Magdelaine,
monſtre-toy vertueuſe, ô Magdelaine, car
ſi tu veux, tu peux deuenir vne autre Magdelaine, vne autre Thaïs. Ton Dieu eſt
aſſis, & eſt las, donne luy à boire. Mais,
Seigneur, comment as-tu ſoif, car tu n'as

point befoing de tes creatures? Mais comme tu as demandé à boire à la Samaritaine,
& lors encor que tu eftois pendu, fiché en
la Croix, ainfi toy, Magdelaine, donne-
luy à boire vn breuuage de tes larmes, &
pour vn fi peu d'eau, il te donnera à boire
du vin de fon amour, & de l'eau delaquel-
le quand tu auras beu, tu n'auras plus de
foif. Qui croira qu'vn diable ayt conuerty
Magdelaine, & vne Magicienne?

Magdelaine, ie te dis de la part de Dieu,
qui a tiré Ifrael par la mer rouge, que fi tu
t'humilies iufques au profond de l'Enfer,
quand tu aurois commis cent mille fois
encor plus de pechez que tu n'as commis,
celuy qui eft mifericordieux te fera mifericorde: car il dit, *En quelque heure que le pe-*
cheur gemira, ie n'auray plus fouuenance de tous
fes pechez. Magdelaine, Dieu ne peut mentir. Et ces chofes & autres femblables il a
confirmées par ferment, comme il auoit
accouftumé de faire.

Ce mefme iour Verin a fait comparaifon de Sœur Magdelaine auec vn malade
qui recouure fa premiere fanté, difant que
de iour en iour elle reprenoit nouuelles
forces, & qu'en elle apparoiffoient de nouuelles difpofitions.

CHAPITRE XI.

LE dix-septiesme de Decembre parurent encor de nouuelles dispositions de la conuersion de Sœur Magdelaine, en ceste maniere.

Sœur Magdelaine ce iour là auoit esté fort trauaillée par le diable, & causa de la tristesse beaucoup : mais sur la fin de la Messe cela print fin, & elle fit paroistre beaucoup de signes d'humilité, & plora amerement en ce lieu de penitence, pour les choses qui estoiét arriuées. Et au temps de l'exorcisme, Belzebub dit à Verin que Magdelaine luy auoit rendu les clefs. Et Verin luy dit : Tu ments, Dieu discerne les cœurs plus exactement que toy, & tu t'efforces de la perdre par impatience, afin qu'elle se desespere. Il n'en sera pas ainsi, maudit Belzebub, ceste ame est appuyée en Dieu, & quand elle t'auroit donné les clefs, Dieu ne les peut-il pas reprendre en tout temps? vn Roy ne peut-il pas entrer en son Palais à toute heure qu'il voudra? Belzebub ayant respondu, vrayement il les peut reprendre en tout temps, mais pourueu qu'il n'y ayt point de volonté qui

resiste à l'encontre: Verin a dit: il y entre-
ra en quelque maniere que ce soit, ou de
bonne volonté , ou de force : il la veut
auoir, il ne la reiettera point, quand elle
auroit commis tous les pechez de ceux
ceux qui sont en Enfer: il ne veut seulement sinon qu'elle s'humilie. Si Iudas eut
fait penitence, si Caïn eut demandé misericorde, si Adam ne se fust point excusé,
Dieu leur eust pardonné, tant le Dieu des
Chrestiens est clement: & l'humilité luy
est tant agreable, qu'il l'eust recogneuë.
Le Dieu des Turcs, & les Dieux des Gentils sont des demons ; le Dieu des Chrestiens est le vray Dieu. Le Baptesme des
Iuifs, & le Baptesme des Turcs sont im-
mondicitez, ils ne profitent de rien à l'ame:
mais le Dieu des Chrestiens est le vray
Dieu, & leur Baptesme est le vray Baptesme, & l'Eglise des Chrestiens est la vraye
Eglise.

Vn Chrestien dira: *En toy, Seigneur, i'ay
esperé : ie ne seray point confondu*, & il ne perira point eternellement. O Magdelaine,
ta vie sera descrite depuis ton aage de trois
ans , & Loyse souffrira de griefues douleurs : elle mourra de douleurs , & la fin
couronnera l'œuure. Et toy, Magdelaine,
ne pense point, comme font plusieurs autres,

tres, aux choses qui sont au dessus de toy,
comme si Dieu deuoit descendre du Ciel,
pour te prendre par la main : ie te dis que
pour faire cela il ne descendra point auec
son humanité : où est ton *Credo*, Magdelaine ? il faut croire. A cela Belzebub respondant a dit, ie n'ay que faire de son *Credo*, & Verin a dit : ô miserable, ce n'est pas
pour toy que ie dis ces choses : sçache cecy, que Magdelaine se conuertira, & tout
l'Enfer ne pourra pas l'empescher : ie suis
vray, & mes paroles sont fideles.

Et Belzebub respondant a dit il n'en sera
pas ainsi que tu dis : elle sera mienne &
sera damnée, & la porte de la misericorde
de Dieu luy sera fermée. Verin a dit : tu
parles mensonges : & elle a la volonté de
bien faire, & tu dis ces choses afin qu'elle
se desespere : Mais le iuste dira : *En toy Seigneur i'ay esperé*, & il trouuera l'huis de la
misericorde de Dieu ouuert, comme Augustin l'a trouué. Et puis apres il a dit, que
l'Eglise approuueroit le present traitté, &
qu'en iceluy il n'y a rien qui soit contre
Dieu ny l'Eglise : & que plus de quatre se-
roiét illuminez : & que la curiosité & l'orgueil sont les puis de l'abysme : & que quiconque prendra garde à la chose plus auát
qu'en la superficie, il approuuera aisémét

ces chofes. Il a dit auffi : O Magdelaine,
tõ cœur eft triangulaire: *Carreau* ne le peut
emplir : la facro-faincte Trinité le réplira.

Ce mefme iour eftant retirée en la chambre, Verin la reprint en cefte maniere, difant : Magdelaine, fi tu ne te conuertis dedans le iour de la Natiuité du Seigneur, tu
feras damnée eternellement , & tu feras
bruflée vifue, & partant tu n'efchapperas
point de nos mains : car s'ils eftoient cent
nonante, ils ne nous efchapperont point,
ains mourront, defefperez. Et cela fe fera à
la confufion du Magicien, & non à la confufion de la Société de faincte Vrfule, ny
de la Societé de la doctrine Chreftienne,
ny de ton pere duquel i'ay declaré l'innocence : car ton pere ne t'a point voüée au
diable, comme Belzebub l'auoit iuré, mais
c'eft toy-mefme qui de ton propre mouuement & libre volonté, t'es dõnée à Lucifer & à fes complices : & de toy-mefme
tu as renié Dieu & la faincte Trinité & de
toy-mefme as renoncé à la vie eternelle:&
de toy-mefme as renoncé aux merites de
la Paffion de Chrift ton Seigneur , & aux
prieres de fa tref faincte Mere & de tous
les Anges, & des Saincts de Dieu: & de ta
propre volonté, & de ton plein cœur tu as
choifi l'Enfer pour ta demeure eternelle.

Tu diſois que tu aimois mieux viure en ce mõde auec toutes delices & toute ſorte d'iniquitez, que ſeruir à ton Dieu & à ton Createur, & ton Redẽpteur Ieſus-Chriſt. Et tu as promis à Belzebub que tu luy obeirois en toutes ſes volontez, & de cœur plein tu luy a trãſporté tõ corps & tõ ame, & les facultez de ton ame, & ton cœur: & ne t'es rien reſeruè fors que l'Enfer, lequel ceux-là meritent qui font choſes ſemblables s'ils meurẽt en leur peché. Et de tout cela, tu en as fait vne cedule à Belzebub, eſcrite de ta main, de ton propre ſang, laquelle les Magiciens ont depuis gardée. Apres cela, parlant aux aſſiſtans, il a dit: Toutesfois elle n'a pas faict d'elle meſme ces iniquitez, mais elle y a eſté induite par ſon propre Paſteur: & il n'eſtoit point le bon paſteur duquel parle le Seigneur dans l'Euãgile, mais plutoſt vn mercenaire qui fuit quand il voit venir le loup, & abãdonne les brebis. Ainſi a fait Loys, il a veu venir le loup de tout l'Enfer, & a laiſſé prendre ſa brebis, & qui pis eſt, il l'a perſuadée & induite de ſe donner aux loups rauiſſãs, qui ſont les Demons d'Enfer.

C'eſtoit vne ieune fille, & cela n'a pas eu peu de poids pour ſa cauſe: car Dieu a accouſtumé d'auoir pitié de la ieuneſſe: le

EE ij

Prodigue en fert de tefmoignage qui
auoit quitté la maifon paternelle, côme
a faict Magdelaine, & mangeoit auec les
pourceaux, comme a fait Magdelaine: &
neantmoins il n'eft point mort en fon peché; mais retourné à foy, il vint fuppliant
vers fon pere & s'humilia. Ainfi auffi Magdelaine s'eft iettée comme fuppliante deuant les pieds de la mifericorde de Dieu,
& a frappé à la porte, & Dieu pere de toute mifericorde & de confolation, a commandé de la faire entrer, & a dit, Tuez le
veau gras, & apportez la robbe neufue qui
fignifie la bonne confcience, & la tunique
de penitence, & luy donnez vn anneau en
fon doigt, pour fignifier la fidelité, & l'efperance & la foy qu'elle doit auoir aux
paroles de fon pere. Et le Prodigue en fouuenance de ce bienfait, difoit ces paroles:
Mon pere, i'ay peché contre le Ciel & deuant toy,
& ne fuis pas digne d'eftre appelé ton fils, & encor
grandement indigne d'eftre tenu pour tel. Ainfi
Magdelaine doit s'humilier, & fe faire
ouïr à la porte de la mifericorde proferât
les mefmes paroles, difant: Mon Pere, i'ay
peché contre le Ciel & deuant toy: deuant ta tref-faincte Mere, deuant toute la
Cour celefte, deuant toutes les creatures,
& à cefte caufe ie ne fuis pas digne d'e-

ftre appelée ta fille : indigne d'eftre ta feruante : indigne d'eflever les yeux au
Ciel : mais reçoy moy comme vne qui eft
tres-pauure, & miferable entre les creatures qui font fous le ciel, & en terre. Et apres
cela (parlant à Magdelaine) il a dit : Magdelaine, conuertis toy, quitte tes pechez,
Dieu a procedé par douceur, & par amour
en ton endroit : il te reprend fouuent par
infpirations fecrettes, par le moyen des
predications, par la lecture des liures, par
plufieurs enfeignemens fpirituels qui te
font baillez en la Congregation de faincte
Vrfule, par tes Peres Confeffeurs, & autres perfonnes de fçauoir, & bien illuminez ; & te font donnez pour les practiquer,
& comme eftans des remedes contre tes
aduerfaires : & tu as toufiours efté rebelle
à Dieu, & à tous les enfeignemens de fon
Eglife, & ta perdition eftoit bien pro-
chaine.

A pres cela il a dit : Dieu donc voyant ta
perdition s'approcher, & que tu eftois ainfi obftinée en fon peché, & qu'il n'auoit
peu rien aduancer en toy pour tous les remedes fufdits, il a permis qu'vne des filles
de faincte Vrfule ayt efté poffedée, Loyfe
Capelle, indigne d'eftre de cefte Societé,
laquelle n'a d'elle-mefme non plus de for-

ce que la feüille d'vn arbre, qu'vne petite pierre, qu'vn petit fourmy : indigne, en l'estimation qu'on peut faire d'elle, d'estre nommée entre les creatures de Dieu ; & Dieu a permis qu'vn diable nommé Verin, de la bouche d'elle ayt prononcé, & dicté tout cét escrit de la part de Dieu tout-puissant.

Apres ces choses, il a admonnesté Magdelaine, disant auec beaucoup de rage & de colere, & grande fureur, tout en desespoir, que Dieu se courrouçoit contre elle, à cause qu'elle ne s'amendoit pas, & que elle perseueroit en son obstination ; & que il parloit aussi certainemét au nom du Seigneur, comme le Prophete Ionas parloit aux Niniuites, disant : Si tu ne fais penitence, ô Magdelaine, tu mourras. Mais ils deuindrent sages, comme Magdelaine en fera de mesme : comme fit Iehu, qui print des cendres, & les respandit sur sa teste, pour appaiser l'ire de Dieu. Et dit à Magdelaine : N'és-tu pas tres-miserable, que tu és cause que les sabbaths se font icy ? n'as-tu point de honte, veu que ce lieu cy est si sainct, que pour toy, miserable que tu és, icy haut on tient le sabbath ? & que les sorciers & sorcieres infectent tous ceux qui sont en ce lieu ? & que le P. François est en-

forcelé, & a pris le poifon en beuuant? Et
Verin a dit à Sœur Magdelaine: Si Dieu
eftoit capable de triftefse, il ploreroit,
Magdelaine, de ta parefse, de ce que tu és
filente à ta conuerfion. Et Verin l'a me-
nacée auec plus d'authorité, que iamais
Superieur n'auroit fait, ou aucune creature; & il eftoit bien raifonnable, puis qu'il
faifoit la volonté de fon Createur. Car il
eftoit comme le Miniftre Royal, qui parle
auec l'authorité de fon Roy, & qui commande, & dit: Si vous ne faites ce qui vous
eft commandé, & fi vous n'obeyfsez à voftre Roy, fçachez que vous ferez tres-ri-
goureufement punis: car qui fe rebelle
contre fon Roy, eft digne de tres-grofse
peine.

En la mefme maniere le pecheur merite
d'eftre puny tres-cruellement: ie dis dauantage, qu'il merite le fupplice, & la gehenne eternelle, de ce qu'il fe rend rebelle
& obftiné contre fon Dieu, en ce qu'il ne
veut pas obferuer fes commandemens, ny
fuiure fes confeils, ny les confeils de fon
Eglife. Et a dit: O Magdelaine, conuertis-
toy, ton Dieu eft bening, il eft doux, &
plein de mifericorde, & tu és troublée,
Magdelaine, de mefprifer les plaifirs de ce
monde qui font petits, & tu ne fais point

d'estat des delices eternelles ? Et difoit:
N'és-tu pas tres miserable, & detestable,
& damnable, & execrable, de croire ce qui
t'est suggeré de la part de Lucifer, & ne
me veux pas croire, qui suis icy de la part
de ton Dieu ? Mais tu és tres-miserable, en
ce que tu crois que Sœur Loyse dise ces
choses de propos deliberé : tu crois cecy,
Magdelaine, & ceste persuasion ne te nuit
pas pour vn peu. Ie dis la verité, & suis
forcé de la dire, que tu as eu tousiours vne
fausse intention deuant Dieu, & tu pense
que Loyse soit semblable à toy. Il est vray,
Magdelaine, Loyse est possedée, Catherine est possedée, & d'autres semblablemét
qui sont ensorcelées : mais elles n'en sçauent rien ; & toy, miserable, és la cause de
tout cela. Superbe, ingrate, tu as le cœur
dur comme vn diamant, comme vne pierre : tu te fais à croire que Dieu te doiue du
retour, & voudrois le ietter hors, si tu pouuois, de son throsne. Mais courage, Magdelaine, humilie toy : tu as vn Dieu qui
est merueilleusement clement, & est puissant pour te faire misericorde, encor que
tu aurois les pechez de tout le monde, &
de tous les damnez : ie dis dauantage, il a
pardonné tes pechez, pourueu que tu te
humilies, & faces penitence.

CHAPITRE XII.

LE dix-huictiesme de Decembre 1610. apparurent encor d'autres dispositiõs de la conuersion de Magdelaine, en ceste maniere. Magdelaine lisoit la lettre dictée par la tres-saincte Mere de Dieu, & Belzebub a voulu l'empescher : là dessus Verin s'est soufleué, disant. Courage, Magdelaine, perseuere, & sois constante, car Belzebub a perdu ses armes : courage, Magdelaine, tu as bien commencé, & ie te dis la verité, & ie iureray, ne doute point, Magdelaine. Ie suis l'Officier qui viens, estant enuoyé pour l'expedition de mon Roy, de laquelle il m'a chargé contre ma volonté : mais comme vn condemné aux galeres est contraint d'obeyr aux commandemens qui luy sont faits, ainsi en est il de moy, & ie suis venu auec la verge de ma commission, & i'ay frappé à la porte de Magdelaine, & ie l'ay trouuée close, & ie voulois m'en retourner, & toutes les fenestres estoient fermées aussi, & ie ne sçauois vers quel endroit asseoir la verge de ma puissance. Mais Dieu m'a commandé de frapper à bon escient à sa porte, & que ie

fisse effort en quelque maniere que ce fust,
si bien que l'on ouurist, & i'ay fait comme
il m'auoit commádé, & ne m'en suis point
fouruoyé d'vne seule parole. Hier ie frap-
pay à ces portes, & auiourd'huy elles ont
esté ouuertes, & la pierre qui estoit à l'huis
a esté ostée. Car il est iuste que les rebelles
soient seuerement punis. Perseuere, perseuere, Magdelaine : ie dis la verité, que
Dieu est venu, & est entré. O Magdelaine, Dieu a fait comme feroit vn Roy qui
enuoyeroit vn de ses Officiers faire vne expedition: cét Officier dit, ouure-nous, car
ie viens estant enuoyé de par le Roy; & on
est contraint d'ouurir, & il pose la verge
de son pouuoir en ceste maison, puis retourne vers son Roy, & luy dit : I'ay accomply ce que vous m'auiez commandé.
Et le Roy fera autant par le premier venu
de ses Officiers, qui à peine vaudra-il deux
tournois, comme si c'estoit quelque personnage de grande importance, car ce
n'est point de l'Officier que le Roy prend
son authorité. Ainsi en est-il de Dieu : il se
sert de moy pour faire vne chose grande,
encor que ie ne vaille du tout rien.

Courage, Magdelaine, monstre-toy ver-
tueuse, tu as vn grand procez, mais resiouys-toy, & meine liesse, car Marie ton

Aduocate en est la Presidente, & la Commissaire, & la Solliciteuse : car elle est comme Monsieur du Vair premier President, & il n'y a pas vn Solliciteur pareil à luy dãs le Parlement d'Aix. Derechef, ie te dis, Magdelaine, resiouys-toy, car tu as pour Aduocats en ceste cause tous ceux qui sont dans les Cieux : ie dis la verité, Magdelaine, car auiourd'huy seulement tu as commencé serieusement à te conuertir : iusques icy tu estois encor chancelante en incertitude, sans estre tout à fait tournée de la part du diable, ny aussi du tout ferme du costé de Dieu : mais auiourd'huy tu as pris les armes à bon escient contre Belzebub : il est ainsi, Magdelaine, & ie ne mets point. Et à ces paroles, Belzebub a voulu se mettre en auant, & dire qu'il n'estoit pas encor sorty, & qu'il y auoit encor du tẽps pour attaquer, & pour gagner la place.

Et Verin s'est esleué en fureur, & en impetuosité, & prenãt Belzebub par la main, luy a dit : Tu profere mensonge, Belzebub, & tu n'auras point de part en ceste Magdelaine. Ie te dis la verité, Magdelaine, que tes pechez te sont remis, & ie iureray qu'il est vray; & a iuré par le sainct Euãgile de Dieu, que les paroles qu'il auoit dites estoient tres-vrayes, & fideles. Et il a

iuré ainfi : Ie iure par le Dieu viuant, par la
puiffance du Pere, par la fapience du Fils,
& par la bonté du fainct Efprit ; & ie confirme, Magdelaine, toutes les paroles que
i'ay dites. Puis addreffant fa parole aux affiftans, il a dit : Ne penfez pas que Magdelaine f'efchappe ainfi, il n'eft pas iufte que
l'on entre au Ciel fans penitence. Et ie te
dis, Magdelaine, que tu feras penitence,
& t'humilieras toy-mefme, & feras obeyffante, & de toy-mefme te refigneras entre
les mains de ton Dieu, & tu luy laifferas la
libre difpofition de toy, & obeyras à ton
Superieur, tout ainfi que f'il eftoit vn Dieu
en terre. Et il eft digne & iufte d'honorer
les Preftres, veu que luy-mefme il a dit
qu'ils doiuent eftre honorez, à caufe de
l'excellence de leur dignité : car leur dignité eft plus grande que la dignité des
Anges. Magdelaine, ce font tes Dieux fur
la terre, honore les, & tu feras tout ce que
ils t'ont commandé felon Dieu, & fon
Eglife, & felon l'authorité qu'ils en ont. Et
Verin a adioufté, difant : Magdelaine,
obeys, & fois humble : crois moy, & demande pardon à tous, & les prie qu'ils difent pour toy vn *Miferere*, & te profterne
en terre, & dis à tous qu'ils viennent mettre le pied fur toy, à la confufion de Belze-

bub & de Lucifer, & de tout l'Enfer, mefme à ma confufion, de moy qui te fais ce
commandement. Et il luy a dit: Toutes
ces chofes fe font à ta confufion, mais elles te profiteront, & auront force de cón-
trition, & de fatisfaction, & tu diminuë-
ras en quelque chofe les peines deuës à tes
pechez. Et moy Verin, ie me fuis mis à
crier, tout remply de defefpoir. Ie confeffe, Magdelaine, qu'ils t'ont fouffletée, &
ont craché contre toy, & contre ta face, &
qu'ils t'ont defprifée en mille manieres:
mais refiouys toy, Magdelaine, car toutes
ces chofes te profiteront grandement. Et
il dit, f'efcriant d'vne grande clameur: O
abyfme immenfe de la bonté de voftre
Dieu! d'eftimer plus que l'on prenne vn
peu de peine icy volontairement pour fon
nom, mefme d'auoir donné vn verre d'eau
froide pour fon nom, ou de f'eftre mortifié
en quelque petite chofe en ce monde, que
d'auoir enduré vn bien long temps les peines en Purgatoire. Et fe tournant vers
Magdelaine, derechef il luy a dit: Courage, Magdelaine, & te refiouys, & embraffe
l'amour & la crainte: ce font les deux aifles
par lefquelles les ames font efleuées au
Ciel: l'vne touche la terre, l'autre attaint
iufques au Ciel. La bien-heureufe Magde-

laine a eu ces deux aifles : l'Amour, car elle a aymé grandement fon Dieu : & la
Crainte filiale, dont elle a craint de l'offenfer ; & par icelles elle eftoit efleuée à la
fainéte fummité de cefte montagne.

Le dix-huiétiefme de Decembre, apres
le difner, Magdelaine deuint toute autre
qu'elle n'eftoit, eftant gaye felon la face
des Sainéts, difpofée à tout faire, & de fu-
bir toutes chofes pour l'amour de fon
Dieu. Et elle difoit que le iour precedent
elle auoit receu des foufflets, & autres
chofes femblables, fans en auoir efté aucunement troublée en fon efprit ; & que
Belzebub auoit feint en elle de l'impatience, & vne efpece de rebellion, & qu'elle
auoit fort volontiers entendu les propos
qui luy auoient efté tenus en la fainéte
Baulme, difant qu'en cedit lieu elle auoit
receu vne douceur admirable, auéc vn
tres-grand filence d'efprit, & qu'elle auoit
eu cela l'efpace de trois quarts d'heure, &
qu'elle eftoit telle, que iamais auparauant
elle n'en auoit veu, ny entendu, ny perceu
chofes femblables.

CHAPITRE XIII.

LE dix-neufiefme de Decembre apparurent encor d'autres difpofitions de la conuerfion de Magdelaine, en cefte maniere. Verin parlant à Magdelaine, a dit ces paroles : Or fus, Magdelaine, ta vie n'eft-elle pas maintenant en paix? ne vaut-il pas mieux obeyr à ton Dieu, qu'à Belzebub? Et Magdelaine refpondant diftinctement, & promptement, a dit que ouy : car il y auoit bien de la differēce entre ces chofes. Et Verin adioufta, difant : O Magdelaine, vn moment des delices de ton Dieu a plus de vigueur, que toutes les delices de ce fiecle, & furmonte toute l'eternité de l'Enfer. Tu feras changée, Magdelaine, & feras Magdelaine de nom, & encor plus, vne Magdelaine de conuerfation : tu feras changée, comme fi quelqu'vn t'auoit repaiftrie dans le moule. Ne fçais-tu pas que les faifeurs de formage défont la premiere forme, s'ils voyent qu'elle ne foit pas bien façonnée, & le font, afin que puis apres ils la transforment en mieux. Dieu tout-puiffant en fait de mefme, quand il void vne ame enlaidie, & défigurée par le pe-

ché : Il sçait la prendre, & la transformer,
& faire en sorte qu'elle face sa volonté, &
toutefois comme le formage est tousiours
le mesme formage; ainsi la creature est tousiours la mesme creature : car luy qui la
transforme est tout-puissant pour faire cela, & toutes choses luy obeyssent, & les
diables mesmes font sa volonté, quand il
veut les contraindre. Semblablement la
creature peut pour vn peu resister, & Dieu
l'attendra en grande patience : en fin ne
pouuant souffrir vne trop longue demeure, & pource qu'il aura esté trop long téps
à heurter à la porte, il dit ces paroles: vous
ne ferez pas tousiours ainsi, ie veux entrer, ie suis le Seigneur de ceste maison, ie
veux refaire ceste image que le diable m'a-
uoit contrefaite. Ie suis le peintre; & ne
pourrois-je pas, quand il me plaist, refaire
l'image, & permettre aussi qu'on la défigu-
re, comme cela s'est veu en ma tres-saincte
& tres-sacrée face lors de ma Passion? Et
i'ay agreable que les miens soient vilipen-
dez en ce monde, & que d'abondant ils
soient diffamez mesme par les demons,
car ie veux vn iour les en rendre plus lumineux. Car toutes les creatures sont mes figures, & i'en suis le peintre, & sont toutes
les œuures de mes mains, & les diables qui
                                    sont

sont mes plus contraires ennemis, viendront souuent, ils viendront & deffigure-
ront toutes ces figures; & ils les effacēt, &
les changent de telle façon que i'ay presque horreur de les voir:mais parce que ie
considere que ce sont les œuures de
mes mains, ie prens le pinceau des sainctes
inspirations, ie prens les couleurs de mes
graces, & ie m'approche de pres de ceste
figure, & ie commence par vne grande
contrition à proceder à son amendement,
& puis par la confession, & apres cela par
la satisfaction, ce m'est assez si la toile demeure, c'est à dire le corps & l'ame de la
creature. Et celuy en la main duquel sont
les vifues couleurs, sçait fort bien appli-
quer celles qu'il iuge estre conuenables
selon son bon plaisir : car il applique tantost le blanc de l'humilité, tantost le rouge de la charité, tantost l'orangé de la patience, tantost le verd de la parfaicte esperance, afin qu'vn iour il ait contentement
de sa peinture. Or le fruict qu'il en retire
est, qu'il veut que ceste image recognoisse
auec action de graces le benefice receu,
& considere qu'elle a esté souuent refa-
çonnée, & par plusieurs fois quand le diable l'auoit effacée par sa malice. Ainsi
Dieu a faict en l'ame de Magdelaine, elle

eſtoit vne belle figure & l'ouurage de
Dieu: mais Lucifer & Belzebub & tout
l'Enfer auoient conſpiré de la gaſter, &
non pas pour vne fois: mais ie parle en
pluriel, c'eſt à dire que mille fois ils l'ont
effacée. Et Dieu a voulu la conuertir, car
il n'a pas voulu tolerer plus longuement
les treſ-grandes iniquitez qu'elle faiſoit:
il luy a voulu monſtrer qu'il s'eſtoit deſia
eſcoulé aſſez de temps durant lequel il l'a-
uoit attenduë en patience, & il l'a mena-
cée auec authorité grande & paroles eſ-
pouuentables: & a heurté ſi fort, qu'en fin
il luy a eſté neceſſaire d'ouurir à celuy qui
dit, ouure & ie viendray, & ie feray ma
demeure chez vous: Magdelaine, il y a ſi
long temps que ie ſuis à attendre heurtant
à ta porte, permets moy que i'entre, donne
moy les clefs.

   Le meſme iour du matin, ſœur Magdelaine a faict paroiſtre trois ſignes d'humilité. Premierement elle a demandé pardon à tous les aſſiſtans, or eſtoient-ils vn
fort grand nombre là aſſemblez. Secondement elle a demandé pardon à tous, &
a confeſſé qu'elle meritoit l'Enfer, & a
prié qu'ils la vouluſſent fouler aux pieds :
Et Verin a dit que ceſte là auoit plus ſatiſ-
fait à Dieu que ſi elle euſt fait vn an entier

de penitence. En troisiesme lieu elle a dit aux assistans qu'elle se iettroit par terre deuant la porte de l'Eglise, priant vn chacun de venir marcher sus elle, côme estant la plus vile entre toutes les creatures du monde, & cela fut ainsi fait. Et Verin dit : que iamais aucune possedée n'auoit fait paroistre vn si grand signe d'humilité: & que Belzebub auroit choisi de souffrir mil ans les tourmens d'Enfer plustost que d'auoir enduré vne telle honte qui luy auoit esté faicte dans le corps de sœur Magdelaine.

Au vespre il n'y eut que sœur Magdelaine qui fut exorcisée, & durant l'exorcisme elle eut vne vision horrible: car elle voyoit deux diables en forme de serpens, & chacun d'eux auoit vne ame dans leur gueule, & ils luy paroissoient plus horribles & plus vilains que l'Enfer mesme, de sorte qu'elle fut quelque temps à trembler, & mesme depuis ceste vision : & n'estoit nullement esgarée de son esprit, mesme lors qu'elle rapportoit ce spectacle qu'elle auoit veu.

CHAPITRE XIV.

D'Abondant il apparut encor d'autres indices de la côuersion de Magdelaine : car le 22. de Decembre Verin parlant à Magdelaine luy a dit : Garde toy d'auoir le cœur failly, Magdelaine, durant ce peu que tu patis : car les peines de l'Enfer sont bien plus grandes. Le vingt-troisiesme de Decembre, durant l'exorcisme du vespre, dés le commencement Magdelaine esmouuoit vn chacun à auoir commiseration d'elle pour la multitude des souspirs vehemens & extraordinaires qu'elle rendoit, causez de l'affliction que le diable luy donnoit. Et Verin dit : Obeïssez à vostre Dieu, vous qui en esperez salaire : vous Saincts qui esperez recôpense, & qui pour fin de vos labeurs auez grace & gloire eternelle. Mais quâd à moy ie suis damné, & n'attens aucune recôpense de mes labeurs. Le 24. de Decembre, quelques vns auoient presenté aux Sœurs vne portiô d'vn rayon de miel qu'ils auoient trouué dâs vn arbre que le vêt auoit rôpu : & à l'occasiô de ce Verin dit à Magdelaine : Tu dois Magdelaine, imiter la mouche à miel, laquelle auec filence va cueillir ce qu'il y a de plus excellent en la fleur, & cela fignifie la vertu. Auffi toy, Magdelaine, va à fainâe Vrfule, & prends quelqu'vne des vertus de tes Sœurs; de l'vne prends l'humilité, de l'autre la patience, d'vne autre la droiâe intention, d'vne autre la charité, d'vne autre l'obeyffance. Ainfi, Magdelaine, l'abeille induftrieufe, fert & meurt en fon operation, & à cét effeâ elle a efté creée, & vous deuez faire de mefme, & mourir en vous-mefme.

Le mefme iour auffi Verin a dit : Nul de ceux qui font en cefte chambre n'eft en eftat de peché mortel; & alors y eftoient Sœur Catherine de France, Sœur Catherine Coadiutrice, Sœur Magdelaine, Sœur Loyfe, & Sœur Catherine de l'Ifle, &c. & a confirmé fon dire par ferment, & qu'il difoit cela de la part de Dieu toutpuiffant, en difant: Ie vous dis que maintenant vous n'eftes point en peché mortel, mais ie ne parle point de l'aduenir.

Le vingt-cinquiefme de Decembre, fur le milieu de la nuiâ, Magdelaine demeura couchée en terre durant la Meffe, ayant efté eftourdie par le diable; & quand le Seruice fut acheué, elle retourna à foy. Le mefme iour il arriua vne chofe digne de remarque, ce que Belzebub auſſi dicta en ceſte maniere. Verin diſoit que Dieu con-traindroit tout l'Enfer de renoncer à tou-tes les choſes qui ſe font par les Magiciéns & Magiciennes. Et moy Belzebub , qui ſuis le Chef de tous les demons qui ſont dans le corps de Magdelaine , i'ay eſté for-cé & contraint par le Tout-puiſſant, de di-re le meſme de faict contre ma volonté & ma ſuperbe. Ouy , ouy , ouy , moy , & au nom de tous mes compagnons, encor que i'en creue de rage , & que mon orgueil & ma rebellion y reſiſte , ie renonce, ie re-nonce, ie renonce (dis je) à toutes les cho-ſes que i'ay ſuggereés à Magdelaine, afin qu'elle les fiſt, tant ces iours cy, que les au-tres; de faire (dis-je) contre ſon Dieu, & ſa conſcience : ouy , ouy , ouy , ie les reuo-que , & les condamne, & y renonce. Le meſme iour Verin parlant à Belzebub , a dit : Tu tourmétes Magdelaine, mais pour cela, Magdelaine, ne te trouble point, ce-la ſe fait, pource qu'il n'eſt plus demeuré en nous ny raiſon, ny conſeil.

Le vingt ſixieſme de Decembre, au Veſ-pre, Loyſe ne fut point exorciſée, mais Ve-rin eut vne grande inuectiue contre Sœur Magdelaine , de ce qu'elle recognoiſſoit auec tant de nonchalance la grace de Dieu,

& de ce qu'elle ne faisoit point encor sa penitence; & puis apres il donna à chacun de ceux qui estoient en la compagnie, des aduertissemens de salut, afin qu'vn chacun peust se conduire prudemment en particulier.

Le vingt septiesme de Decembre Verin a parlé à Magdelaine par similitude, disant: Magdelaine, Dieu est le pere de famille de ceste famille: l'ame est la Dame, le corps la seruante : les estrangers sont entrez en ceste maison, & ils en sont sortis, & le Seigneur de ceste maison voyant ces choses, il n'a plus voulu auoir de patience, ains a fermé la maison , & s'en est reserué les clefs, parce que la Dame n'estoit pas assez prudente pour la gouuerner. Ainsi est-il de vous, Magdelaine, d'autant que tu ne peux te gouuerner toy-mesme, donne à Dieu les clefs de ceste maison, & le baston, & les bois: les clefs à Dieu le Pere , le baston au Fils, qui est le bon Pasteur , les bois au sainct Esprit; & eux administreront bien ceste famille. Et addressant sa parole à Belzebub, il a dit: Ie sçay, miserable que tu és, que tu veux parler: parle, car tout retombera sur ta teste. Alors Belzebub a dit: Ie ne parle pas à toy. Et Verin luy a dit: Ah Belzebub, tu n'as plus les clefs de l'ame de

cefte-cy, les portes te font clófes, le baſton
t'en a eſté oſté.

Le trente-vnieſme de Decembre, addreſſant ſa parole à Magdelaine, il a dit:
Ne veüille, Magdelaine, ne veüille foufpi-
rer, car Dieu a les clefs de ton ame, & il t'a
donné à gouſter de ſa viande, & tu as mangé de la table du Roy. Et puis il a dit : Tu
és triſte, Belzebub , & ie me reſiouys ; & ie
te dis que ce que Dieu tient, eſt en main
forte, & l'Enfer ne le peut rauir.

Le premier iour de Ianuier 1611. Magdelaine a de ſens raſſis, & entendemēt ſain,
depoſé pluſieurs articles en la preſence du
Reuerend Pere Michaëlis, & d'autres, leſquels furent lors pris par eſcrit par les autres. Le meſme iour elle a encore monſtré
des marques du diable qu'elle auoit ſur
ſoy : dont l'vne elle l'auoit au pied, & pour
lors on fichoit vne eſpingle dans ce lieu là,
& elle n'y ſentoit aucune douleur, diſant
que deux autres marques qu'elle portoit,
l'vne au front, l'autre en la poictrine, n'e-
ſtoient point viſibles, mais internes , &
qu'elle ſentoit encor de grandes douleurs
en ces parties là. Le meſme iour encor les
demons enleuoient Magdelaine de terre.

Le troiſieſme de Ianuier Magdelaine fut
tres-fort tourmentée. Le meſme iour il a

dit: I'ay deceu Eue, & Belzebub a tenté
premierement Adam: que maudite soit la
pomme, & maudit le conseil que ie luy ay
suggeré. I'ay deceu Eue par promesses fal-
lacieuses en l'eloquence de ma parole, &
auec beaucoup de fatras; & Dieu m'a voulu prendre maintenant pour conuertir
Magdelaine: vne Magdelaine qui auoit
tout prostitué aux demons, & n'auoit rien
de demeurant. Et addressant sa parole à la
bien-heureuse Magdelaine, il a dit: Et toy
certes, Magdelaine, tu as eu des demons
en ton corps, mais non en la maniere que
ceste miserable; & tu estois vne Courtisa-
ne, qui aymois bien les beaux hommes,
mais tu ne te prostituois pas indifferem-
ment à tous, comme a fait ceste-cy. Loyse
n'a point eu de visions, & ceste demoniaque a veu le Pere, & le Fils, & le sainct Esprit; & elle a aussi veu le Fils de Dieu auec
ses playes, & la tres-saincte Mere de Dieu.
Loyse ne sçait point le secret de son cœur,
& toy Dieu tres-puissant, Dieu de misericorde, en fin tu nous as enleué de force ceste ame, & ne vous esmerueillez donc pas
si elle souffre.

CHAPITRE XV.

EN outre, d'autres difpofitions parurent encor à l'endroit de Magdelaine,
en cefte maniere. Le troifiefme de Ianuier,
il fut enioint à Verin de defcouurir toutes
les embufches du diable. Et refpondant il
a dit : Puis que vous voulez ouyr tout ce
que i'ay dit, entendez les, car c'eft la volonté de Dieu que tout ce que i'ay dit au
matin foit fceu, & il veut que tous le fça-
chent, & non feulement fes Confeffeurs,
car il veut que tous cognoiffent fon exceffiue bonté. Ie dis la verité, que les demons
abufent inceffamment de Magdelaine, &
les Magiciens dorment perpetuellement
auec elle, & Magdelaine eft groffe, & eft
en vn acte perpetuel d'impureté. Et addreffant fa parole à fainéte Magdelaine, il a
dit : O Magdelaine ! tu n'auois pas offenfé
ton Dieu, comme a fait cefte miferable
proftituée & impudique : & fi tu n'as pas
continué à pecher, depuis que tu eus fait
penitence, & cefte cy ne ceffe de retourner toufiours à fon vomiffement : elle eft
fuffifammēt mefchante pour eftre la mere
de l'Antechrift. Dieu fouuerain, ie requiers

de toy vne chofe , que cefte-cy iamais ne
retourne à fainéte Vríule, que le Magicien
ne foit reuenu à toy : car toufiours ils t'of-
fenferoient de leurs ordures, & tes feruantes n'ont point befoing de ces chofes. Et
toy, Magdelaine, fi tu continues à faire
ainfi, tu feras prife , & bruflée viue auec le
Magicien, & on dira que les Chefs de la
Magie font bruflez ; & ce que tu as dans
ton ventre, c'eft le Magicien qui te l'a fait:
encor huiét iours, & il vous attendra auec
patience. Et pourquoy penfez vous que
Magdelaine ne me puiffe entendre, puis
que ie dis la verité? Obeys, & t'humilie deuant tes Superieurs : Magdelaine , tu as
fait le recit de tes pechez, mais ç'a efté auec
vne certaine curiofité , & comme feroit
quelque bouffonne ; & ce n'eft pas de la
forte qu'il les faut dire , mais il faut que ce
foit auec contrition & douleur. Magdelaine, Magdelaine, Magdelaine, encore
huiét iours, & fi tu ne te conuertis, tu feras
prife au corps , & la maifon de ton pere fera fans infamie. Puis apres il a dit : Ie fuis
encor forcé de dire aucunes chofes contre
Magdelaine. O Magdelaine, fi tu te perds
toy mefme, ny Marie, ny Dominique, ny
Bernard, ny Staniflaüs, ny Anxelin, ny la
bien-heureufe Magdelaine, ne ferót point

cauſe de ta perdition. Et vous me ſerez à
teſmoings que i'ay prié pour elle : & toy
auſſi, Egliſe, tu teſtifieras comme pluſieurs
Sacrifices ont eſté offerts en toy pour elle :
& toy auſſi, Michaëlis, tu teſmoigneras
que pluſieurs fois on a fait oblation pour
elle en ton Monaſtere ; & ie ne voy point
encor en toy, ô Magdelaine, beaucoup de
ſignes d'humilité. Ô Magdelaine ! tu per-
ſeueres encor d'attirer à toy le cœur des
hommes par le regard de tes yeux, & principalement des Religieux : garde toy du
mõde, & toutes choſes te ſeront mũdes. Le
Prodigue ſe trouue fort bien en la maiſon
de ſon pere ; & quand il eſtoit dehors de la
maiſon de ſon pere, il mangeoit auec les
pourceaux : & toy, Magdelaine, as voulu
experimenter toutes choſes, & tu t'és pol-
luë auec vn Preſtre. Dieu ne veut plus telles abominations dans ſon Egliſe, car comment l'appelleroit-on la chaſte Eſpouſe ?
Magdelaine a fait vœu de chaſteté, & elle
l'a mal obſerué : elle mange tous les iours
de la chair, meſme les Vendredis, & ſes
Confeſſeurs ne regardent point ny ſes
reins, ny ſon cœur. Toy auſſi, Magdelaine, as fait vne cedule ſignée de ton ſang
pour Loyſe, vne autre pour Anne de Bou-
uier, vne autre pour Catherine de l'Iſle.

Le cinquiefme de Ianuier Sœur Magdelaine fut exorcizée par le Pere Francifque,
de l'Ordre de fainct Dominique, & forti-
rent du corps de Magdelaine vingt-deux
demons, les noms defquels vn des Preftres
lors affiftant remarquoit. Or ces demons
fortoient en fe defgorgeans, & en fortans,
ils proferoient leurs noms.

Le fixiefme de Ianuier 1611. Magdelaine fut exorcizée par vn certain Preftre feculier, & Belzebub a dit : Tandis que les
Magiciens veulent eftre des noftres, nous
ne les poffedons point, pour le moins vifiblement : & nous les tourmentons, quand
ils veulent fe retirer de nous. Et moy fi ie
pouuois tourmenter Magdelaine felon
ma rage, elle ne s'en iroit point en vie
d'icy.

Le vingt-vniefme de Feburier fut entenduë Magdelaine, & elle fe confeffa, &
elle declara les chofes qui concernent les
crimes de fon rapt, & de fa feduction,
quant à ce qui regarde la Magie, & les promeffes, & les ftipulations faites aux malins
efprits, & les autres abominations recitées
dans le procez verbal.

Le vingt-fixiefme & vingt-feptiefme de
Feburier, Iacques de Fonte, Loys Graffy,
& Mirondol, Docteurs & Profeffeurs en

Medecine ; & Pierre Bontemps Chirurgien Anatomiste, Professeur en l'Vniuersité d'Aix, par la commission de Messieurs
les Commissaires, ont fait leur rapport
touchant les choses qui concernent la qualité des accidens extraordinaires, qui par
interualle se voyoient en la teste, & au cerueau de ladicte Magdelaine, & sur leurs
causes, & sur la qualité, & causes, & raisons
des marques qu'elle auoit sur elle, lesquelles elle auoit monstrées, qui estoient sans
sentiment; outre plus, sur le faict de sa virginité, & corruption.

Le vingt-troisiesme d'Auril 1611. fut
fait rapport par les Docteurs en Medecine, & Chirurgiens, sur l'effacement des
marques qui auoient esté sur le corps de
ladicte Magdelaine, & de ce que toutes les
parties d'icelles estoient redeuenuës vifues, & remises en leur ancien estat. *Item*,
le mesme iour fut procedé sur les interruptions & accez extraordinaires qui estoiēt
suruenus durant la confession de ladicte
Magdelaine. *Item*, sur la gehenne & tourmens qu'elle enduroit, & les paroles qui
procedoient de sa bouche. *Item*, il fut attesté sur la restitution & reuiuification des-
dictes marques, laquelle estoit arriuée le
iour de Pasques, durant le Seruice de ce
iour là.

Au mois de Iuillet le Reuerend Pere Sebaſtien Michaëlis receut lettres des RR.
PP. Romillon, François Billet Gardien
des Capucins, & P. Antoine Capucin, &
autres, par leſquelles eſtoient rapportées
pluſieurs gr̃ades merueilles que Dieu continuoit de faire à l'endroit de ces deux poſſedées, Loyſe & Magdelaine; & notamment que le propre iour que le Magicien
fut bruſlé, Sœur Marguerite de Burle, fort
honneſte & Religieuſe fille de la Societé
de ſaincte Vrſule, auoit eſté deliurée de
trois demons, & de trois ſorts, dont elle
eſtoit maleficiée en ſon corps; & quelques
iours apres vne autre, & quelques iours encor apres vne autre, leſquelles auoient
eſté poſſedées par le malefice de poſſeſ-
ſion. Ils rapportoient encor que du corps
de Loyſe eſtoient ſortis deux demons,
Greſille, & Sonillon, & que Verin y eſtoit
demeuré ſeul, qui diſoit que ſon action
n'eſtoit pas encor acheuée. Ils rapportoiẽt
encor, que par pluſieurs iours Magdelaine
auoit eſté priuée du ſentiment de la veuë
& de l'ouye, & meſme de la faculté de
pouuoir manger : mais qu'elle auoit recouuert toutes ces choſes le iour de la Pen-
tecoſte, & que non ſeulement elle auoit
recouuert ces choſes, mais qu'outre ces

dons, elle auoit dauantage esté deliurée
du demon Asmodée, auec deux autres, &
que depuis ce temps là elle n'auoit plus
esté molestée d'aucun Incube, & que depuis ce temps là, celle qui estoit grandement & horriblement tourmentée, & en
diuerses manieres, par Belzebub, estoit à
present libre de tels tourmens & tortures,
& que elle qui estoit possedée par Belzebub, ores au contraire le possedoit lié à son
corps, en sorte que souuent il la prioit de
luy vouloir permettre de sortir pour vn
quart d'heure, afin qu'il peust donner ordre aux negoces du sabbath, & ne luy permettoit point. Ils escriuoient encor d'vne
certaine vision que Magdelaine auoit euë,
& comme les tourmens & peines dont l'a-
me du Magicien Gaufridy estoit eternellement tourmentée dans les Enfers, luy
auoient esté monstrez, & que depuis cela,
elle auoit commencé à bon escient à faire
penitence; & comme elle sortoit de compagnie, nuds pieds, auec les petites filles
pauures, pour aller ramasser du bois, &
qu'elle distribuoit aux pauures le gain
qu'elle y faisoit, & tout ce qui luy estoit
charitablement donné par ceux qui entroient, ou sortoient de l'Eglise, deuant la
porte de laquelle elle médioit, pour auoir
dequoy

dequoy viure : & qu'elle s'exerçoit fort
aux œuures de patience & d'humilité, si
bien que pour cela, elle se rendoit odieu-
se à ses parens & à ses prochains. Or faisoit elle cela à Carpentras, s'estant retirée
en ceste ville-là pour la seureté de sa vie.
Ils escriuoient aussi comment Verin commençoit à declarer tous les complices de
la Magie par nom & par surnom: & qu'entre les autres il auoit nommé vne honorable femme aueugle, laquelle de so propre
mouuement, & auec vne tref-grande repentance auoit recogneu son crime, & en
auoit encor accusé d'autres, & que pour
le regard d'elle, elle auoit esté bruslée par
sentence auec fort grande apparence
d'vne vraye contrition.

CHAPITRE XVI.

OVtre ces indices qui ont fait appa-
roir vne vraye conuersion en Magdelaine, nous auons pensé d'en adiouster
encor quelques autres, tirez des Actes qui
se sont passez soubs le R. P. Sebastien Michaëlis, & principalement les diuerses
manieres par lesquelles elle a esté diuerse-
ment assaillie par les Demons & les Magiciens. Vn iour donc du mois de Ianuier 1611. elle renonçoit à Satan selon la

GG

forme qui a esté veuë cy deuant, & estoit grandement trauaillée des Demons tandis qu'elle renonçoit à eux, & trembloit par tout son corps: & toutefois, auec vne voix tremblante elle acheua la forme de la renonciation qui luy auoit esté baillée: & Verin disoit par la bouche de Loyse: Tu t'attriste Belzebub, de ce que Magdelaine a renoncé à toy & à nous tous de tout son cœur.

Le 13. de Ianuier, tout des le commencement de l'exorcisme, il prenoit Magdelaine à la gorge comme pour l'estouffer, & demeura quelque téps ainsi : puis apres il cessa de la plus tourmenter, & parla de diuerses choses par la bouche de Magdelaine, cóme il a esté veu cy dessus, & apres cela, il a resisté quelque espace de temps, & ne voulut point permettre que Magdelaine se confessast : mais en fin estant vaincu, il la laissa libre dans le lieu de la penitence, si bien qu'elle confessa humblement ses pechez, & monstra diuers actes d'humilité & de submission. Or elle demeura en grand repos & tranquillité d'esprit iusques à la premiere heure de la nuit: car alors, selon qu'elle l'a attesté, le Magicien pratiqua contre son ceruëau vn charactere pour troubler son imagination &

sa memoire, & les autres facultez de son
ame, afin qu'elle ne s'en peust seruir en
l'accusation de soy mesme.

Le 14. de Ianuier, lors de l'exorcisme du
matin, il enfla tout le corps de Magdelaine, & sa face deuint toute rouge, ses yeux
deuindrent comme flambeaux ardens, &
ayant les leures ouuertes, elle faisoit des
grimasses laides & diaboliques: & luy ayāt
enflé le col, il sembloit qu'il la voulust
estouffer, tantost faisant des cris, tantost se
riant d'elle: quelquefois il la heurtoit contre la terre, & la tenta de se desesperer.
Lors de l'exorcisme du vespre, le diable
Asmodée par le commandement de Belzebub, representoit diuerses actiōs grandement sales par les membres de Magdelaine, en intention de la rendre honteuse
deuant les assistans, & la tourmenta presque l'espace de quinze iours de ceste façon, si que puis apres elle rougissoit de hō-
te, en sorte qu'elle faisoit refus de se monstrer quād il y auoit des estragers: & neantmoins Verin reprochoit à Belzebub sa foi-
blesse, & disoit que les Magiciens & Magiciennes remuoiēt tout pour empescher
l'œuure de Dieu en Magdelaine, mais que
leur effort seroit vain.

Le 16. de Ianuier, le demon dit par la

bouche de Magdelaine laquelle il tourmentoit durant l'exorcisme, qu'vne certaine Sorciere de Marseille auoit pratiqué
vn malefice à l'endroit de Magdelaine,
pour faire que toute personne qu'elle re-
garderoit, elle penseroit voir Loys. Et ladicte Magdelaine interrogée sur cela au
temps qu'elle auoit de bons interualles,
elle a respondu que cela estoit vray, &
qu'elle pensoit lors encor voir Loys quãd
elle voyoit le Prestre qui celebroit, & que
c'estoit là vne de ses afflictions dont elle
estoit le plus tourmëtée : mais huict iours
apres ce malefice cessa en vertu de la frequente Communion, & de la Priere.

Le 18. de Ianuier, Verin a dit : Toy Belzebub promets à Magdelaine que tu la
gueriras de toutes ses infirmitez, & qu'elle
ne se soucie point de sa sáté, & de son bon
portement : Elle a assez de Medecins ex-
perts, qu'elle croye a ses Confesseurs, &
Verin dit, ostez luy l'anneau qu'elle porte
en son doigt, car il y a du sort : & comme
on le vouloit oster, la chair du doigt s'enfla, en sorte qu'on ne le peut oster, & falut
le couper auec des ciseaux : & au milieu de
l'anneau il y auoit vn cercle, & au milieu
de ce cercle vn animal semblable à vn hi-
bou, & à l'entour du cercle estoit engraué

le nom de Iesus. Ce iour là aussi elle fut
interrogée touchant ses côplices, & côme
elle vouloit les nommer, le diable a dit: Si
tu parle ie t'estoufferay : & commé nonobstant cela elle vouloit parler, le diable la
saisit à la gorge, comme s'efforçant de la
suffoquer, & elle perdit la parole, & ses
yeux luy roulloient en la reste tout ainsi
comme si elle eust esté preste à mourir:
mais apres qu'on luy eust fait le signe de la
Croix sur la gorge, & qu'on eust recité l'E-
uangile *In principio*, auec d'autres oraisons,
cela s'esuanouyt apres l'espace d'enuiron
vn quart d'heure : mais ceste vexation fut
suiuie comme d'vne maniere de torture,
que le diable luy fit sentir quasi par l'espace
de trois sepmaines, tout le temps que l'on
fut apres pour entendre par sa bouche qui
estoient ses complices. Et durant que ces
choses se faisoient, & qu'elle deuoit nommer celles qui estoient ses complices, il
vint des Magiciens & Magiciennes pour
luy oster la memoire par leurs malefices,
& luy troubler le sens ; & quand ils luy
auoient appliqué leur malefice, elle demeuroit quelque temps assoupie, ou demy-morte. Et elle dit : Vous prendrez garde au signe, quand ils font cela sur moy : le
diable ouure ma bouche, afin que ie re-

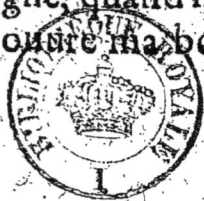

G G iij

goiue le malefice, & ie touffe, & efternuë,
comme voulant reietter ce que i'auale; &
comme ces chofes arriuoient par ordre,
lors qu'elle eftoit en voye de nommer fa
complice, vn certain mit fa main entre
deux, & le malefice tomba dans le fein de
Magdelaine, lequel eftant pris auec vn
coufteau, fut donné à voir à tous ceux qui
eftoient prefens: or c'eftoit comme vne
liqueur compofée de miel, meflé auec de
la poix.

Le dix-neufiefme de Ianuier, elle a depofé de la bleffure & mort d'vne de fes
complices, qu'elle nommoit Marie de Paris, & auffi des feftes de la Synagogue:
mais Marie de Sains interrogée de ces
chofes, elle a dit qu'il n'y auoit point eu
de mort; quant au refte, il s'eft trouué conforme à cecy, comme il fe peut voir par
ce qui a efté rapporté cy deffus; & certes
la mefme fille dont on parloit icy, a depuis
recogneu fon peché, & a confeffé que c'e-
ftoit elle; en forte que ces chofes fe faifoient par l'aftuce du diable, afin que par
cela il rendift douteufe la foy de cefte hiftoire.

Le vingtiefme & vingt-deuxiefme de
Ianuier, Magdelaine s'eft trouuée affoupie,
ou comme demy morte: mais quand on

luy a approché le venerable Sacrement, elle est reuenuë à soy, & a esté exorcizée.

Le vingt-quatriesme de Ianuier, les Magiciens & Magiciennes ont excogité vn malefice, pour exciter en Magdelaine l'ardeur de concupiscence, afin de luy renouueller ses premieres amours enuers Loys; & en cét endroit là, Verin a dit aucunes choses de la difference des malefices, & de ceux qui pouuoient estre maleficiez, & des remedes dignes d'estre notez contre les malefices, desquels voyez là mesme. Le mesme iour encor fut presentée à Magdelaine, comme elle disoit, vne epistre escrite en lettres d'or, venant de la part du Magicien, tendante à l'exciter en son amour, laquelle elle ne voulut point receuoir.

Le vingt-cinquiesme de Ianuier, le demon a dit par la bouche de Magdelaine, que trois Magiciens auoient practiqué vn malefice sur Magdelaine, dont l'vn taschoit de luy charmer les yeux, à ce qu'elle ne peust cognoistre ceux qui venoient à elle, de peur qu'elle ne les declarast: l'autre sa bouche, à ce qu'elle ne peust parler: le troisiesme ses mains, afin que par attouchemens impudiques elle offençast Dieu. Et vn autre practiqua vn autre malefice, pour faire qu'elle fust insupportable à ceux

qui prenoient peine à l'entour d'elle. Le
mefme iour encor a efté portée (dit-il) l'i-
mage de Magdelaine en la Synagogue,
afin que tous l'adoraffent auec tout honneur (ce qui s'eft fait auffi) en intention que
par tels honneurs ils attireroient à foy l'a-
mour de Magdelaine, lefquels auffi eftoiēt
reprefentez par le moyen de l'imagination, tout ainfi comme s'ils euffent efté
prefens.

Le vingt-fixiefme de Ianuier, Belzebub
a dit que l'on auoit practiqué grand nombre de malefices à l'endroit de Magdelaine: & premierement fur fon oreille droite, afin qu'elle euft en haine la parole de
Dieu. Vn autre fur fon oreille gauche,
pour faire qu'elle euft en haine les repri-
mendes & admonitions qui luy eftoient
faites. Vn troifiefme fur fa bouche, afin
qu'elle hayft l'Euchariftie, & la mifericorde de Dieu, & fa bôté. Outreplus, il a declaré qu'on luy auoit donné encor vn autre
malefice, afin qu'elle ne puiffe (dit-il) defcouurir nos fineffes, ny receuoir la grace
preuenante, ny auoir force de nous refifter.

Le vingt-feptiefme de Ianuier, elle gi-
foit profondement affoupie, quafi comme
morte, & fans ame, par l'efpace d'enuiron

trois ou quatre heures, & apres vn redou-
blement de prieres en grand nombre, elle
reuint à soy disant, que le Magicien auoit
practiqué sur elle vn malefice pour la suffoquer : & tout à l'instant l'operation s'en
ensuiuit, en sorte qu'il sembloit qu'elle
s'en allast mourir tout à l'heure : mais
quand on eut inuoqué le secours de Dieu,
toute la vertu du diable fut dissipée ; &
Magdelaine raconta comme la nuict precedente il auoit adoré l'image d'elle, &
que ce Magicien estoit luy-mesme venu à
elle la supplier, en intention de la peruer-
tir, & de l'attirer à soy, & quelques autres
choses semblables, comme l'on pourra
voir là mesme.

Le trentiesme de Ianuier, durant l'exorcisme du vespre, Belzebub se mit à tourmenter horriblement Magdelaine : tout
son corps trembloit, & faisoit plier sa teste
en sorte qu'elle touchoit l'espine du dos,
& en vn instant la repanchoit à l'opposite,
en sorte qu'elle touchoit presque à son
ventre, si que besoin fut de luy mettre vn
oreiller, de peur qu'elle ne se blessast par
trop; & continua ce tourment plus d'vne
demie heure, disant: Ie la bourrelle de ceste façon, parce qu'elle a obey à son Superieur. Et comme Magdelaine eust aussi

prié Loyse qu'elle luy vouluſt pardonner
tout ce qu'elle auoit dit ou fait contre elle,
les demons ſe mirent à crier: Nous allions
tiſſu vne toile pour prendre ceſte mouche,
la tentans, afin qu'elle vint à hayr Loyſe;
& voicy qu'elle l'a rompuë, & par vn ſeul
acte elle a rendu tout noſtre labeur inutile.
Ce iour là encor, Belzebub & tous les côplices furent grandement eſmeus de ce
que Magdelaine auoit ſupplié ſon Superieur de luy vouloir pardonner ſes rebel-
lions, & les irreuerences qu'elle auoit faictes, & qu'elle auoit monſtrées à l'endroit
de ſa perſonne.

Le trentieſme de Ianuier, Belzebub la
tourmentoit en diuerſes manieres diſant,
qu'il l'affligeoit de la façon, afin d'obtenir
par le moyen des tourmens & des gehennes, ce que par autre moyen il ne pouuoit
auoir; & meſme (dit il) le Magicien nous
y force. Et Magdelaine eſtant interrogée
ſi elle enduroit tels tourmens auec patience? Elle reſpondit, ouy, volontiers ie ſouf-
fre toutes ces choſes pour la remiſſion de
mes pechez, & les diuerſes tentations de
Belzebub, & du Magicien.

Le premier iour de Feburier, Belzebub
la moleſta fort par le commandement du
Magicien, auquel apres vn interualle de

temps, il a dit par la bouche de Magdelaine. Ie n'ay plus que luy faire dauantage,
elle n'a plus de forces suffisantes pour
souffrir de plus forts tourmens, & solluci-
terent Magdelaine de ratifier ses promesses, & les cedules des premiers iours.

Le second iour de Feburier, au matin,
Belzebub fit beaucoup d'insolences par
Magdelaine, mais depuis elle demeura en
paix tout le reste de ce iour là, & renonça
aux demons, & inuoqua sur soy la misericorde de Iesus-Chr. & de tous les Saincts,
comme il est contenu cy dessus.

Le troisiesme de Feburier, Magdelaine
fut affligée comme les iours precedens.

Le quatriesme de Feburier, Belzebub a
dit durant l'exorcisme du vespre, que toutes les filles de la Societé de saincte Vrsule
seroient deliurées des demós qui les tourmentoient, & de leurs malefices, auparauant que Magdelaine fust deliurée, & que
elle ne seroit point deliurée auant la deci-
sion de ceste cause: toutefois qu'elle ne seroit pas tourmentée comme elle l'estoit à
present. Le mesme iour il a rapporté que
le Magicien auoit apporté de nuict l'Hostie, laquelle il auoit consacrée en intention qu'elle la receust par ses mains, & que
gisante toute assoupie, & immobile de

cœur, elle auoit refusé de communier. Et
comme Loys l'en pressoit importunémét,
voicy qu'vn petit enfant tres beau & lumineux apparut dans l'Hostie à Magdelaine, tout enuironné de rayons, lequel luy
dit : Ma fille, ie ne veux pas que tu partici-
pes de moy par les mains de mes ennemis:
mais tu participeras à mon Corps & à mon
Sang par les mains de mes seruiteurs; si
bien qu'elle auoit esté grandement consolée & fortifiée de ces paroles; & Belzebub
rapporta ce miracle à ceux qui estoient de
la Synagogue, qui l'ayans entendu, commencerent à plorer leur ruine, & firent instance pour la seconde fois enuers Magdelaine, qu'elle communiast par les mains
de Loys, ce qu'elle n'a point voulu. Le diable luy ouurit la bouche contre son gré,
& le Magicien n'eut point le pouuoir de
luy mettre dedans. En fin cét enfant gra-
cieux luy ferma les leures. Apres cela, le
Magicien luy demanda des cheueux de sa
teste, & elle ne voulut point. Il luy déma-
da vn petit morceau d'vn cheueu, & commanda qu'on luy fist souffrir de grandes
douleurs, en sorte qu'elle ne peust reposer
toute la nuict : mais elle ne voulut acquief-
cer à sa demande. Et durant l'exorcisme,
par l'espace de cinq iours, elle endura de

fort grands tourmens, qu'elle supporta auec vne grande patience pour l'amour de Dieu, en remiſſion de ſes pechez. Or ceux ceux qui auoient veillé aupres d'elle, teſtifierent que toute la nuict elle eſtoit demeurée immobile, & comme aſſoupie d'vn peſant ſommeil, & qu'elle n'euſt ſceu proferer vn ſeul mot. Depuis neantmoins elle a declaré que tout ce que le diable auoit dit de la ſacrée Hoſtie, eſtoit vray.

Le dix-ſeptieſme de Feburier, Magdelaine recogneut deuant Monſieur du Vair premier Preſident, qu'elle eſtoit coulpable, & ratifia ſa confeſſion, & l'exhibition, & deſignation de la marque du diable: ce que ledict ſieur Preſident verifia luy-meſme, & on recogneut en elle des ſignes côme elle eſtoit veritablement poſſedée, ſi bien que par le iugement des expers elle fut iugée eſtre poſſedée.

Le vingt-deux, vingt-trois, & vingtquatrieſme de Feburier, les demons commencerent de donner la gehenne à Magdelaine, tordans ſes bras & ſes pieds le deſſus deſſous, frappans, & faiſans froiſſer ſes os les vns contre les autres, & la bourrelloient de la façon, quelquefois par trois & quatre fois en vn iour, diſans (comme pluſieurs perſonnes de qualité l'ont veu)

C'est par toy, & à cause de toy que le Magicien est tourmenté, & appliqué à la torture, il est raisonnable que tu sois aussi tourmentée. Et durant l'exorcisme elle iettoit des cris si forts, que plusieurs craignoient que ses veines ne se rompissent.

Le vingt-sixiesme de Feburier, furent verifiez quelques indices de la possession de Magdelaine, & en ces iours là, durant la Messe, elle fut fort agitée: mais aussi tost qu'elle eut pris la saincte Communion, tout cela cessa, & demeura en grande paix & tranquillité tant du corps que de l'esprit, qui ne fut pas sans que ceux qui estoient presens, s'en esmerueillassent.

Le vingt septiesme de Feburier, furent verifiées de nouueau les marques de Magdelaine par Monsieur Antoine Thoron, & Monsieur Garandeau, Vicaire de l'Archeuesque d'Aix, commis specialement à ce faire par la Cour de Parlement, presens & assistans Monsieur Thomasin Procureur du Roy, & Mōsieur de Calas Conseiller du Roy en la Cour de Parlement d'Aix. Et apres cela, ils ont veu comme le diable l'a tourmentée par l'espace d'enuiron vn quart d'heure.

Le neufiesme de Mars, ils practiquerent vn nouueau genre de malefice sur Magde-

laine, pour faire qu'elle ne peust ny boire,
ny manger, afin qu'estant mattée de faim,
elle reuoquast ce qu'elle auoit deposé con-
trele Magicien. Et de faict, aussi tost qu'elle vouloit gouster quelque peu, soit de
chair, soit de poisson, ou d'vn œuf, ou du
vin, en mesme temps qu'elle vouloit obeir
à ce qui luy estoit commandé, le diable la
tiroit de la table, & la gehennoit horriblement, & renuersoit ses pieds & ses mains,
les contournans autrement que leur po-
sture naturelle, & renuersoit les iointures
de ses doigts, de sorte qu'on eut dit que sa
main ressembloit à vn arbre, & varioit ces
inflexions; & ceste sorte de tourment & de
gehenne continuoit quelquefois vne demie heure, quelquefois vn quart d'heure,
quelquefois vne heure, & la tourmenta en
ceste maniere iusques à la fin d'Auril. Et
les plus apparens de la ville venoient à la
foule sur l'heure de son disner, ou de son
souper voir ce spectacle admirable.

Le dixiesme de Mars, Magdelaine elle-
mesme rapporta que sur la minuict se
pourmenant dans la chambre, pource que
elle ne pouuoit dormir, elle auoit esté visi-
blement enuironnée des demons, qui l'ex-
hortoient de retourner à la Synagogue, ce
qu'elle a refusé de faire. Et comme ils luy

uſſent dit, ſi elle ne ſe ſouuenoit pas que
autrefois en tel temps elle auoit donné la
moitié de ſon cœur au diable, & l'autre
moitié au Magicien: elle ſ'eſt reſſouuenuë
de ſon peché, n'y ayant point penſé auparauant: mais comme pluſieurs fois elle renonça à ces choſes, les demons qui luy
eſtoient apparus ſ'eſuanouyrent.

Le vingtieſme de Mars 1611. Magdelaine a depoſé, que comme elle ſe pourmenoit dans vne allée contiguë de ſa chambre, vn certain Magicien eſt venu, qui ſou-
dainement luy a picqué le doigt du cœur
auec vne lancette, & en ayant pris le ſang,
s'en eſt retourné viſtement. Mais tout ſoudain Magdelaine eſt accouruë vers les P P.
François Billet, & Antoine Boilletot, qui
ſe pourmenoient en l'autre bout de l'allée, & leur monſtra le ſang qui couloit encor de la playe qu'elle auoit receuë, & re-
ceurent encor trois gouttes de ſang ſur la
feneſtre, & tout eſtonnez de l'accident, firent le rapport de tout à Monſieur Thoron Commiſſaire, & à Monſieur Graſſay
Docteur en Medecine, qui lors eſtoient
dans la ſalle. Or le ſang qu'ils luy auoient
tiré, c'eſtoit afin d'en faire vn malefice,
pour exciter Magdelaine à l'ardeur de con-
cupiſcence enuers le Magicien, dont l'on
veid

veid quelques effects le iour d'apres.

Le 24. de Mars, il luy fut enioinct de balier la Chapelle : & comme elle vouloit obeir, elle ne peut, ains fut gehennée par le demon comme elle auoit esté auparauant.

Le 25. de Mars, elle print le balay pour balier la Chapelle comme elle auoit commencé : & le diable impatient & ne pouuant souffrir vn tel œuure d'humilité, chuchottoit & murmuroit, disant aux mille diables celuy qui à commandé cet ouurage : & quand cela fut dit, la fille demeura en paix & fort consolée. Ces iours là encor le diable resistoit à la Communion : Mais vaincu de patience & par oraison, il la laissa en fin communier, & la fille demeura en paix.

Le 28. de Mars, Magdelaine resista fort à la Confession, mais par la patience du Confesseur, le diable estant surmonté, il cessa, & la fille fit sa Confession comme elle auoit accoustumé. Ce iour-la apres le disner, Belzebub print vn cousteau auec la main de Magdelaine pour la tuer : & luy estant osté, il taschoit à la suffoquer, mais il n'en peust venir à bout. Ains il commença à braire bien fort, & enquis pourquoy il faisoit cela ? il a respondu : ie suis

preſſé de fureur & de rage de ce que Magdelaine a du tout quitté ſon propre non
vouloir.

Le 29. de Mars, le diable eſtant dans
Magdelaine, reſiſta à ſa Confeſſion : mais
en fin il ceda à la patience du Confeſſeur.

Le 31. de Mars durant l'exorciſme, elle
fut moleſtée en diuerſes manieres, & il
tournoyoit la teſte de la fille tantoſt d'vn
coſté, tantoſt d'vn autre : apres la Communion, ces choſes furent ſoudain diſſipées,
& la fille demeura fort en paix.

Le ſecond iour d'Auril, ils pratique-
rent vn malefice ſur Magdelaine, pour
l'empeſcher de porter ſon attention à la
parole de Dieu, & aux aduertiſſemens ſa-
lutaires.

Le 3. d'Auril 1611. qui fut le propre iour
de Paſques, ſur le ſoir, elle fut fort tourmentée par Belzebub, & elle faiſoit des
cris : Interrogé pourquoy il faiſoit cela ? il
reſpondit, I'ay vn ſecret à te dire au meſpris de moy : auiourd'huy au matin que
i'eſtois tant affligé, la cauſe en eſtoit que
force (qui eſt l'Ange gardien de ceſtecy)
m'auoit commandé au nom de Dieu,
que i'euſſe à effacer mes marques de la
chair du corps de Magdelaine, ce que i'ay
eſté contraint de faire apres que la Com-

munion a esté acheuée. Demandé de luy si elle
a pas senty de griefues douleurs en tous &
chacuns les lieux esquels ie l'auois mar-
quée: & estant interrogée, elle a dit qu'elle
auoit senti des douleurs, mais qu'elle n'a-
uoit pas sçeu pourquoy? Et de fait, il fut
verifié que les parties qui premierement
estoient sans sang & sans sentiment, estoiét
sensibles, & rendoient du sang. Et Magdelaine a dit depuis le temps de ma conuersion i'estois grandement faschée de ce que
i'auois sur moy les marques du diable:
mais ie n'ay osé demander à Dieu qu'elles
me fussent ostées: mais il a cognu mon
desir & il l'a exaucé. Et Belzebub adiuré
a dit, que force qui est l'Ange Gardien de
Magdelaine, luy auoit reuelé que ces choses estoient arriuées par les prieres de la B.
Vierge Marie, & de Iean Baptiste, & de S.
Michel, & des BB. Apostres Pierre & Paul:
disant, Dieu a faict à Magdelaine ceste
grace pour deux causes: premierement,
pour l'instruction de ceux qui doutent de
la conuersion de Magdelaine, en second
lieu pour la fortification de ladicte Magdelaine, pour luy faire sçauoir par là bien
certainement qu'elle estoit eschappée de
la captiuité du diable, afin que desormais
elle perseuere de meilleur courage au biē.

Le 8. d'Auril (au dire de Belzebub) la
Synagogue conspira de faire mourir Magdelaine, & commécerent à la tourmenter
en diuerses manieres, & plus que de coustume, commençans par les intestins que
d'vne grande violence elle luy remuoit de
costé & d'autre en telle sorte que mesme les assistans l'entendoient, puis elle
luy tordoit & renuersoit les bras, & puis
les iointures des doigts : & quand cela
estoit fait, elle demeuroit assoupie & destituée de sentiment, & en ceste maniere ils
la tourmentoiét deux ou trois fois le iour
iusques au quinziesme d'Auril, que le P.
Michaelis s'en alla.

Le 9. d'Auril, lors de l'exorcisme Belzebub iura que luy & ses compagnons seroient contrains de sortir aussi tost que
les cedules seroient rendues.

Le 10. d'Auril Belzebub rendoit de grãds
hurlemens au temps de l'exorcisme : &
interrogé pourquoy? il a respondu : Ie
suis battu, car i'auois commandement
de la part de Dieu de ne toucher point
à Magdelaine, & neantmoins ie luy ay
osté trois des cheueux de sa teste mal
gré qu'elle en ait eu, afin de la trais-
ner dans le desespoir, & de luy per-
suader qu'elle estoit delaissée de Dieu

puis qu'il me permettoit d'auoir encor ceste puissance sur elle : ie suis aussi battu,
pource que ie l'ay empeschée de prendre
sa refection, afin que ceux qui veilloient à
l'entour d'elle , offençassent par impatience.

Le vingtiesme d'Auril , lors de l'exorcisme, on demanda à Belzebub, si Magdelaine estoit vrayement conuertie, pource
qu'il y en auoit qui en faisoient doute: Il a
respondu; Elle est vrayement conuertie à
son Dieu , & en cela ie suis d'accord auec
Verin. Et cela est assez vray-semblable,
puis que i'ay moy-mesme effacé , par le
commandement de Dieu, mes marques,
qui estoient en la chair de son corps, qui
est vn grand miracle, & vn indice tres-cer-
tain de sa conuersion.

Le vingt-vniesme d'Auril elle fut gehennée par sept fois , & soupa sans receuoir incommodité: mais apres le souper
elle fut fort agitée en son corps & en son
ame.

Le vingt-cinquiesme d'Auril le R. P. Sebastien Michaëlis partit pour estre au Chapitre general qui se tenoit à Paris.

Suffise donc de cecy qui a esté dit touchant la vocation de Magdelaine , & sa
tentation, auec sa victoire: par où il appert

H H iij

affez manifeftement de fa conuerfion, à
quoy font conformes les tefmoignages de
trois de fes complices, lefquelles ont tres-
conftamment affeuré que depuis le temps
qu'elle s'eftoit conuertie, elles ne l'auoient
plus veuë en leurs affemblées nocturnes:
le tefmoignage defquelles , puis qu'il euft
efté fuffifant pour l'accufer , doit à plus
forte raifon eftre valable pour fa iuftification.

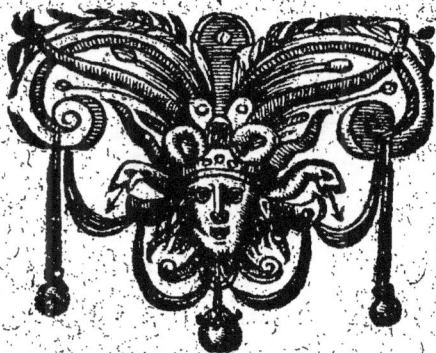

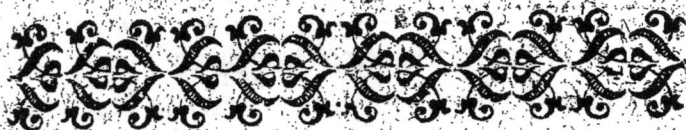

TRAICTÉ SECOND.

Tiré des Actes de la saincte Baulme,

Touchant la vocation, endurcissement, capture, & supplice de Loys Gaufridy.

CHAPITRE PREMIER.

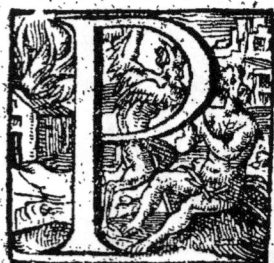

OVRCE que l'asseurance que Loys s'estoit promis de se tenir caché, le rendoit plus hardy à faire les maux qu'il commettoit; premierement celuy qui l'a appellé, afin de luy apporter du remede, commença par le descouurement, & par la publication d'iceluy. Il le rendit donc manifeste par la bouche de Magdelaine, qui n'en fut pas peu estonnée. Or il il le publia & descouurit en ceste maniere.

Le quatorziesme de Decembre en l'an-

HH iiij

née 1611. Verin commença à parler de l'Enfer, & plusieurs autres choses, disant : Regardez quelle est l'ingratitude des hommes, car ils vsent moins de reuerence à seruir Dieu, que beaucoup ne font à commander à leurs laquais & palefreniers, & ne font non plus d'estat des commandemens de Dieu, que si c'estoit le plus chetif qui les eust commandez ; & neantmoins c'est celuy-là mesme qui vous les a donnez, qui les auoit donnez à Moyse. Il y a dix commandemens, & ces dix là aboutissent en deux. L'homme parle à l'homme des supplices d'Enfer, & des ioyes de Paradis ; & voyez la dureté, qu'ils ne s'en esmeuuent non plus que si l'on parloit à vn tas de cailloux.

François a presché aux pierres & Antoine de Padoüe aux poissons. Chose admirable ! les animaux baissoient la teste à leur mode, & recognoissoient le bienfait qu'ils auoient receu, & ils accuseront les hômes au iour du Iugement. En Enfer nous monstrons aux hommes la ioye que nous auôs d'eux, disans : Vous estes dânables, & des ingrats, de n'auoir pas voulu recognoistre Dieu, pource nous vous receuôs auec des verges de fer, & des supplices insupportables, & il y a entrée de tous costez en En-

fer, mais il n'y a point d'issuë. La viâde des
damnez ce sont serpens, crapaux, & scorpions: leur breuuage est le soulphre, l'ab-
synthe, la rhuë, & le fiel. Nous presentons
aussi vn siege aux miserables, mais non pas
pour les reposer: car du poinçon aigu qui
y est, ils sont transpercez depuis le milieu,
iusques au sommet de la teste. Outre cela,
nous leur faisons reuenir en la memoire
les excellentes & grandes ioyes du Paradis, en sorte qu'ils sont d'autant plus tour-
mentez pour la perte qu'ils ont fait d'vn tel
bien. Ils mangent dans le monde le pain
qui saoule, & à la fin le pain d'indigence.
Nous leur donnons pour douces odeurs
des puanteurs fortes; & pour des chansons
de musique & impudiques, nous rebattôs
leurs oreilles de mocqueries, de blasphemes, & imprecations, disans: Maudit soit
Dieu qui vous a creez: maudit le pere & la
mere qui vous ont engendrez: maudit l'air
que vous auez respiré: maudits soient les
quatre elemens du môde: maudites soient
les creatures de vous auoir obtemperé,
quand vous auez vsé d'elles. Nous leur re-
presentons aussi par visions la grandeur de
la gloire, & les delices du Paradis, duquel
ils sont decheus, afin qu'ils en soient affligez dauantage, d'autant que c'est de malice

qu'ils ont peché, & non point par ignorance, & pource qu'ils sont demeurez endurcis en leurs pechez. Ceux qui ont splendi-
dement disné durant ceste vie, souperont
miserablement apres ceste vie. Nous pour-
uoyons aussi de lict à ces miserables, mais
considerez comme il est doüillet: car le gril
de fer tout en feu, sur lequel a esté mis S.
Laurent, sont des roses & des fleurs, à cô-
paraison d'iceluy. Ce n'est que toute misere dedans les Enfers, au lieu que tout bien
est dans les Cieux. Les ames des damnez
sont encor plus hideuses que les demons
mesmes. Elles blasphemeront Dieu eternellement, & sans fin; & le pouuoir nous
est donné d'exercer nos cruautez sur eux, à
cause des paroles impudiques & des-honnestes qu'ils ont proferez. Et tout de mesme que les bourreaux font leur office quâd
ils font mourir le criminel condamné par
le Iuge; ainsi les demons n'espargnent nullement, ains c'est leur charge d'exercer
cruauté sur les ames.

Les supplices d'Enfer sont vrayemêt supplices, & apprenez de cecy leur atrocité:
car les plus grands supplices du monde que
l'on puisse faire souffrir mesme aux criminels de leze-majesté, estans comparez auec
ceux-cy, sont roses & fleurs. Ils seront en

leur damnation pour tout iamais. Vous qui
ferez miſerables, les démons vous lieront
auec des chaiſnes d'airain toutes ardentes,
& vous ietteront pieds & mains liez dans
des fournaiſes de feu, & puis de ces ardeurs
exceſſiues, ils vous tranſporteront dans des
neiges inſupportables; & d'vne mer tres-
froide, en des eſtangs de ſoulphre. Nul ne
peut reſiſter à Dieu tout-puiſſant, ny empeſcher l'œuure qu'il aura entrepris. Dieu
vous a donné vne Ame, & ſa volonté eſt
que ce ſoit elle qui ayt la domination : car
il eſt raiſonnable que ce ſoit la Maiſtreſſe
qui gouuerne, & non la chambriere. Dieu
vous a donné trois facultez, laiſſez-en les
clefs entre ſes mains, & luy commettez le
regime de voſtre maiſon. Fermez la porte
de voſtre maiſon, ie veux dire la volonté,
& les feneſtres auſſi, qui ſont les cinq ſens
externes, & les larrons n'y pourrôt entrer.
Apres cela, Verin a dit qu'il euſt ſouhaité
cent mille fois pluſtoſt l'Enfer, que de nous
auoir preſenté ce ſouper ; & depuis il iura
que tout ce qu'il auoit dit cy deſſus, eſtoit
pour la gloire de Dieu, & que tout venoit
de Dieu, & que pour dire ces choſes, il
eſtoit de luy tout ainſi que des miſerables
qui ſont aux galeres, ou comme des meſ-
chans eſclaues, qui ne font ſeruice qu'à re-

gret, difant à ceux qui eftoient là prefens:
Cefte Baulme, ce rocher, & ces feüilles
f'elleueront en tefmoignage contre vous
au iour du Iugement, fi aux paroles que ie
vous dis, vous ne vous amendez. Et voyez
la charité de voftre Dieu : car il voudroit
maintenant à l'heure prefente mourir, &
retourneroit volontiers au mont de Caluaire pour vous, fi befoing en eftoit.

En mefme temps il y eut vn dialogue
entre Verin & Belzebub, qui fut tel. Verin difoit : Dites, vous qui entendez la
Meffe, Seigneur, ie croy que tu és là en
ame & en corps, & que tu és auffi dans le
Calice en ame & en corps, auec toute ton
humanité & ta diuinité ; & pefez que vous
y affiftez, comme font les criminels deuant
leur Iuge, ayans les mains liées à leur col:
mais priez voftre Iuge, & il vous exaucera,
car il donne grace aux humbles, & refifte
aux orgueilleux. O que la porte eft eftroite qui meine à la vie! côbien il fe faut baif-
fer bas qui veut paffer par icelle? Et Belzebub a dit : O Dieu! tu és grandement mifericordieux enuers les pecheurs, & le diable eft contraint de le confeffer. Ce n'eft
pas moy qui ay les cedules, c'eft Loys qui
les a. O confufion pour les demons! ta mifericorde eft trop grande enuers les pe-

cheurs, ô Dieu! tu monstres sans cesse tes
playes au Pere eternel : tu les rafraischis
tousiours, sans cesse tu les offres à ton Pere, tout l'Enfer est confus : la terre est remplie de la misericorde de Dieu : la misericorde de Dieu est vn grand abysme, elle est
immense, on ne la peut penetrer, elle est
excessiue. Il ne requiert de vous, sinon vn
Peccaui : & voicy que tout vous est remis.
O misericorde ineffable! Le mal-heureux
pecheur renoncera son Dieu, & sa saincte
Passion, & les merites d'icelle, & il dira à
Dieu, *Fais-moy mercy*, & voicy que tout est
oublié. O misericorde inscrutable! confondu soit l'orgueil des diables. Seigneur
Dieu, tu as confondu les Anges qui n'ont
pas voulu garder leur origine, ains se sont
esleuez contre toy, & toute leur vertu a esté
abbatuë; & le pecheur à son escient, & de
sa volonté se precipite en Enfer, & reniera
ton sang & tes playes, & neantmoins sur
cela tu offres pour eux au Pere eternel, &
tu les reçois sur vn simple desir qu'ils ont,
pourueu qu'il soit pur, de retourner à
toy, pour l'amour de toy. O supreme misericorde de Dieu enuers les miserables, &
iustice trop rigoureuse contre les diables!
Maudite soit la playe de ton costé : ah que
de dommage elle a porté à l'Enfer, car en

elle font engloutis tous pechez. Maudit
foit Longis qui a ouuert le cofté. O Dieu!
tu és trop indulgent aux pecheurs. Et toy,
Marie, tu és trop pitoyable, & pleine de
clemence. Ils prennét eux-mefmes les diables pour en faire leur Dieu, & tu te roules
inceffamment aux pieds de ton Fils, ô Marie! & toufiours tu pries pour eux; & quãd
c'eft auiourd'huy, tu dis toufiours demain,
& tu remets toufiours de iour à autre. Et
en difant cela, il a demandé à prefter ferment, & a dit que pour côfirmation de verité, il releueroit le gand de Sœur Magdelaine qui eftoit tombé en terre, & qu'il s'e-
ftendroit tout plat contre terre. Et Verin
le brauant luy a dit : Humilie toy, ô Belzebub, où font maintenant tes principautez ? Et Belzebub refpondant a dit : Confondu foit l'orgueil des diables : ie fuis côtraint maintenant de m'humilier. Et Verin a dit aux affiftans : Venez tout maintenant, & le foulez à vos pieds. Et Belzebub
a dit : hé quoy? d'eftre abbaiffé aux pieds
des hommes? les hommes refiftent dauantage à Dieu, & ie ne puis plus refifter dauantage. Et Verin a dit : C'eft ainfi que
Dieu ayme le monde: il veut remplir les
fieges vaquans, & pardonner à leurs pechez. Et Belzebub a dit: Ah quelle dam-

nation est reseruée pour ceux qui ne se cō-
uertiront point pour ces choses! Ie suis le
secōd apres Lucifer, & le plus superbe entre tous les autres, & par cecy apprenez à
vous humilier, car voicy que ie porte la
peine eternellement pour vn seul peché.
Et Verin a dit : Nous sommes condemnez
par le iuste iugement de Dieu, car nous
estions plus illuminez que les hōmes n'ont
esté. Et Belzebub respondant a dit : O profondes richesses de la misericorde & bonté de Dieu! qu'elle est grande! qu'elle est
immense! qu'elle est incroyable enuers les
miserables pecheurs! O abysme de tristesse, qui prouient d'vne seuerité inscrutable
pour nous! les pecheurs ne manquēt point
de secours pour les exciter à bien viure. Ils
ont les Predicateurs, ils ont les Confesseurs, ils ont les Miracles, & combien que
ils perseuerent encor en leurs pechez, tu
és si clement, tu és si pitoyable, tu és si
bon enuers eux, que finalement tu veux
prendre les demons pour les employer à
leur conuersion. Et Verin a dit : Il humilie les superbes, & est plus puissant à sauuer les pecheurs, & les attirer au bien, que
les diables n'ont de pouuoir auec leur malice à mal faire. Apres cela il a dit: Ie ne
crains point Belzebub, ny Lucifer, ny tout

l'Enfer : ie ne puis estre puny d'eux pour
ces choses. Dieu me commande, & auec
toutes ces choses, il ne laissera pas d'y en
auoir qui seront mescroyans à tout cecy.
Faictes penitence, & ne differez point dauantage, car voicy que l'heure de son Iugement approche ; & toutes les pierres
s'esleueront, & toutes les feuilles contre
ceux qui seront demeurez en leur endurcissement. Ie vous dis à vous, ieunes &
vieux, ne resistez point dauantage : car la
mort vient comme fait le larron, & elle
n'espargne personne : elle prend à elle le
petit, le grand, le pauure, & le riche ; &
tout ainsi que le grain tombe deuant celuy qui moissonne, & qui met la faux ; ainsi est le traict de la mort ineuitable, & son
glaiue racle toutes choses. Belzebub respondant a dit : Prescher la verité, est chose
bien esloignée de nostre volonté.

CHAPITRE

CHAPITRE II.

L'Autheur de cefte Vocation a encor manifefté pour la feconde fois le Magicien par le diable nommé Verin, ce qui s'eft fait par la bouche de Loyfe en cefte maniere. Le quinziefme de Decembre à l'heure de Vefpre, tout dés le commencement de l'exorcifme, Belzebub commença à tourmenter le corps de Magdelaine, difant plufieurs fentences dignes qu'il en foit fait mention. Il comparoit la mifericorde de Dieu à vne bourfe pleine en abondance, de laquelle on tire toufiours, & iamais n'eft fermée. Il difoit auffi à Magdelaine: Maudite foit l'heure que tu as efté poffedée: car elle fera en eftime dedans le Ciel & execrable à l'Enfer. Et s'efcriant vn grand cry, il a dit: O fapience de Dieu, que tu es grande! fapience infinie, fapience ineffable, fapience admirable: ô que les penfées de Dieu font exaltées au prix des penfées des hommes! Il n'y a rien qui puiffe nuire à celuy que Dieu aura ordonné de fauuer. L'Enfer ne fçauroit rauir de fes mains ce qu'il aura deliberé d'auoir: les Iugemens de Dieu font vne grande abifme.

I I

Apres cela s'escriant à haute voix, il a dit
qu'il falloit qu'il parlast des œuures de misericorde, & a dit: la virginité seule n'est
pas suffisante pour entrer en Paradis comme l'estimoient les Vierges foles qui auoiët
trop de confiance en elles mesmes: ny le
Baptesme auec la foy & la virginité, n'est
pas suffisant pour obtenir salut: mais il faut
que les bonnes œuures y soient, selon ce
que dit le Seigneur, qu'en leurs lampes il
n'y auoit point d'huile, signifiât par cela les
bonnes œuures. & par ce qu'il est dit qu'elles sortirët au deuant de l'espoux pour souper auec luy, est entendu le iugement, &
il leur fut dit *nescio vos*, ie suis en mon lict
auec mes seruiteurs: autant comme si il disoit: Pecheur endurcy, tu as trop attendu à
auoir douleur de tes pechez: & Dieu viëdra
faire rendre compte à ses seruiteurs, & en ce
iour là il ne te demâdera pas si tu auras beaucoup leu, si tu auras dit souuët tô chappelet,
mais il viëdra demâder aux ames raison des
bônes œuures, & non pas des sciëces qu'elles auront euës: & parlant aux reprouuez il
dira: *i'ay eu faim & vous ne m'auez point doné
à manger, i'ay eu soif, &c.* Et le Seigneur separera les mauuais d'auec les bons, & dira
aux reprouuez, *Allez maudits au feu eternel
qui est appresté pour vous & pour tous les demôs.*

Et apres cela il parlera aux bons & leur dira, *Venez les benits de mon Pere posseder le Roy-*
aume, i'ay eu faim, & vous m'auez donné à man-
ger, & ainsi consequemment. Et il dit ces
choses aux Esleus, car il estoit raisonnable
que les sieges des mauuais Anges fussent
remplis par les hommes, & ils ne sont autre
chose que terre & poudre, & neantmoins
ils ont obtenu ces sieges là. Et moy Verin
ie disois que les Anges auoient esté des
creatures tref-belles, & pourquoy il auoit
reietté des creatures si belles pour vn seul
peché : & il me fut dit qu'elles auoient eu
plus de science que les hommes pour discerner le bien d'auec le mal, & c'est pourquoy il reçoit à sa misericorde les pecheurs
qui ont mille fois peché. Et apres toutes ces
choses, Verin a commencé à crier derechef
tant qu'il a peu, disant: Ie ne puis plus dauantage resister, Magdelaine : Ie suis contraint, Magdelaine de te dire que tu es vne
Sorciere, & il est vray: tu as esté seduicte,
& Dieu le veut (Magdelaine) que ie le dise. Ie ne ments point, Magdelaine, tu as
esté seduicte par le Prestre qui a esté ton
Confesseur : & vous esbahissez vous si la
brebis s'est perduë, quand le pasteur ne va-
loit rien? Ie dis la verité, Magdelaine : c'est
vn Marseillois, il se nomme Loys, & est de

l'Eglise des Acoules. François le cognoist:
mais Loyse ne l'a iamais veu. Ie te dis Magdelaine, que Loyse a resisté, & Loyse est ta
sœur, & elle n'a pas voulu diuulguer que
tu t'estois donnée au diable, & auois renoncé à ton Dieu, ton Baptesme, & la Mere
de Dieu, & toute la Cour celeste: & que
tu eusse fait vne cedule au diable, Loyse n'a
pas veu cela. Magdelaine tu estois en la
maison de ton Pere, quand tu fus seduicte:
& tu donnas au diable la licence d'entrer
dans ton corps. Garde toy, Magdelaine, de
faire icy quelque faux iugement: tu t'es
confessée de ces choses, & si tu ne t'en estois
confessée, ie te le dirois: mais tes Confesseurs sont liez, & ils n'ont point reuelé tes
pechez. Il est vray Magdelaine, que Loyse ne sçauoit point tes pechez: partant garde toy de iuger que ceste publication pro-
uienne ou de tes Confesseurs, ou de sœur
Loyse. Toutes ces choses sont vrayes, Magdelaine, & n'en sois point troublée, car elles se font à la gloire de Dieu, & il t'en viendra du profit, ô Magdelaine, Dieu na point
besoin de toy, Magdelaine, & il ne seroit
pas Dieu, s'il auoit besoin de toy ou d'autre
creature: c'est pour ton vtilité, pource ne
te trouble point, Magdelaine. Car Dieu est
si boning qu'il ne veut pas que ceux qu'il

ne veut point se conuertir, soiét diuulguez.
Et moy Verin ie disois aux assistans : Vous
serez coupables si vous n'enuoyez le querir:
i'entens Loys. Et ie disois à haute voix :
Vous Prestres ne vous troublez point de ces
choses, les iniques ne nuisent point aux
bons, & ne faut point négliger les bôs pour
les mauuais. Si Loys ne se veut conuertir,
il merite d'estre bruslé vif : & c'est luy, ô
Magdelaine, qui t'a fait renier ton Dieu, &
ton Baptesme, & ta part de Paradis, & tu
as esleu l'Enfer pour ta demeure : mais tu
n'iras point en Enfer, car Dieu sera ton aide. Et le Magicien, Magdelaine, c'est luy qui
a les cedules : ne te trouble point en cela,
Magdelaine, il faut qu'il les rende. Et apres
plusieurs autres choses qui concernent la
vocation de Magdelaine, il a dit. Ce n'est
pas miracle qu'vne iouuëcelle soit deceuë,
& la brebis par son pasteur : & il n'estoit
point pasteur Euangelique: il estoit plustost
de ces pasteurs qui fuyent quand ils voyent
venir le loup : & pis encor, car il estoit luy-
mesme le loup, & de tels l'Enfer est remply.
Et derechef il a dit: ô Loys! si tu ne te conuertis, tu seras bruslé tout vif. Ie suis vn des
bourreaux du souuerain tribunal : i'obeïs
par contrainte, & toutefois si i'estois capable de la beatitude, vous tous prieriez pour

moy : mais les oraisons ne me profiteroient
de rien : ie ne puis entrer en Paradis, ie suis
iugé, & le iugement d'enhaut n'est pas
comme celuy qui se donne en bas, lequel
se change pour de l'argent. *Allez maudits:
Venez benits:* cela demeurera eternellemét.
Dieu a iuré, & il ne se repentira point: que
si les Roys de la terre qui ne sont que des
moucherons, rendent stables leurs promesses, le Dieu de gloire, le Dieu d'Israël, a
bien meilleur moyé de garder ce qu'il promet. Ces choses sont suffisantes pour conuertir vn grand nombre d'ames, & les demons mesmes s'ils pouuoient se conuertir:
& c'est icy vn tres-grand miracle, & est
pour la gloire de Dieu & la conuersion des
pecheurs : & en ce il n'y a rien qui soit contre Dieu & l'Eglise, & est pour l'exaltation
de la doctrine Chrestienne : & les diables
auoient conspiré de l'exterminer, & ils la
glorifieront. C'est vn bien plus grand miracle que le diable adore Dieu vne fois, &
qu'il dise & confesse que cestui-là mesme
est mon Dieu & mon Iuge qui est au Sacrement; que si tous les Chrestiens ensemble
iusques à l'heure du Iugement disoiét tous
les noms de Dieu, & recómençassent tous-
jours. Car ce n'est pas grande merueille que
ceux qui peuuent bien faire, facent bien &

adorent Dieu: mais c'est plus grand miracle
que ceux facent bien, qui d'eux-mesme ne
peuuent bien faire. Le diable fait aussi la
volonté de Dieu sans esperance de recompense, quand il luy est commandé de la
part de Dieu. Alors on recitoit l'Hymne,
Pange lingua, &c. & quand ce vint à ces
paroles, *sola fides sufficit*: il disoit. Veritablement la seule foy suffit, & sont superflus
tant de *pourquoy*, tant de *comment*: & si vn
si grand Dieu peut estre contenu sous vn si
petit Sacrement: Maudits sont les curieux:
la curiosité precipite dâs le puits duquel on
ne sort pas des le premier coup que l'on en
a la volonté: Et nous sommes contraints de
l'adorer sous le Sacrement,& croyons qu'il
y est de faict & reellement: mais nous per-
suadons le contraire aux hommes: & ils ai-
ment mieux croire aux demons qu'à leur
Dieu.

CHAPITRE III.

IL apparut vne autre voye & vn autre
moyen de la vocation de ce pecheur en
l'admonition & reprimende qui luy fut faicte: Or il l'admonesta & reprimenda premierement en secret par le P. François de

la Doctrine : secondement, pource qu'il ne
fit pas conte de l'entendre, il print des tef-
moins pour le corriger & admonefter de
fon falut : & luy efcriuit vne epiftre en cefte
maniere. Au nom de Dieu ie te preffe & te
commande que tu vienne à la fainfte Baulme pour le falut de ton ame, à la gloire de
Dieu, & à l'edificatiõ de ton prochain. Vien
Loys, obeïs au Fils de la Vierge, puis qu'il
t'obeit : & te menace que fi de ton propre
mouuement tu n'obeïs, tu obeïras de force
par l'authorité de l'Eglife. Vien donc, derechef ie te dis, vien: vien fi tu es fage, & ne
fois point negligent.   Obeïs, Loys, obeïs,
obeïs, te di-ie, pour l'hõneur de la tref-fain-
fte Trinité. Vien en la compagnie de ceux
qui te vont querir, qui t'accompagneront
& fe rendront pleiges pour toy.   Et vien-
dras fi tu es fage, car il y a pour toy vn tref-
grand combat entre la Iuftice de Dieu &
fa mifericorde, qui font les deux filles du
Pere eternel : tu obeïras à la plus ancienne
qui eft la mifericorde, laquelle eft toufiours
deuant les pieds de Dieu, & toufiours interpelle pour les pecheurs. Car auffi la Vierge Marie eft ton Aduocate, & Theophile
prie pour toy, & eft vn des folliciteurs de
cefte caufe, & l'autre Cyprian qui a efté
Magicien comme toy : Dauid en eft vn au-

tre, non pas qu'il ait esté Magicien, mais est
patron en ceste cause : & Guillaume l'Hermite aussi prie pour toy: & le Publicain Mathieu prie aussi pour toy: Magdelaine aussi
sœur de Marthe est patrone, & Pelagie en
est vne autre, Marie Egyptienne vne autre,
& Thaïs vne autre. Et la Samaritaine t'inui-
te à venir boire de l'eau que le Seigneur luy
a dóné quand il s'assit aupres du puits estant
lassé, & qu'elle aussi luy donna à boire quád
elle se conuertit. Le Seigneur a tellement
soif qu'il s'est escrié estát attaché à la Croix,
i'ay soif, à sçauoir du salut des ames, & principalement du salut des endurcis tels que
tu es. Et Dieu a preordonné de toute eternité ce miracle. Conuertis toy, conuertis
toy dit Iesus-Christ derechef à l'ame pecheresse, car ie ne veux point la mort du
pecheur : ains plus, ie veux qu'il se conuertisse & qu'il viue, & Dieu te promet misericorde. Toy donc ne veille point resister
aux paroles de ceste lettre, ny les mespriser:
pense plustost que tu es indigne, voire tres-
indigne que Dieu prenne vn si grand soin
de ton ame: mais il a dit; Ie ne suis point
venu appeller les iustes, mais les pecheurs:
& tant plus grands sont les pecheurs,
tant plus Dieu est glorifié, & tu receuras le

salaire plus grand si tu as desplaisir d'auoir
offensé ton Dieu.

Donne toy garde des tentations & des
embusches frauduleuses de Lucifer, de Belzebub, de Leuiathan, de Balberith, d'Asmodée, & d'Astaroth qui te tenteront. Mais
comme tu n'as point eu d'horreur à renier
ton Dieu & ton Baptesme, & le Ciel mesme, ainsi ne crains point de renoncer serieusement à Lucifer, & tous les princes cy-
dessus, & renoncer à l'Enfer, & la part qui
là t'est preparée, & au fin fonds comme tu
l'as merité : & ne neglige point de venir, car
l'Enfer est au desespoir, & n'y a plus en luy
raison ny conseil. Et voicy les signatures de
ceux qui ont veu le present miracle, & qui
ont esté presens quand on a exorcisé Loyse
Capelle : quand vn des demons nommé
Verin s'est mis à crier tout desesperé tant
qu'il a peu, qu'il estoit contraint de la part
du Dieu viuãt, de dire que Loys qui demeure aux Acoules pres du Palais, est Magicien. Et il a dit & iuré que tout ce qu'il auoit
dit estoit veritable, & à la gloire de Dieu
& au salut des ames : & a presté le serment
sur le Sacrement auec grande solemnité
selon l'intention de Dieu & de son Eglise,
& du Prestre qui l'exorcisoit. En outre les
tesmoings soubs-scripts promettent en ge-

neral, que si Loys se conuertit secrettement
en la saincte Baulme, ils celeront ses pechez, tout ainsi que s'ils auoient esté ses
Confesseurs.

La signature estoit. Paschal Prestre indigne, i'ay veu, & entendu le serment escrit
en ceste epistre, & en ay esté tesmoing oculaire. Giraud Prestre indigne, i'ay veu, &
entendu ce qui est mentioné en ceste epistre, & en ay esté tesmoing oculaire. Denys
Guillelmi Prieur de Romoles indigne, i'ay
veu & entendu le serment que dessus, & en
ay esté tesmoing oculaire. Baltazar Char-
uas, i'ay veu & entendu le serment que dessus, & en ay esté tesmoing oculaire. Pierre
Michaëlis i'ay veu & entendu le serment
que dessus, & en ay esté tesmoing oculaire.

Apres cela, il a encor dicté vne instruction que les tesmoings cy dessus nommez
auroient à obseruer en l'execution de ceste
admonitió fraternelle, lesquelz s'offroient
volontairement à porter l'epistre cy dessus
au Prestre Loys. l'instruction estoit telle. Si
ilz arriuent tard, ilz s'en iront aux Capucins, & donneront leur lettre au Pere
Gardien & à trois qu'il deputera pour
aller parler de ces choses à Loys, & assiste-
ront pendant que la lettre se lira, & enten-

dront premierement la Meſſe, encor qu'il
fuſt deuant le iour, & communieront à ſon
intention : & les Capucins ſe diſpoſe-
ront à parler à luy quand le iour ſera venu,
& feront dire la Meſſe pour ceſte ame qui
en a grand beſoing. Et s'ils trouuent Loys
diſpoſé à renoncer à la Magie auec toute la
ſolēnité requiſe ſelon que l'Egliſe l'enioint
aux Magiciens quand ils ſe retournent vers
leur Dieu, ilz feront tenus de le mener en
leur Egliſe, l'examiner, & luy enioindre toutes les choſes neceſſaires pour eſtre tiré d'ē-
tre les mains du diable & eſtre mis en la grace de Dieu. Et en ce cas, il ne ſeroit point
beſoing de l'amener icy, ſi non puis apres
pour rendre graces à Dieu à l'augmétation
de la gloire de Dieu, & de la treſſainóte
Marie Mere de Dieu, & de la Baulme. Et
s'il ſe conuertit, ceux qui y vont, pourront
demeurer à Marſeille deux ou trois nuióts
ſi beſoing en eſt, & ils luy parleront de pluſieurs choſes qu'ils ont entenduës durant
les exorciſmes : & principalemant de ce
qu'ils ont ouy de l'ingratitude que Dieu reçoit des pecheurs grandement endurcis à
leur dommage, & à la confuſion de tout
l'Enfer, & de tous les démons. Et que l'vn
des ſubiets de Belzebub a crié, ô miſericorde, ô miſericorde, ô miſericorde de Dieu!

Ils sont ingrats, & nonobstant ceste ingratitude, & nonobstant la renontiation qu'il
ont faicte de leur Dieu, il les reçoit & ne
leur en faict point de reproche. Et mesme
il a esté le plus fort contre Lucifer, &
a exorcizé Belzebub, & l'a tenu renuersé
soubs ses pieds: & comme il a enioint à
tous les assistans de mettre leurs pieds dessus sa teste: & que Belzebub a faict tout
ce que son valet luy a commandé.

Ce qui suit, estoit inseré dedans la lettre
qui s'adressoit à Loys. Ils choisiront trois
Capucins des plus capables que le Gardien deputera, lesquels iront en la maison
de Madame de Blanquart, & ne diront
rien de ces choses à Madame de Blanquart,
seulement ils luy diront qu'ils sont là venus
pour vn affaire d'importance, & elle ne
s'en informera point plus auant. Ils seront
cinq qui iront d'icy, & trois Capucins,
qui feront huict: & Loys accomplira le
nombre de neuf: car il resiouira (s'il est
sage) les neuf ordres des Anges par sa
conuersion.

Apres cela, il a dicté vne autre lettre au
Gardien des Capucins du Couent de Marseille, en ceste maniere. Mes freres, ie
vous prie pour l'amour de Dieu de parler
à Monsieur Iacques Prestre de l'Eglise

des Acoules, & le prier de vouloir parler
à Monſieur Loys, & vous l'aborderez, &
ne le quittez point que vous ne l'ayez amené en la maiſon de Madame de Blanquart,
& le Preſtre qui ſera auec vous pourra
auſſi aſſiſter à l'admonition. Que ſi ledit
Preſtre recognoiſt ſa faute par vertu des
preſentes, luy & vous ſerez tenus de garder le tout ſoubs le ſecret, tout ainſi que ſi
vous en auiez eu cognoiſſance par le moyē
de la confeſſion, afin que vous ſcachiez
que ces choſes ſont de la part de Dieu, &
de ſon Egliſe, lequel ne veut point que
les pecheurs ſoient diuulguez que premierement ils n'ayent eſté fraternellement ad-
moneſtez par leurs freres, ainſi que le Seigneur le commāde en ſon Euangile diſant,
ſi ton frere a peché contre toy, corrige le entre
toy & luy ſeul. Et pource qu'il a deſia eu
vne premiere admonition par François Billet Preſtre de la doctrine Chreſtienne, &
ne ſ'eſt point voulu rendre attentif, ni n'a
point voulu confeſſer la verité, voicy que
maintenant nous procedons à vne ſeconde admonition, ſelon que Dieu a commandé de prendre des hommes capables
& idoines qui puiſſent ſeruir à cet œuure. Et qu'il ſe garde, ſi il eſt ſage, de
la troiſieſme admonition : car s'il ne ſe

conuertit, Dieu commande à l'Eglise
qui doit obeir à son espoux, & plus que
nulle espouse de ce monde, de punir rigoureusement telles gens, voire tres-rigou-
reusement ceux & celles qui ne veulent
point obseruer les preceptes & les conseils. La superscription estoit telle. A mes
treschers freres, & au Reuerend Pere Superieur du Conuent des Capucins de
Marseille. Dans lesdictes lettres estoit inseré ce qui suit, qui semble deuoir appartenir à la lettre du sieur Loys.

Gardes vous, ô Loys! d'vne troisiesme admonition : car Dieu commande à
son Eglise, qui doit obeir à son espoux, &
beaucoup plus qu'vne espouse de ce siecle, que si le pecheur ne veut à la premiere & seconde se conuertir, de punir
telles gens rigoureusement, & fort rigoureusement, lesquels ne veulent obseruer
les preceptes & conseils. pour exemple,
c'est que le Prestre doit viure selon Dieu,
& l'obeissance qu'il a promise à Dieu, &
à l'Eglise en prenant les Ordres, qui n'est
autre chose que seruir, aimer, & craindre vostre Dieu, renonçant à l'amour de
toutes les creatures pour l'amour de luy.
Et pource que le Diable a eu plus de

pouuoir fur voftre ame que Dieu, & que
vous recognoiffez, obeiffez, & efcoutez en
filence Lucifer, & Belzebub, & tout l'Enfer pluftoft que voftre Dieu, & auez oublié
la gloire de voftre Dieu, & le falut des
ames, & voftre beatitude, & n'auez cure
d'edifier voftre prochain; apprehendez au
moins les fcandales efquels voftre peché
vous precipitera fi vous n'eftes fage, &
fi vous ne voulez fuiure les aduertiffemens de voftre Dieu premierement, & puis
de vos amis, voire du diable mefme qui
trauaille ferieufement, & defire & s'employe pour le falut de voftre ame. O chofe
entierement pleine de toute admiration,
que Dieu, bien qu'il foit tout puiffant,
ne vous à peu iufques icy retirer de voftre
peché, & de voftre vie perduë, aufsi que ny
fa Mere, ni les Anges, ny les Sainéts, ny
les creatures de la terre qui font les hommes, n'ayent peu vous conuertir, & qu'il
ait fallu que Dieu ait en fin excogité vne
chofe vrayement tref-grande, & vrayement
inouye, côme pour remedier à voftre falut
defefperé: qu'vn diable nommé Verin doiue eftre la caufe de voftre conuerfion, non
certes de fa propre volonté, mais y eftant
contraint par force, comme ceux qui
font

font fur les galeres & les autres esclaues
à leurs seruices, ou pluſtoſt à leurs peines.
Lequel a declaré qu'il deſiroit reſiſter à la
volonté de Dieu : veu que l'homme (ſi il
faict bien) il en attend recompenſe : mais
moy (dit il) pour ces choſes ie n'en attens
rien que la damnation & des ſupplices
eternels, tels qu'ils vo⁹ ſōt reſeruez ſi vous
reſiſtez:& i'ay eſté contraint, voire meſme forcé par menaces d'obeir. Partant
vous ferez fort bien d'acquieſcer à ces
admonitions, & accomplir par œuure les
choſes qui ſont contenuës en ces lettres,
qui eſt autant comme de dire, que l'hōme
n'a point raiſon de s'excuſer deuant Dieu
comme fit Adam & le Phariſien qui alle-
guoit beaucoup de bonnes œuures qu'il
faiſoit, & meſpriſoit le Publicain, diſant
qu'il n'eſtoit point ſemblable à ceſtuicy:
& l'vn de ces deux eſtoit pecheur deuant
les hommes, & l'autre deuant Dieu : &
l'vn diſoit qu'il ne meritoit pas d'eſleuer
ſes yeux vers le Ciel, & il retourna iuſtifié
en ſa maiſon, & l'autre qui ſe confioit en
ſes œuures, & viuoit hypocritemēt, cōme
vous Loys, ſ'en alla reprouué en ſa maiſ-
ſō. Cōfeſſez voſtre peché, ô Loys, & Dieu
aura pitié de vous, cōme il a eu pitié d'vn
Theophyle, & d'vn Cyprian qui eſtoient

Magiciens comme vous estes. Celuy vous
a escrit ceste lettre qui desire vostre salut
plus que vous ne faictes : & prenez garde
que l'Enfer n'ouure sa bouche si vous n'o-
beissez aux presentes qui vous sont en-
uoiées de la part de Dieu, & dictées par
luy mesme, prononcées par le diable nommé Verin qui est dans le corps de Loyse de
Capelle laquelle vo° cognoissez. Vous ne
luy auez pas voirement donné le malefice,
Loys, en intention qu'elle fust (si vous
voulez) cause de vostre conuersion.

Apres cela, il a encor dicté quelque chose pour informer les Peres Capucins, en
ceste maniere.

Mes tres-chers Peres, ie vous prie pour
l'amour de Dieu que vous veilles môstrer
vne charité à la gloire de son sainct nom,
& pour le salut des ames, que vous ne re-
fusiez point de venir auec ce Prestre, & ne
le laissiez point seul, tout ainsi comme si
c'estoit quelque criminel : car il est detenu captif par les demons, & soubs sa
robe vous le lierez d'vne Estole, & porterez
auec vous des liures d'exorcisme, & si
il en est besoing vous l'exorcizerez afin de
le preseruer de Belzebub, & de tout l'Enfer. Et ie prie Dieu qu'il vous dône sa grace, que vous faciez sa volonté, & que vous

ameniez sans aucunes difficultés ni em-
pelchemens, ce criminel à la saincte Baulme, ou miracle se fera en luy, pourueu
qu'il n'y veille point resister. Le 16. de
Decembre 1610.

Apres cela il dicta au Pere Gardien ce
qui enfuit. Ie prie le Pere Gardien, qu'il
deputes s'il luy plaist, trois de ses freres
lesquels il recognoistra plus dispos, qui
pourrot venir iusques à la saincte Baulme,
pour cét œuure qui regarde purement la
gloire de Dieu, & le salut & conuersion
d'vne ame qui en a grand besoing. Apres
cela, il a encor dicté vne epistre au nom
du P. Romillon, à Madame de Blanquart
en ceste maniere. Ma fille, ie vous prie de
pouruoir de quelque chambre à ces personnages qui viennent pour traitter vn
affaire de grande consequence, qu'il n'est
point besoin que vous sçachiez, & qui
m'est deffendu de vous dire de la part d'vn
qui a puissance & authorité sur vous & sur
moy. Et pource aussi que la curiosité est la
mere de tous maux, & la fille d'Enfer: mais
l'humilité, & simplicité, & l'obeyssance sõt
les sœurs de Iesus-Christ; à ceste cause
vous semerez le fruict de ceste obeyssance
qui vous profitera grandement. Et vous
souuenez d'Abraham qui n'a pas disputé

pourquoy ou commét cela se fera, quand
Dieu luy a dit, va, immole moy tõ fils vni-
que, Isaac lequel tu ayme. Car il s'est humilié, & a creu que celuy qui luy cõman-
doit estoit plus sage que luy, ainsi doit faire le vray obeyssant, s'il veut faire la volonté de Dieu. Vostre Pere spirituel Iean
Baptiste Romillon, Superieur de la Doctrine Chrestienne en despit de tout l'Enfer,
De la saincte Baume, le 16. de Decembre
1610, la superscription estoit telle. A Madame, Madame de Blanquart à Marseille.

Dans ceste epistre estoient inserées aucunes choses qui concernoient la sœur
Catherine de Frãce: voicy ce que c'estoit.
Catherine, gardez vous de la curiosité, &
ne cõférez point touchant ce Prestre auec
Madame de Blanquart, & entre vous aussi
n'en tenez point propos. Laissez à Dieu la
disposition de cét affaire, lequel a soing
de sa gloire & du salut des ames qui luy
coustent plus cher qu'elles ne vous ont
cousté. Et gardez vous soubs peine de de-
sobeyssance enuers Dieu, de faire quelque
iugement temeraire ny de porter vostre
consideration sur cét affaire qui ne vous
appartient point. Pour le present, qu'il
vous suffise, que Dieu qui est tout bon
& sage, n'a point besoing de vos conseils.
Verin de la part de Dieu a dicté la presẽte

missiue, & moy François Billet, Prestre tres-indigne de la Doctrine Chrestienne, l'ay escrite au nom du Reuerend Pere Romillon. Et au bas estoit escrit.

Loyse de Capelle se recommande aux prieres de Marthe d'Aquizier, & de Catherine de France, & les prie qu'ils la recommandent aux prieres de toutes les filles qui sont à Marseille, d'autant qu'elle en a grand besoing, & principalement qu'elles demandent à nostre Seigneur qu'il luy donne force pour endurer tout ce qu'il plaira à son Redempteur qu'elle souffre pour l'amour de luy.

Le dix-huictiesme de Decembre 1610. sont reuenus de Marseille ceux qui y estoient allez auec lettres de correction fraternelle, sans auoir effectué aucune chose. La cause fut, que les Peres Capucins qui deuoient admonnester Loys, trouuerent cét affaire du tout admirable & nouueau, & refuserent de passer plus outre en ce negoce, sans en auoir consulté auec le Reuerend Pere Michaëlis. Lesdits Peres Capucins estoient encor portez à tenir ceste opinion, pource que presque en mesme temps il y auoit eu à Aix vne possedée dans le Conuent des Peres Capucins, & le diable qui la possedoit, auoit deposé tout le

contraire de ce sur quoy toute la commisi-
sion estoit fondée. Car il auoit dit & iuré
que le sieur Loys n'estoit point Magicien,
& que Magdelaine n'estoit point attainte
de malefice. Or il arriua que ces choses se
dirent en la presence de Verin, & de Belzebub. Et Verin respondant a dit : Ce diable qui est à Aix, a esté delegué par Lucifer, pour rendre douteuse la verité de cet
affaire, & a iuré faux, parce que l'Exorciste
n'a pas exigé de luy le serment auec toute
la solemnité requise, c'est à sçauoir, selon
l'intention de Dieu, & de l'Eglise, &c. Là
dessus il arriua vne chose admirable : car
Belzebub qui tousiours s'estoit porté contre Verin, a dit que la chose alloit ainsi côme Verin l'auoit dit, & que ce diable auoit
esté enuoyé exprés de l'Enfer, pour dire
ces choses, & qu'il n'auoit point dit la verité, & n'auoit point iuré selon l'intention
de Dieu, & de l'Eglise, & que maintenant
il estoit tres rigoureusement puny. Il a
confirmé toutes les choses susdites par vn
serment fort solemnel, contraint à ce faire, encor qu'il y apportast vne grande resi-
stance, ainsi que Magdelaine acertenoit,
laquelle recogneur sa rage, & sa fureur dedans elle.

CHAPITRE IV.

ON recogneut vne autre maniere de
la vocation de ce pecheur en ceste
sorte. Apres le disner, en la presence du P.
Superieur, tãdis qu'il parloit à Sœur Magdelaine, Belzebub retourna, & entra au
corps d'icelle, & dit à Louiathan: Va t'en,
& il sortit. Il a dit aussi à Asmodée: Sors,
& il sortit en maniere de flamme de feu,
auec soulphre. Il dit aussi à Astaroth: Sors,
& il sortit auec soulphre & rhue. Ces choses sont selon l'affirmation que Magdelaine en a faicte. Et Verin dictoit la dispute
d'entre luy & le Pere Superieur, que voicy
venir à luy Belzebub, qui luy demanda
Gresil & Sonillon. Et Verin luy dit: Ils ne
te seruiront de rien, car tu voids comme
les Princes mesmes ne t'ont point esté vtiles. Belzebub a dit: Viens y toy aussi. Verin a dit: Ie ne puis laisser icy mon Maistre: contente toy que ie te donne mes valets; & tout à l'heure Gresil & Sonillon
sont sortis du corps de Loyse; & elle sentit
qu'ils estoient sortis en maniere de vent.
Et Belzebub a continué de prier Verin
pour la seconde fois, disant: Viens toy

aussi. Et Verin respondant a dit: Ie ne puis,
encor que tu me pries; & prends garde diligemment Belzebub, que si ie vay, ce sera
à ton dam. Belzebub a dit: Ne parle point
ainsi, car nous sommes compagnons. Verin a respondu: Point beaucoup: le diable
l'a seduit, & le diable le reduira, à la confusion de tout l'Enfer. Apres cela Verin a
dit: Il me faut aussi aller, mais ce sera pour
la conuersion du Magicien. Et il a dit à
l'Exorciste: Prends le liure des Exorcismes, & me commande au nom de Dieu
que i'aille, ce que l'Exorciste a fait. Et Verin est sorty, disant qu'il alloit contre Belzebub; & Loyse sentit bien qu'il sortoit
en maniere de vent, disant: Ie ne m'en vay
pas tout à fait. Et Loyse demeura n'ayant
plus de demons: seulement qu'elle sentoit
la douleur du malefice. Le iour mesme, au
soir, elles furent exorcizées par le P. Francisque Prestre de la Doctrine, & Verin co-
mença à parler en ceste maniere: Les sol-
dats suiuent leur Capitaine, & quand Belzebub sortira, tous sortiront. Dieu veut
attirer à soy les ames endurcies, & sa volonté est que vous quittiez le mal, & faciez
bien. Nous auons esté à Marseille, & auôs
souuent frappé à la porte. Et voicy Belzebub combien tes forces sont foibles, puis

que tu demandes mes valets pour fecours:
tes affaires, Belzebub, font en mauuais
eftat, c'eft pourquoy ie te voy fi taciturne;
& de vray, Belzebub, il n'eft point demeuré de confeil en toy. Et puis apres parlant
aux demons, il a dit: Demons de l'air, demons terreftres, demons infernaux, venez
tous, & venez au fecours de Belzebub:
mais c'eft en vain, car voftre ayde eft inutile, parce que vous n'eftes que des feüilles
d'arbres. Et addreffant fa parole à Belzebub il a dit: N'aye point le cœur failly, Belzebub: ne fçais-tu pas que la perte d'vn fera recompenfée par dix que l'on gaignera?
Ah miferable! il faut que tu penfes que tu
n'as pas creé ces ames: ne voids-tu pas que
Dieu les veut auoir? tu luy en as fouftrait
tant de mille, penfe-tu qu'il diffimule toufiours? Si les feüilles des arbres pouuoient
plorer, elles ietteroient des larmes de fang
pour ce miferable pecheur, tant Dieu fait
eftat d'vn pecheur. Et apres, Verin fe tournant deuers Dieu, il a dit: Grand Dieu, tu
és exceffiuement bon, & bening, & doux,
& ie fuis malmené, & tourmenté d'impatience de voir ton exceffiue bonté, mefme à l'endroit de ces miferables pecheurs
qui t'ont fi fort offensé, & particulierement enuers ceftuy-cy, qu'il m'eft à pre-

fent deffendu de nommer. O Dieu puiffant! pourquoy ne fais-tu venir le deluge, ou defcendre le foudre du Ciel,
pour perdre ce miferable, lequel fait pré-
cipiter les ames en Enfer, & plus dru, que
la grefle ne tombe fur la terre. Ie vous le
dis, Dieu refufe de plus diffimuler, & ne
veut plus endurer fes mefchancetez, mais
veut ou qu'il fe conuertiffe, ou qu'il foit
puny. Mais l'impatience de Dieu, laquelle
il a pour vne telle ame, & autres qui font
endurcies, n'eft pas vne impatience qui face preiudice à fes perfections, ains eft pluftoft vn figne de fa tres-pure bonté : car
Dieu deuroit lancer fes foudres du Ciel
pour les exterminer, ou permettre que la
terre ouurit fa bouche pour les engloutir,
d'autant qu'ils ont merité cefte punition,
& mieux que Dathan, ny Abiron, que la
terre engloutit tous vifs pour leur rebellion. O Seigneur Dieu! il ne fe peut fuyr
de toy, foit qu'il defcende en Enfer, car tu
y és mefme felon ton effence, foit qu'il
penfe de cheminer errant par le monde,
car tu voids toutes chofes, & tu és par
tout : mais s'il veut monter au Ciel, ie dis
que la porte luy fera fermée, s'il ne fait penitence : il pourra bien fuyr, mais il ne
pourra pas efchapper.

Grand Dieu! tu t'és reserué trois choses,
& ne veux point que les pecheurs esten-
dent leurs mains à icelles. Ta gloire, le Iugement, & la Vengeance, & ce sont les
choses que toy, ô Dieu, as voulu qu'elles
te fussent laissées. Et puis que le gouuernement luy conuient tres-bien, laisse-le
gouuerner, car il sçait bien prendre en
main la cause des innocens. Quoy? Dieu
voudroit-il plus longuement souffrir vne
telle iniquité? Ie dis qu'il est las, & pource
il veut maintenant voir la fin de ceste cause; & en quelque façon que la chose se tourne, ce sera tousiours à la gloire de Dieu,
& au salut des ames; & ie dis que s'il ne se
conuertit, il sera bruslé tout vif; s'il se veut
perdre, Dieu permettra qu'il se perde, mais
Dieu ne manque en rien de sa part. Il sera
comme vn pere qui a plusieurs enfans, qui
incessamment luy sont rebelles, & parce
qu'ils ne veulent point se retourner ny par
la douceur, ny par menaces, ils meritent
punition, d'autant qu'ils sont rebelles à
leur pere, & ne veulent point reuenir se
renger à leur deuoir, ny par l'esperance de
l'heredité, ny pour toute autre chose que
le pere leur puisse dire, ains negligent tout.
Chose du tout esmerueillable, que Dieu
ayt enfin pensé ce remede tres-grand pour

vous miſerables, & maudits, & qu'il y en
ayt ſi peu qui le ſeruent.

Il y en a qui eſtiment que Dieu leur doiuent de retour, penſans, & diſans que Dieu
leur a promis le Paradis; & pource que le
Paradis n'eſt ny pour les beſtes brutes, ny
pour les Infideles, ains pour les Chreſtiēs:
mais las! combien il y en aura qui ſe trou-
ueront trompez?

Ie dis la verité: Dieu eſt impatient d'v-
ne ſainᵈe impatience ſur la malice des
hommes. Il a racheté les ames auec vn
prix grand & ineſtimable, & à cét effeᵈ il
a fallu aſſocier la diuinité à la nature humaine. Et toy auſſi, ô tres-ſainᵈe Mere
de Dieu tu as enduré beaucoup, quandtu
eſtois ſous la Croix, aupres de ton Fils; &
nonobſtant ces choſes ils renoncent à ta
Paſſion, & à tes cloux, & tu és tant bon,
que neantmoins tu les veux auoir, & ſerois tout preſt de mourir encor pour eux:
& pourquoy les aymes-tu tant? n'as-tu
pas au Ciel ta beniſte Mere, & tant de
Sainᵈs, & vn ſi grand nombre d'Anges?

Si toutes les gouttes de la mer, & toutes
les feüilles des arbres, & toutes les eſtoilles
du Ciel en eſtoient capables, elles beni-
roient Dieu, & luy rendroient graces pour
tous les bienfaits qu'il vous fait; & le don

feul de la Creation merite des actions de
graces eternelles : & outre cela, il vous a
donné des Anges, qui difent inceffamment, Ils fe conuertiront & feront penitence, il faut encor vn petit diffimuler. Et
Marie auffi fe proftct ne toufiours en oraifon, & vous eftes negligens ; & ce miferable ou fera bruflé, ou fe conuertira, car
Dieu eft las de l'endurer, & il arriuera ainfi. Les Officiers du Roy ont efté à fa porte, & y ont fouuent heurté, & moy auffi
i'y ay efté, mais non pas en faueur de Belzebub. Et apres cela, addreffant fa parole
à Belzebub, il luy a dit : Maudit, tu as penfé que ie prendrois ton party, il ne f'eft pas
fait : ie ne puis pas eftre preuaricateur en
la commiffion que mon Maiftre m'a donnée : ie t'ay bien donné mes valets pour
t'ayder, mais i'ay efté contre toy, & i'ay
efté, & luy ay dit que le diable l'auoit feduit, & que le diable le rameincroit. Et
apres cela, il a iuré vn ferment fort folemnel, que tout ce qu'il auoit dit, eftoit veritable.

CHAPITRE V.

ON recogneut vne autre maniere de la vocation de ce pecheur, en ceste forte. Le vingt-troifiefme de Decembre, Verin ce mefme iour cōmença en la chambre à inuectiuer de grande furie contre le Magicien, difant auec grande clameur: Miferable, tu es digne que Dieu te rendift dix mille fois la vie, afin qu'autant de fois tu peuffes mourir, voire autant de fois que tu as commis de facrileges. Ie dis la verité, miferable, car Dieu fait encor iufques icy gracieufement en ton endroit. O Capucins! vous en patirez encor temporellement, de n'auoir pas fuiuy la forme qui vous auoit efté mandée: car vous auez deu penfer que Dieu eft tout-puiffant, & qu'il a donné à l'Eglife l'authorité de commander aux demons: car voftre charité vous obligeoit de venir icy vers voftre prochain, & de vous informer: mais tel penfe auoir obtenu, qui n'eft pas toufiours parfaict.

Apres cela, Verin a dit au Pere Dominicain, qui efcriuoit toufiours ce qu'il difoit: Il faut que i'aille encor pour la troifiefme

fois : & confidere combien Dieu ayme ce-
fteame, & la fin f'en fera deuant Noël : le
fonds du fac fe vuidera. Iamais ne fut iniquité femblable, iamais ne fut vn remede
tel, iamais ne fut vn miracle de mefme.
Apres cela, Verin a dit au Pere Dominicain, en la prefence du P. Superieur, qu'il
prinft le liure des Exorcifmes, & qu'il luy
commandaft au nom du Seigneur d'aller
pour la troifiefme fois folliciter pour la
conuerfion du Magicien. Et en l'abfence
de Verin, Grefil qui tenoit fa place, a dit,
qu'il parloit au Magicien d'vne autre façon qu'il ne faifoit pas à Magdelaine, c'eft
à dire, en autre forme ; & que côme Magdelaine n'auoit pas voulu croire du commencement que l'affaire fuft conduicte de
Dieu, ains que c'eftoit pluftoft vne fiction
de Loyfe, ou de quelque diable, de mefme
auffi le Magicien ne fait point eftat de ce
qu'on luy dit.

Le mefme iour Verin alla pour la quatriefme fois deuers le Magicien, & deuant
que de fortir du corps de Sœur Loyfe, il
tint vn tel difcours fur la condition de ce
tres-miferable Magicien, & la mifericorde
dont Dieu vfoit en fon endroit, difant
prefque en cefte maniere : Vrayement,
Loys, tu és vn hypocrite, vn Pharifien ; &

fous l'apparence de pieté, Loys, tu as commis des iniquitez fans nombre, & autant
de facrileges. Vrayement, Loys, tu fur-
paffes tous les Magiciens en meschanceté, & tu és le Chef de tous les fabbaths.
Vrayement, Loys, les demons mefmes
ont cefte croyance, que l'Enfer n'eft pas
fuffifant pour punir tes meschancetez. Et
ie dis, Loys, qu'ils protefteront contre
Dieu, fi tu ne te conuertis, & luy demanderont qu'il cree vn Enfer cent fois plus
horrible que celuy qui eft maintenant,
pour te tourmenter. Vrayement, Loys,
Caïn & Iudas feront deuant toy iugez innocens : & I e s v s n'auoit point encor ref-
pandu fon fang pour eux, comme il a fait
pour toy. Vrayement, Loys, ton iniquité
eft fi grande, & fi intolerable, que Dieu
mefme la defploreroit, s'il eftoit capable
de larmes. Vrayement, Loys, il n'y a celuy
qui ne donnaft volontiers fon fagot pour
te brufler, & diroient : Dieu tres-iufte,
concede à cét impie fi enorme de viure
mille fois, afin qu'il puiffe autant de fois
mourir. Et toutefois ie dis la verité, Loys,
il eft encor preft de mourir pour toy, &
defcendroit maintenant du Ciel, & permettroit d'eftre cloué, s'il en eftoit befoing, à cefte Croix.

Outreplus,

Outreplus encor, la tref-sainte Mere
de Dieu, & tous les Saincts, d'vne pure misericorde entreprennent ta cause, Loys,
non pour besoing qu'ilz ayét de toy, mais
afin que tu rameine à ton Dieu, tant
d'ames que tu as perduës. Vrayemét Loys,
Dieu ta enuoyé ses Officiers, & ilz ont
estendu la verge de pitié en ta maison. Et ie
dis plus, que les creatures irraisonnables
mesme demanderoient pour toy misericorde à Dieu, si elles auoient de la raison.
Et partant, il est vray ce que ie dis, car rien
n'est impossible à Dieu : & il peut des demons en faire des Anges, & d'vn tres-
grand pecheur vn Sainct.

Le 25. de Decembre 1610. qui fut le propre iour de la Natiuité de nostre Seigneur,
sur la minuict, tous les trois demons
qui estoient dans le corps de Loyse, furent
commandez d'aller à Marseille pour cooperer à la conuersion de Loys.

CHAPITRE VI.

ON recogneut vne autre maniere de
la vocation de ce pecheur le 29. de
Decembre en ceste sorte. Ce iour là le P.
François de l'ordre de S. Dominique cele-

L L

broit le diuin office, & Verin se mit à parler en ceste sorte, disant: Dieu tresgrand,
i'offre à ta Maiesté pour Loys, tous les
sacrifices qui ont esté offerts des le commencement du monde, & qui s'offrent,
& qui s'offriront iusques à la consummation du monde. Ie t'offre toutes les larmes, & toutes les pœnitences de tes
Sainéts & de tes Sainétes qui sont en ta
Cour triumphante & militante, pour
Loys. Ie t'offre toutes les oraisons qui ont
esté faictes, qui se font, & se feront, pour
Loys. Ie t'offre toutes les extases & rauissemens, tant des hommes que des Anges
qui ont esté, sont, & seront, pour Loys.
Et ie voudrois entant que ie suis de la part
de Dieu, & non comme diable, qu'il
y en eut encor plus beaucoup afin que
ie te peusse faire, ô Dieu, vne oblation
plus pleine pour Loys, disant au Pere
eternel: Pere eternel, ie t'offre presen-
tement ton filz bien aimé qui est entre
les mains de ce Prestre, qui dit mainte-
tenant la saincte Messe pour Loys : &
de nouueau ie t'offre tous les merites
de sa tres-saincte & tres-doulourcuse
Passion, m'asseurant que tu auras pitié
de luy.

Pere du ciel Dieu, Aye pitié de Loys.

Filz Redempteur du monde, Dieu, Aye
  pitié de Loys.

Sainct Esprit Dieu, Aye pitié de Loys.

Saincte Trinité vn seul Dieu, Aye pitié
  de Loys.

Saincte Mere de Dieu, priez pour Loys.

Saincte Vierge des Vierges, priez pour
  Loys.

Saincte Marie, priez pour Loys.

Saincts Anges & Archanges, priez pour
  Loys.

Saincts Patriarches & Prophetes, priez
  pour Loys.

Saincts Apostres & Euangelistes, priez
  pour Loys.

Saincts Martyrs, priez pour Loys.

Saincts Confesseurs, priez pour Loys.

Sainctes Vierges & Vesues, priez pour
  Loys.

Tous Saincts & Sainctes de Dieu, priez
  pour Loys.

O Loys, vien : vien Loys : pourquoy
differe tu tant à te conuertir à ton Dieu?
Dieu est lassé : Dieu a soif, ô Loys!
& il te demande à boire, & tu fais
comme la Samaritaine, tu n'as point
de seau pour luy donner à boire : &
tu n'as point d'excuse, car ce qu'il te
demande, c'est que tu luy permette de

boire de l'eau qui est sienne, & veut que
ton ame luy donne à boire par le moyen
de ta conuersion. Loys, Loys, Loys,
monte sur les cheuaux legers, car tu seras
conuerti : Dieu est plus puissant que le
diable, & nul ne peut arracher de ses
mains ce qu'il a vne fois resolu d'auoir.

Apres cela, elles ont esté exorcizées par le P. Dominicain : & Verin
dés le commencement de l'exorcisme
à commencé a se mocquer de Belzebub, disant: Or sus Belzebub, dy nous
en quel estat sont les affaires d'Enfer?
Il semble que la teste te face mal : les
honnestes gens te font ils peur ? & tu
ne faicts point comme moy qui veux
vn Inquisiteur de la Foy, & principalement des illuminez : mais ie voy que
tu n'as pas grand pouuoir, & il n'y a pas
encor quinze iours que tu voulois chasser Dieu de la saincte Baulme: parle maintenant. Et Belzebub respondant a dit:
Ie parle quand il me plaist, & non quand
tu veux que ie parle. Et Verin a dit: Mais
c'est que tu n'as rien que respondre. Et
depuis parlant à vn autre des principaux demons qui estoient dans le
corps de Magdelaine, il luy a dit, O
Garreau, tes armes te sont ostées, &

la pierre est amollie, & le sang de l'Agneau
la brisera. Et toy Loys, dis *Miserere mei*, &
quand tu seras venu, tu seras aueuglé, &
seras illuminé. O Princes! où sont maintenant vos principautez? maudits ceux qui
vous auront escoutez. Quoy? pourrez-
vous donner ce que vous n'auez point? Et
si l'estonnement saisit les Princes, que sera-
ce de ceux qui les suiuent? car ie vous dis,
entant que ie suis icy de la part de Dieu, ie
descouuriray vos ruses.

Et ie ne m'estonne pas moy, s'il y en a
quelques-vns qui difficilement croyent à
ces choses : car tout ainsi que si l'on monstroit à vn lourdaut des œufs de ver à soye,
qui n'auroit iamais sceu, ou veu que c'est
que de la soye, ou des vers qui la font, & que
on luy dist que moyennant l'industrie que
Dieu a donnée à l'homme, de là il s'engendre des vers, qui estás eschauffez, & nourris soigneusement, en leur temps fileront
la soye, & que delà en fin l'on en fera du
drap de soye, & du velours, pour parer les
Autels : ie dis que ce rustaut là, par faute
d'auoir le iugement de iuger de ces choses, veu l'ignorance qui est en luy, diroit,
Ie ne croy rien de cela, car il est trop malaisé à croire vne chose que tu ne cóprends
point. Mais ie vous dis, que celuy qui a pris

dés le commencement ces œufs, d'autant
qu'il les sçait bien gouuerner, & vn marchand, le croira aisément, parce qu'il sçait
de quelle façon les vers filent la soye, & a
trouué l'inuention d'en faire de l'estoffe:
mais il faut bien de la patience auant que
d'auoir du velours tout faict.

Dieu aussi a fait ainsi, il a pris d'vn petit
grain (car tousiours suis-je vne creature de
Dieu) & outre, Dieu a encor pris vne autre
creature, qui d'elle-mesme n'est qu'vn petit grain (i'entends parler de Loyse) afin
que vous sçachiez qu'il n'a point, besoing
de ses creatures, quand il veut entreprendre quelque ouurage : car estant tout-puissant, & le souuerain Maistre des escri-
meurs, il s'en reserue tousiours quelqu'vn,
en la personne duquel il puisse monstrer
son excellence, & faire voir vn eschantil-
lon de sa grande puissance, & de sa sagesse,
à la confusion de tout l'Enfer: mais le diable enseigne toute sa science à ceux qui se
donnent à luy.

Apres cela, il a dit: Vous estes tous des
enfans prodigues, dont les vns n'ont point
voulu demeurer en la maison de leur pere,
& quant aux autres qui y sont demeurez,
la plufpart ont vescu comme perdus, &
vous auez tous mangé auec les pourceaux.

Quittez les plaisirs du siecle, car ce sont les
escosses des pourceaux, & vos ames sont
trop nobles, & il n'est pas conuenable de
seruir de la paille deuant les Roys, & le
Maistre d'Hostel meriteroit d'estre fouet-
té, qui presenteroit vn tel mets deuant les
Roys. Dieu ne veut plus que vous vous
nourrissiez d'vne viande si vale. Dieu a
dressé vne table, & il veut vous repaistre du
pain des Anges. Les tables des grands sont
abondantes en delices, & il n'y a point de
conuenance entre Christ, & Belial. Les
grands arbres sont plus faciles à tomber,
car les arbrisseaux sont plus pres de terre.
Ce n'est pas assez de paroistre aux yeux
des hommes, comme faisoit le Pharisien,
& auoir vn cœur peruers deuant Dieu.
Apres cela, Verin a dit qu'il ne tiendroit
plus propos d'exhortation, cóme il auoit
accoustumé, mais qu'il faut ruminer ce
qu'il auoit dit, & qu'il deuoit garder sa voix
pour vne autre occasion. Et le Pere Dominicain donna l'estolle au Pere Francisque,
Prestre de la Doctrine Chrestienne. Ce
iour, au vespre, le Pere Dominicain fut
l'Exorciste, & au commencement de l'exorcisme Verin & Belzebub parlerent ensemble, par forme de dialogue, sur la condition des Magiciens & Magiciennes, &

tindrent propos touchant beaucoup de
forte de fuperftitions , auec admiration
grande de ceux qui eftoient-là prefens.

Or il faut noter que ce foir là ils difoient
que le Reuerend Pere Michaëlis eftoit en
peine, & eftoit obfedé par quatre demons,
& autant de Magiciens, & qu'ils le fuiuoiét
en quelque part qu'il fe tournaft, afin de
l'enforceler, & que le fort eftoit tres-dan-
gereux; en forte que s'il eftoit vne fois pofé fur luy, il n'euft fceu viure trois iours, &
difoient, tels & tels en tels lieux ont efté
enforcelez. Et les affiftans leur propofoiét
diuerfes obferuances, & i s les condam-
noient, comme eftans diaboliques, & fu-
perftitieufes; & plufieurs euffent bien voulu que l'on euft efcrit les actes de cét exorcifme, & ie ne trouuay point enfemble que
les deux poffedées , & depuis elles furent
feparées d'enfemble, & cefte faculté me fut
oftée.

CHAPITRE VII.

IL fut recogneu encor vne autre maniere comme ce pecheur eftoit appellé, en
cefte façon. Le trentiefme de Decembre
durant l'exorcifme Verin a dit: Vous qui

vous approchez de la Communion, penfez à bon efcient qui eft cefte viande, quelle elle eft, & combien elle eft pretieufe.
Les Anges font Efprits feruans à cefte table. O Marie, tres fainéte Mere de Dieu!
tu as efté la premiere qui as gouſté de cecy, & qui l'as plus recogneu que toutes les
autres creatures. Et à la venuë de l'Ange,
quand il te faliioit, tu te reputois plus que
l'on ne le fçauroit dire, indigne d'eftre la
feruante des feruantes de ton Seigneur:
ains tu te reputois indigne de fouffrir l'Enfer par l'excez de ton humilité; & pourtant
tu n'as pas moins recogneu ce que tu
eftois, car Dieu a toufiours accouſtumé de
donner vne humilité tres-profonde, toutes les fois qu'il donne vne grande vertu;
& outre cela, vne cognoiffance de fes dós,
pour garder l'ame qu'elle ne tombe en ingratitude. Car la grace de Dieu eft vn fardeau qui tire l'homme en l'abyfme de s'a-
neantir, & puis l'attire derechef en haut, fi
bien que de la volonté de Dieu, & de la
volonté de la creature, il n'en fait qu'vn,
& fait à cognoiftre que fi Dieu ne l'euft
preferué, il feroit du nombre des miferas-
bles. Marie tres-fainéte Mere de Dieu, tu
as tiré ton Fils du Ciel en terre, & non feulement pour toy, mais auffi pour les pe-

cheurs miſerables, & il faut que tous aillét
à toy, qui veulent auoir la vie. Car c'eſt
Dieu qui octroye les vertus, & c'eſt ton
Fils qui inceſſammét rafraiſchit ſes playes:
mais toy, Marie, tu renouuelles continuel
lement la memoire de tes ſeruices, non
pas par iactance, mais pour monſtrer ton
amour, & le tout, afin que tu obtiennes
pardon & grace pour les miſerables pecheurs. Tu eſtois douée d'vne tres-arden-
te charité dés lors meſme que tu viuois, &
maintenant il eſt conuenable à la raiſon,
qu'eſtant proche de la fournaiſe du meſme Amour, & de la fontaine de toute grace, tu ne ſois point refroidie. Apres cela, il
a dit : Moy Verin, ie ſuis celuy qui ay deceu Eue : Ie luy diſois, prends du fruict, &
mange, & vous ſerez ſçauans côme Dieux,
& d'autant que i'ay deceu Eue, ie ſuis contraint en ſatisfaction de loüer Marie, &
Dieu me bat de mon propre baſton. Belzebub a deceu Adã & il y aura vn troiſieſme Adam qui ſe côuertira par ſon moyen.
C'eſt vn grand myſtere : le premier Adam
a eſté creé du limon de la terre ſans peché,
& Belzebub l'a deceu, diſant que c'eſtoiét
fables ce que Dieu auoit dit, & qu'il ne
ſtoit pas ainſi que Dieu auoit dit. Et moy
deſia ie tenois Eue, & ie l'inſtiguois à attï-

re Adam, afin qu'il fist comme elle, penfant que tout à l'heure Dieu euft condamné tout le genre humain, & qu'il n'auroit
point voulu de redemption. Mais il a ordonné vn fecond Adam, & vne feconde
Eue, & tous deux fans peché, & voicy
maintenant vn troifiefme aduenement (à
fçauoir pour iuger)& vn troifiefme Adam.
Et c'eft vn Preftre feculier, & il fera conuerty, & en bref il fe conuertira, & il eft le
Prince de toute la Magie. Il a commis contre Dieu des facrileges fans nombre, & il a
induit mille millions de perfonnes à renier leur Dieu, & il f'eft oppofé à Dieu, &
Dieu en veut faire la fin, & c'eft la derniere, & la plus dangereufe de toutes les herefies, & toute la France en eft infectée, &
les Efcholes en font ouuertes à Paris, côme en Auignon on frequente les leçons
de Theologie. Dieu eft venu fort fouuent
à cefte ame, tantoft par des predications,
& tantoft par des infpirations, & luy a demandé à boire, & elle a dit à Dieu qu'elle
n'auoit point de feau, voire plus, qu'elle ne
luy vouloit point donner à boire. Et toy,
tu as renoncé au fainct Efprit, & à la Mere
de Dieu, & à tous les Anges, & en fin Dieu
a pris celuy auquel tu n'auois point renoncé (i'entêds le diable) & telle n'eftoit point

ton intention quand tu as donné le malefice : mais Dieu, comme vn tres-excellent
escrimeur, s'est reserué ce moyen insigne
de vaincre. Belzebub l'a attiré à se mesler
de malefice, & il a les cedules qu'on a faites , ce qui est cause que plusieurs sont
morts de mort soudaine,& Dieu veut qu'il
se conuertisse, & il se conuertira. Et ie suis
icy à la confusion de tout l'Enfer, & il faut
que ie dise ces choses , & ie m'estonne de
quelques-vns qui succumbent trop facile-
ment aux tentations. Et ie vous dis que si
Dieu n'estoit autheur de ces choses, qu'il
tromperoit son Eglise, & iamais il ne permettroit qu'elles se fissent en vn lieu si celebre : car en tout le monde il n'y a point
vn lieu plus sainct que cestuy-cy : Dieu est
venu luy-mesme icy voir la saincte Marie
Magdelaine. Et ces choses ont commencé au iour de la Conception , & au lieu
de la Penitence : car il faut venir premierement à la saincte penitence, qui est
representée par Marie Magdelaine, & puis
apres aller à l'innocence, signifiée par la
saincte Mere de Dieu ; & vous pouuez
vous addresser à elle , car elle prie pour
vous, & puis apres aller à I E S V S. Apres
ces choses, il a iuré comme de coustume.
Le mesme iour estant le Pere Dominicain

preſent, quand Sœur Loyſe eſtoit en extaſe, il ouyt qu'elle auoit veu l'enfant I E S V S entre les mains des Preſtres, lors de l'eſleuation. Et en ce meſme temps le R. P. Michaëlis eſt venu à la ſaincte Baulme, & penſoit que le Preſtre Loys y fuſt deſia, pource que dés le iour precedent il eſtoit party de la ville d'Aix auec deux PP. Capucins, mais il n'eſtoit point encor arriué.

Le trente-vnieſme Decembre, au matin, furent exorcizées Sœur Loyſe, & Sœur Magdelaine, & Vérin commença à parler en ceſte maniere : Tres-ſaincte Mere de Dieu, viens, viens, Marie, au ſecours de Loys. Saincte Marie Magdelaine, viens au ſecours de Loys. Sainct Iean l'Euangeliſte, viens au ſecours de Loys. Saincte Marthe, viens au ſecours de Loys. Toy tres-ſaincte Mere de Dieu, tu cognois combien grandes douleurs ton Fils a ſouffertes, quand tu le veids portant ſa Croix. Et en ceſte maniere il inuoqua pluſieurs Saincts & Sainctes, qui furent preſens au mont de Caluaire. Et apres cela, il ſe mit à dire : O tres-ſacrée humanité ! ie t'adiure au nom du Pere eternel, que tu offres tes playes au Pere eternel pour Loys. Ie t'adiure que tu offres toutes tes peines, toutes tes douleurs, tous les ſupplices que tu as enduré

pour Loys. Que tu offres auſſi au Pere
eternel la ſoif que tu as endurée en l'arbre
de la Croix. Et addreſſant ſa parole à Ieſus-Chriſt, il a dit : Quoy? ô Seigneur, as-
tu point ſoif? Tu és vne fontaine, & vne
mer qui ne tarit point : tu és vn cellier à
vin, & de vin tres-bon, & tu dis, i'ay ſoif?
Et ie dis qu'il y a des ames ſuffiſamment
en Paradis, pour te donner à boire. Mais
quelqu'vn dira : Dieu a-il ſoif? car il a vn
corps glorieux, & les bien-heureux n'ont
plus de faim, ny de ſoif; & puis que Dieu
eſt la perfection meſme, il ne peut auoir
de ſoif. Et il a dit que Dieu eſtoit las ſans
laſſitude, impatient ſans impatience, & a
ſoif, mais c'eſt d'vne ſoif pareille à celle
qu'il eut eſtant au mont de Caluaire, quãd
il fut pendu en l'arbre de la Croix. Et ie dis
dauantage, que ſi beſoing eſtoit que pour
le ſalut de ceſte ame il te falluſt derechef
endurer la mort de la Croix, pour le ſalut
de ceſte ame, tu commanderois prendre
ceſte Croix qui eſt là proche des cloches,
& la ferois porter en ceſte Egliſe, & per-
mettrois derechef eſtre attaché à ceſte
Croix, ſi tu auois vn corps tel qu'il eſtoit,
quand tu as gouſté la mort pour les pecheurs, tant eſt grande, & tant ardente eſt
ta charité pour eux. Et ie vous dis, auiour-

d'huy, qui est la sixiesme Ferie, est le iour
de vostre Redemption, & le iour de la iustification de Loys, s'il le veut; & pourra
entendre ces paroles : O Loys! tes pechez
te sont remis; & ceste autre parole encor:
Va en paix. O Loys! ne veüille point tar-
der si long temps. O Capucins, Capucins,
Capucins! pourquoy estes-vous si tost esmeus par la tentation! Ie sçay que l'on vous
dira que vous marchez pieds nuds, & il
vous est impossible de vous rendre en ce
lieu. Mais grand Dieu, tu és vrayement
tout-puissant; & les loups, c'est à dire les
diables, ne peuuent rauir de tes mains ce
que tu tiens. Tout l'Enfer a demandé de
la pluye, & hier de la neige, pour empescher tes œuures : mais puis que tu és tout-
puissant, encor que toutes les creatures se
rebelleroient contre toy, neantmoins tu
ferois par ta puissance qu'elles t'obeyroiēt:
car tu és le supreme, & le maistre qui commande en sa maison. L'Eglise est l'Espouse
fidele, & tu és l'Espoux, & tu ne la trom-
peras point, ny les portes d'Enfer ne pre-
uaudront point à l'encontre d'elle.

CHAPITRE VIII.

ON recogneut encore vne autre maniere comme ce pecheur estoit appellé, en ceste façon. Le trente-vniesme
de Decembre, du matin, lors de l'exorcisme, Verin a dit: L'Ame est la vigne ache-
tée vn grand prix, & peu il y en a qui trauaillent à ceste vigne, i'entends comme il
faut, & ils laissent souuent entrer le diable,
qui est le loup qui destruit tout; & le vray
heritier, celuy qui cultiue, & qui est le Seigneur de la vigne, c'est le Fils de Dieu,
sans mere dans les Cieux, & sans pere en
la terre: le second Adam conceu de la
Vierge sans peché. L'Eucharistie est vn Sacrement d'amour, la nourriture, & l'ali-
ment des ames, & elle vous transforme en
Dieux. Le Paradis est l'habitation des SS.
& si tu veux estre sainct & parfaict, descēds
dans les Enfers, disant, ie suis indigne de
souffrir l'Enfer, & à cause de moy l'Enfer
a esté fait, & ie suis l'origine de tous maux,
& de tous pechez, & peu y en a qui at-
teindent à ce comble d'humiliation, &
c'est par le plus bas qu'il faut commencer,
& c'est le plus haut où tu aboutis. Et ie dis
qu'vn

qu'vn tel aneantiſſement que cela ne iette
pas ſes racines par tout. Car qui eſt celuy
qui croira qu'il ſoit la cauſe de tous les
maux, de toutes les peines, de tous les
blaſphemes & ſupplices, & principalement ſi depuis ſa petite ieuneſſe il a veſcu
en vne ſaincte religiõ, & a touſiours gardé
la regle & les commandemens de ſes ſu-
perieurs. Neantmoins c'eſt le comble de
toute perfection, & la reyne qui attire
auec ſoy les reines, les principales Dames
& de grand renom, & la grande ſuitte:
voire plus, ceſte exinanition eſt la propre
mere de Dieu & de toute perfection, d'autant qu'il ſe trouue en vne telle exinanition: & c'eſt pourquoy il la requiert de
nous ſur toutes choſes. Dieu a dõné deux
aiſles à l'ame, l'vne de crainte l'autre, d'a-
mour. Celle de crainte par la conſideration de ſes pechez, celle d'amour par la
conſideration de la bonté de Dieu. Le
Commenſal du Roy ne ſe mettra iamais à
table ſans auoir laué ſes mains, & ne ne-
gligera point de le faire, fuſt il vn ruſtique:
ainſi vous auſſi approchez vous de la table
du Seigneur : il eſt le Dieu de gloire: mais
lauez vos mains auec l'eau de contrition,
& deuant toute choſe confeſſez vos pechez.

M M

En l'inſtitution de ce Sacrement le Seigneur a laué les pieds de ſes Apoſtres, &
Pierre du commencement le vouloit empeſcher, mais puis apres il obeit à la volonté de ſon Seigneur : & Iudas auſſi planta
ſes pieds côtre la poictrine du filz de Dieu
viuant, & pour cela il ne voulut point retourner : Et toy auſſi Iehan tu te repoſas
ſur la poictrine de ton Seigneur, & tu
prins des aiſles comme d'vn aigle, & fus
le filz adoptif de ſa treſ-ſaincte Mere. Les
Iugemens de Dieu & ceux des hommes
ſont fort differens, pluſieurs languiſſent
deuant Dieu qui ſont tenus deuant les
hommes pour fort vigoureux : & au contraire ſóuuentefois ceux là ſont ſains deuant Dieu qui ſont tenus pour infirmes
deuant les hommes. Dieu viendra en Iugement terrible & puiſſant, & toutes choʃ-
ſes trébleront deuant ſa face, & les Anges,
& les iuſtes meſmes, & de ſa face ſortiront
deux torches de feu, & toute creature le
verra & ſera eſpouuentée deuant ſa gráde
maieſté, & les liures ſeront ouuerts, &
toutes choſes ſeront manifeſtées : & icy il
y en aura quelques vns qui auront honte
de confeſſer leur peché : O miſerables!
vous ne ſcauez pas que le diable remarque tout, & porte touſiours auec ſoy vne

escritoire, & ne laisse rien passer, & à lors il
vous les reprochera deuant tous. Il n'est
pas conforme à l'oraison de demander
des pailles à vn Roy : les presens des Roys
sont royaux & dignes de leur maiesté
royale , & il est conuenable d'en demander de tels au Roy des Roys : Ne demandez point les choses temporelles, car ce
sont pailles, & choses de nulle importáce:
demandez luy des thresors , le Royaume
des cieux mesme , car il veut que luy demandiez choses grandes. Demandez luy
l'humilité & la patience, & choses semblables,& non pas ni le beau temps,ni des
pluyes,ni les dignitez du siecle. Si il pleut,
rendez en graces à Dieu, Si il faict beau
temps,rendez en graces à Dieu:car si en la
moindre chose vous cooperez auec Dieu,
cela luy suffit : l'Eglise est l'Espouse , &
Christ est son fidele Espoux : de là vient
que les portes d'Enfer n'auront point de
puissáce sur elle. Voyez la bonté de vostre
Dieu,donnez luy seulement les clefs de
vos ames,& le baston, & il aura le soing de
vos ames . C'est vn petit enfant , mais
prenez le par la main , & il vous conduira par la droicte voye. Il vous attend
tousiours, ses bras sont tousiours ouuerts,
& il est las de vous attendre si long temps.

Ces choses & plusieurs autres furent dites
au matin : Mais au vespre sont venus à la
saincte Baulme le Prestre Loys auec deux
Peres Capucins, auec aussi le Pere Superieur du Conuent de S. Maximin: & il fut
trouué bõ que sœur Loyse fust exorcizée
par le Prestre Loys luy mesme : ce qui fut
ainsi faict, le P. Michaëlis luy cõcedant son
authorité. Verin cõmença l'exorcisme par
vne oraison, & terminoit toutes ses sēten-
ses par le nõ de Iesus, & cette là estoit la plus
ardéte & deuote que i'aye iamais entéduë
par laquelle il prioit Iesus qu'il voulust
auoir pitié de Loys, & il la pronõçoit auec
tant d'affection qu'il esmouuoit les cœurs
de plusieurs: mais il y en eut quelques vns
à qui il ne pleut pas, & outre cela qui s'in-
gererent de luy rõpre son propos, estimans
qu'il ne luy falloit pas permettre de parler.
Et apres cela il proposa au Prestre Loys ces
demandes disant: Dieu est il tout puissant
ou non? & luy respondant a dit, Il est tout-
puissant. Apres cela il luy demanda, Si l'E-
glise auoit authorité de commander aux
demons ? & il respondit, qu'elle l'auoit.
Derechef il demanda, Si les demons pouuoient estre contrains à dire la verité? & si
les sermens des demons auec toutes les
conditions & solemnitez requises estoiét

valides ou non ? Et il respondit, qu'ilz estoient valides, & que Dieu pouuoit contraindre le demon à dire la verité.

Apres cela, Verin a dit: Prenez soigneusement garde à ce qu'il a recogneu; & apres il a dit: Commence à m'exorciser, & il le fit ainsi. Et sur la fin de l'exorcisme, Verin exhorta le Prestre Loys de renoncer à la Magie, & de se conuertir à son Dieu, & luy proposoit plusieurs motifs à ceste fin. Et apres cela, il iura sur le venerable Sacrement, que tout ce qu'il auoit dit, estoit vray, & Sœur Magdelaine cõfirma la mesme chose par serment qu'elle redoubla sur le venerable Sacrement. Et apres cela, Verin disoit, qu'il falloit reclure le Prestre Loys dans la saincte Baulme; & estoient tousiours aupres de luy à le garder (à la persuasion de Verin) quatre Prestres, deux en la saincte Baulme, & deux hors de la saincte Baulme.

CHAPITRE IX.

ON recogneut vne autre maniere de la vocation de ce pecheur, en ceste sorte. Le premier de Ianuier 1611. ce propre iour là au matin, le Reuerend Pere Michaëlis, auec deux Peres Capucins, & le

Pere Superieur, & vn autre Preftre, tindrent confeil en la chambre du Roy, &
trouuerent bon que le Pere Romillon, &
le Pere François de l'ordre de fainᵈ Dominique, qui eftoit l'Exorcifte, ne fuffent
point admis à leur confeil. Et ce iour là
mefme (par l'infpiration de la grace diuine) cedit Pere fut agacé en diuerfes manieres, & il luy fut dit qu'il eftoit vn fuperbe,
vn defobeyffant, vn ambitieux, vn defi-
reux de vaine gloire, & qui ne cherchoit
que foy-mefme en toutes ces chofes-cy;
& les autres difoient qu'il eftoit trop facile
à croire, vn autre en difoit d'vne autre
façon.

　Or ce iour-là mefme le Reuerend Pere
Michaëlis donna la Communion à Sœur
Loyfe, & Verin contre la deffenfe qui luy
auoit efté faite, fe mit à parler ce que Dieu
luy auoit commandé de dire à ceux qui
f'eftoient affemblez pour ouyr les merueilles que Dieu proferoit par luy. Apres
le difner, Verin eut plufieurs propos auec
le Pere Romillon, difant que Loyfe entreroit en vne autre vocation, & qu'elle ne
deuoit pas eftre tant mefprifée. L'Exorcifte mefme, Religieux de l'Ordre de fainᵈ
Dominique, eftant profterné, fe ietta aux
pieds du Reuerend P. Michaëlis, en la pre-

fence des PP. Capucins, difant qu'il auoit
demandé congé de f'en aller en fa Prouince, mais que ce n'auoit pas efté auec la mo-
deftie requife: toutefois que fon intention
eftoit de f'en aller, pource qu'il voyoit que
le Reueréd Pere Michaëlis ne vouloit pas
efcouter, ny examiner l'affaire & les articles efcrits, ains fembloit pluftoft efcouter
ceux qui difoient qu'il ne falloit pas permettre à Verin de parler, & que Loyfe n'e-
ftoit point poffedée, bref qu'il y auoit apparence que le tout eftoit de la part du diable, pluftoft que de Dieu.

Le mefme iour Magdelaine deuant les
fufdits a depofé de fens raffis & d'entendement fain, eftant mefme le Preftre Loys
prefent, plufieurs articles, lefquels les autres prindrent lors par efcrit.

Le mefme iour elle monftra auffi les marques du diable qu'elle auoit fur foy, dont
l'vne elle l'auoit au pied, & pour lors on y
fichoit vne efpingle, fans qu'elle fentift aucune douleur, & difoit qu'elle en auoit encor deux autres, dont l'vne eftoit au front,
& l'autre elle la portoit fur fon eftomach,
lefquelles n'eftoient point apparétes, mais
eftoient internes, & qu'elle fentoit encor
de fort griefues douleurs en ces endroits
là. Nonobftant ces chofes, le Preftre Loys

ne voulut point confeſſer , ains plein de
menaces , il diſoit qu'il ne ſortiroit point
de la ſaincte Baulme, ſans la commiſſion
du Pere Prieur.

Sur le veſpre , le R. P. Michaëlis faiſoit
l'exorciſme, & le Preſtre Loys renonçoit à
la Magie, & Verin reſpondant a dit, _Amen_,
& il renonçoit auſſi à toutes cedules; &
Verin reſpondant a dit, _Amen_. Et a adiouſté de parler, diſant : Prepare ton ame , ô
Loys , & Dieu la viſitera de ſes rayons. Et
l'Exorciſte diſoit en faiſant ſon exorciſme,
lequel a triomphé de l'Enfer, & Verin reſpondant a dit : Il en triomphera encor, & tout
l'Enfer eſt confus. L'Exorciſte diſoit : _La-_
quelle il a fait à ſon image. A ces mots Verin
a dit, ç'a eſté vne belle image, & Dieu a des
pinceaux , & des couleurs, & il luy a eſté
facile de la reformer. L'Exorciſte a demandé combien il y auoit de demons dans le
corps de Magdelaine, & le nom d'vn chacun; & les demons n'ont point voulu parler. Et depuis Verin parlât au Preſtre Loys
a dit : Adam où és-tu? Adam où és-tu? des
lieux profonds crie à ton Dieu , & il t'exaucera : demande d'aller où l'on chante,
Sanctus , Sanctus : & non là où l'on maudit
pere & mere, & le Dieu viuant. Et addreſſant ſa parole à Belzebub , il a dit; Ceſte

maiſon eſt encor ouuerte pour toy, Belzebub : mais ſi elle donne la toile à ſon Seigneur, eſtant vn excellent artiſan, il en for-
mera vne noble image. Apres ils donnerent l'Eſtole au Frere François de l'Ordre
de ſainct Dominique, lequel demanda à
Aſtaroth pourquoy il ne parloit point? Et
Verin a dit: C'eſt pource que tu t'enquiers
pour ſçauoir la verité de luy qui ſouſtient
le party de Lucifer, & non de celuy qui
eſt du coſté de Dieu. Et apres cela, il fit
vne exhortation au Preſtre Loys, taſchant
par beaucoup de raiſons à luy perſuader
qu'il ſe côuertiſt, & inuitoit le Fils de Dieu
de preſenter ſes playes à ſon Pere : il inuitoit la bien heureuſe Vierge de preſenter
pour luy ſes mammelles ; il inuitoit Pierre
& Marie Magdelaine de luy obtenir qu'il
peuſt reſpandre des larmes , faire penitence, & autres choſes ſemblables.

Magdelaine eſtoit enleuée en l'air par le
demon: le ſabbath ſe celebroit en la chambre: les Magiciens & Magiciennes eſtoiét
portez dans l'Egliſe, pour aſſiſter aux ex-
hortations. Le Preſtre Loys dormit au
lieu où la bien-heureuſe Marie Magdelaine auoit fait ſa penitence ; d'autres Preſtres faiſoient la garde , & touſiours il ſe
monſtra endurcy.

Encor ce iour là mesme , auant qu'ils en-
trassent dans l'Eglise, Verin compara Loys
à vn malade qui est à l'article de la mort, &
cét homme là (dit-il) n'a rien plus que la
langue & les oreilles ; & si le Medecin luy
demande de sa maladie, où il luy fait mal,
comment elle a commencé, l'estat de son
mal; il respondra : Ie ne sçay, d'autant qu'il
a perdu la memoire, & toutefois il peut recouurer sa santé, pourueu que l'ame ne soit
point encor separée du corps, pource qu'il
suffit au Medecin si le patiēt se recognoist
estre malade, & permette qu'il le pense, &
qu'il suiue son regime. Ainsi est-il de toy,
Loys, les demons t'ont osté à toy, Loys, la
memoire , & il suffit pour ton salut que tu
te commettes entre les mains du Medecin
des ames.

CHAPITRE X.

ON recogneut encor vne autre maniere comment ce pecheur estoit appellé, en ceste façon. Le second iour de Ianuier 1611. du matin , l'Exorciste fut le Pere
François de l'Ordre de sainct Dominique.
Belzebub disoit qu'il estoit lié, à cause du
serment que Loys auoit fait ; & puis apres

il iura auec grande solemnité que Loyse
estoit possedée, & que Loys estoit veritablement le Prince des Magiciens, & que
luy-mesme luy auoit imprimé les marques, l'vne en la teste, & l'autre au costé,
marques inuisibles : & iuroit que c'estoit
luy qui auoit donné le malefice à Loyse, &
que Loyse estoit possedée à cause de ce malefice, lequel il luy auoit donné, afin que
elle offençast Dieu, mais que Dieu l'auoit
preseruée.

A ces paroles, & autres semblables, Verin est descendu des degrez par où l'on
monte au grand Autel, deuãt lequel estoit
Loyse y faisant sa priere; & il a confirmé le
serment solemnel que Belzebub auoit iuré, & a inuité toutes les creatures à prendre
vengeãce de Loys. Et disoit la cause pourquoy Dieu l'auoit reserué à ceste fin, disant
que Loys auoit renoncé à tout, mais qu'il
n'auoit pas renoncé au diable. Apres, il a
dit : L'Antechrist est nay, & Dieu veut preparer son Eglise, & luy donner les remedes
à se preparer contre les persecutions qui
sont prestes de venir. Il offroit aussi à Dieu
les playes de son Fils bien-aymé, disant,
qu'il pouuoit, si sa volonté estoit telle, pardonner à Loys, car mesme vne seule gout-
te de sang le pouuoit appaiser. Et il a inui-

té la Vierge qu'elle rendist à cét infirme le
sentiment pour auoir cognoissance de son
mal (car il en auoit perdu le sentiment) &
la lumiere à cét aueugle. Et il exhortoit
Loys de s'aller plonger dans les playes du
Seigneur son Redempteur. Et disoit qu'il
y en auoit de ceux qui estoient là assistans,
qui verroient les temps de la persecution
de l'Antechrist, & qu'il y en auroit plus de
quatre qui endureroient le martyre, attendu que le iour du grand Iugement approchoit.

  Il disoit aussi que Belzebub ne disoit pas
la verité, sinon qu'il y fust grandemēt forcé, & par beaucoup de menaces, & que à
ceste fin il falloit prendre la vertu de Dieu
tout-puissant, & que c'estoit par les prieres de sainct Estienne qu'il auoit esté contraint de dire & de iurer ce qu'il auoit dit
& iuré; & ce Verin s'est mocqué de Belzebub, le brauant en diuerses manieres.

  Il disoit encor, qu'il n'y auroit pas tant
de difficulté à tirer Caïn hors des Enfers,
ou Pilate, ou Herode, ou Iudas, ou le diable mesme: car ils sçauent bien les tourmens qui y sont, & que c'est que l'on y presente pour mãger, & que la difficulté estoit
plus grande de tirer l'ame de Loys de son
iniquité, & que Lucifer & les demons mes-

mes ne refifteroient pas tant à Dieu, s'il
vouloit les appeller à penitence, côme fait
Loys, difant: O Dieu! donne à cét aueugle de ta lumiere: donne à ce malade qu'il
ayt le fentiment de fa douleur, qu'il fente
fon infirmité: dis luy, *Lazare, veni foras:*
Grand Dieu, illumine le Seigneur d'Auignon.

Le mefme iour fut tenuë vne affemblée,
& en icelle le Reuerend Pere Michaëlis
propofa deux ou trois articles, difant, que
il entendoit examiner Sœur Loyfe, &
Sœur Magdelaine, pour fçauoir fi elles
eftoient vrayement poffedées, ou non, &
que Meffieurs les Confeillers d'Aix defi-
roient fort de le fçauoir; & auffi qu'ils ont
iugé eftre à propos de les feparer d'enfemble à cefte fin, & que de cét examen feroiét
exclus le Pere Romillon, & les deux François; & tous ont iugé qu'il le falloit ainfi
faire.

Le mefme iour, au vefpre, vn certain
Preftre nommé Paul, homme de grande
eftime, fit l'office d'Exorcifte, & Verin luy
dit, comme fi c'euft efté Loyfe: N'exorci-
ze point, car ie ne fuis point poffedée.
L'Exorcifte demâda à Leuiathan où eftoit
Belzebub? Leuiathan a dit qu'il eftoit dans
le corps de Loys. L'Exorcifte l'interrogea

pourquoy il ne fortoit? Leuiathan refpondit qu'il ne fortiroit point, afin de la tourmenter. Le Reuerend Pere Michaëlis demanda, quel eft ton nom? il refpondit, Leuiathan. Il luy demanda encore combien
ils eftoient? Leuiathan refpondit: Autant
comme ils eftoient en chaque partie de fon
corps. Il l'interrogea derechef, pourquoy
ils ne fortoient point? Leuiathan refpondit: Nous ne pouuons fortir, fi les cedules
ne font renduës. Et il fut demandé où
eftoient ces cedules? Leuiathan refpondant, a dit qu'il ne l'enfeigneroit pas. Et ils
firent venir Loys, pour luy dire qu'il euft à
renoncer aux cedules, & il le fit ainfi, & Leuiathan a dit, qu'il n'y auoit pas renoncé
d'vn vray cœur. Et le Pere Antoine, l'vn
des Capucins, fe mit à exorcizer Loys, &
Verin luy vouloit fuggerer des remedes
conuenables à cefte fin, de la part de Dieu
Mais le Pere Antoine refpondant, a dit:
Ie ne veux point qu'on me monftre, tais
toy. Et Verin refpondant, a dit: Ah Michaëlis! Dieu me deflie, & tu me lies. Et
l'Exorcifte a dit: Tais toy. Et Verin a dit:
D'où vient cecy, Loys, que tu ne peux impofer filence aux demons qui font dans le
corps de Loyfe, & tu peux impofer filence
aux demós qui font dans le corps de Mag-

delaine? Entant que diable, ie ne puis cognoiſtre ton interieur : mais ie le cognois,
entant que ie ſuis icy de la part de Dieu.

CHAPITRE XI.

L'On recogneut vne autre maniere cóment ce pecheur eſtoit appellé, en ceſte ſorte. Le troiſieſme de Ianuier 1611.
Loys vint tout eſploré, auec grande hypo-
criſie, en la chambre du Reuerend P. Michaëlis, & Magdelaine eſtoit grandement
tourmentée. Et lors de l'exorciſme du matin, Verin ſe mit à parler ainſi : O Dieu
puiſſant ! pourquoy n'enuoy-tu vn Ange,
ou quelque Predicateur, pour dire ces
choſes, & non vne fille ? mais tu as reſolu
d'exterminer la Magie par ceſte voye. O
Dieu ! octroye-moy la códition de ce Magicien, & i'auray repentance de mon peché. Et ſi tu me faiſois ceſte grace, ie ne dis
pas que ie me proſternerois deuant tes
pieds, mais ie m'aneantirois iuſqu'au profond de l'Enfer, & ie te prierois (ô Dieu
des miſericordes !) que de là tu dreſſaſſes
vne eſchelle qui atteigniſt iuſques au haut
du Ciel, & qu'en chaque eſchellon tu miſ-
ſes vn razoir, & des ſupplices ; & ie ſerois

preſt d'y monter touſiours iuſques au iour du Iugement, & d'en deſcendre, & ſouffrir, & mourir ſur chaque eſchellon; & encor, ô Dieu! ce me ſeroient des fleurs & des roſes, & des miſericordes merueilleuſement grandes.

Le Magicien diſoit tantoſt les paroles de la conſecration, tantoſt il ne les diſoit pas, & faiſoit l'hypocrite & le Phariſien, & faiſoit ſemblant d'entreprendre des pelerinages, & il alloit en Turquie, & en Flandres. Dieu iuſte! il ne m'appartient pas de t'arguer: mais pourquoy as-tu permis ceſte iniquité ſi gráde? tu veux vrayement monſtrer les richeſſes de ta bonté, ainſi que tu as fait en Pierre, & en Dauid. La mauuaiſe vie, & la bonne mort ne marchēt point enſemble: qui veut bien mourir, il faut qu'il viue bien, & face penitence. Loys, tu n'as pas voulu me croire, & tu ſeras puny ſi tu ne me crois.

Il diſoit auſſi que Loys menoit vne vie de Phariſien: en dehors il paroiſſoit eſtre ſainct, & au dedans il eſtoit remply de toute iniquité, & qu'il faiſoit ſemblant de s'abſtenir de chair, & qu'il ſe ſaouloit de la chair des petits enfans. Et il diſoit: Vous demandez des ſignes, & l'vn veut du Grec, l'autre de l'Eſpagnol, l'autre du Latin; mais

mais toute curiofité doit eftre efloignée
de cét œuure: & i'ay predit plufieurs chofes: que Loyfe feroit examinée, que Magdelaine confefleroit : & outre cela vous
demandez encor des fignes comme les
Pharifiens. O Seigneur Dieu ! donne de
ta lumiere à ces aueugles cy. Mais tu re-
prouue les confeils des Sages , & les Sabbaths font en confufion, & tout l'Enfer
eft troublé, d'autant qu'ils voyent que la
conuerfion de leur Prince eft preffée de
telle facon: & il eft ainfi chez eux, comme
vous feriez, ô François, fi voftre Roy quit-
tant le Chriftianifme, fe rendoit Sarrafin:
& comme auffi l'Eglife feroit troublée, fi
le Pape (ce qui neantmoins ne fe peut
faire) fe reuoltoit de la vraye foy pour adherer à l'herefie. Il difoit auffi que Dieu
auoit commandé en fa toute puiffance,
que les Magiciens & Magiciennes, Sorciers & Sorcieres fuffent apportez icy fur
cefte Eglife pour y entendre leur iugement: Dieu veut exterminer cefte race,
& remplir les fieges du Royaume des
cieux, car le Iugement approche, & l'Antechrift eft nay d'vne Iuifue corrompuë
par vn Incube. Et toy Dieu, tu veux preparer tes gendarmes au combat, & le diable
y veut preparer les fiens, & les Magiciens

seront les precurseurs de l'Antech. & ses
Prophetes. Ce iour là mesme, les PP. Cap.
s'é allerét à Marseille : ie croy que c'eſtoit
pour s'informer de la vie de Loys, & visiter ſa chãbre, & ſes eſcrits. Le meſme iour
au veſpre, le R.P. Michaëlis exorcizoit: &
Belzebub s'eſcria : Voicy que là ſont des
Sorcieres qui viennent pour racheter leur
Prince. Et Verin a dit. C'eſt leur Prince qui
les faiɛt venir. Dieu face perir le loup qui
vient deuorer la brebis: le deuoir des chés.
eſt d'obeyr & d'abboyer ſi toſt qu le Paſteur luy faiɛt ſigne: & en diſant cela, il ſe
mit à iapper comme feroit vn chien. Et il
adiouſta de dire, vous ne me permettez
pas de parler, moy qui deſcouure leurs ruſes. Et ilz interrogerét Belzebub qui elles
eſtoient, en qu'elle façon elles eſtoient
venues, & d'où. Belzebub reſpondant a
dit, Ie ſuis lié. Et Verin a dit : Ne vous
eſtonnez pas s'il ne parle point, car vous
ne voulez pas croire à Dieu: & vous voudriez que Dieu deſcendit du Ciel, &
vous prinſt par la main. Vous auez le
Prince de la magie : mais ô aueuglement!
encore ne croiez vous pas. Apres cela il
a dit: Dieu vous perde Magiciens & Magiciennes tant que vous eſtes : pourquoy
eſtes vous venus en ceſte Egliſe : ce n'eſt

pas icy le lieu de voſtre malheureuſe aſ-
ſemblée (mais ce leur eſt aſſez, pourueu
qu'ilz empeſchent ſeulement que les
Diables ne parlent) à quoy eſtes vous venus icy gens miſerables? Et toy auſſi qui es
leur Paſteur, Dieu te perde bouc infect.
Et apres il a dit, ces demons ſont liez, &
ie ſuis libre : & ie vous diray ce qui eſt de
la verité, & ie iureray que ie dis vray &
qu'il faut touſiours eſcouter la partie. Et
il luy fut commandé de deſcouurir toutes
les embuſches du Diable. Et Verin reſpondant a dit : Puiſque vous voulez entendre tout ce que i'ay dit, entendez les:
car la volonté de Dieu eſt que toutes les
choſes que i'ay dit au matin ſoient ſceuës:
& veut que tous le ſcachent, & non ſeulement ſes Confeſſeurs: car il veut que
tous cognoiſſent ſon extreme bonté enuers luy. Et il commença à reciter beaucoup de pechez de Magdelaine deſquels
a eſté cy deuãt faict mentiõ:&apres il a dit.
Magiciẽ le plus meſchant de tous, Prince
de la Magie:ô ſi tu ſcauois la ieuneſſe qui ſe
perd.Et il fut commãdé a Verin de parler
plus bas.Et il dit:Quand ie parle bas,vous
eſtes negligens de m'entendre : quand ie
parle haut, vous me faictes taire.O Sodo-
me!choſe ſemblable n'a point eſté dite en

toy: & au temps du deluge, chose semblable n'est point arriuée comme à present: & ilz sont peris neantmoins : & voicy que maintenant il a fallu auoir vn diable pour reprendre vn pecheur. Il disoit aussi qu'il y a de la difference d'auoir le diable au corps, & de l'auoir en l'ame, & de l'auoir dans le corps pour la conseruation de l'ame. Et comme quelques vns disoient qu'il deuoit obeir à l'Eglise qui est l'Espouse : il a respondu : il faut aussi que l'Espouse s'humilie deuant son Espoux : & Dieu vous veut faire part de sa lumiere, & vous dites, tais toy Verin. Ma proposition est de parler à l'honneur de Dieu: ie n'ay iamais dit, deferez l'honneur à Verin, i'ay tousiours dit, que ie suis vn diable & vn maudit : Si i'ay mal parlé, venez & monstrez que i'aye mal parlé.

Mais ils demandent des signes, ô Dieu tresfort! commande donc, & ie parleray en langue Hebraique, ou bien opere d'autres prodiges, côme ces pauures & deplorables aueugles demandent. Mais qu'as tu faict à ceux qui demâdoiët que tu fisse des signes: tu leur pouuois dôner des signes du Ciel tels qu'ils les demâdoiët : mais tu ne leur en as point voulu dôner de tels comme ils les demâdoiët, car tu requiers tousiours de la

part des hommes quelque peu de foy, afin
qu'ils te croyent.

Michaëlis, les enfans, & ceux qui tet-
toient, lefquels ils ont mangez, lefquels ils
ont fuffoquez, lefquels ils ont permis d'en-
feuelir, & puis apres les deterrent, crient
vengeance deuant Dieu d'vne mefchanceté fi grande; & les Magiciens tafchent de
depoffeder Dieu de fon throfne, & font
facrifices au bouc, & l'adorent; & penfe-tu
qu'en ces abominations fi mefchantes,
Dieu ne foit point irrité ? En leur table il
n'y a point de coufteau, car ils ne veulent
point coupper leurs imperfections. Il n'y a
point de fel, car ils hayffent la vertu de
prudence : le fruict de l'oliue n'y eft point,
car ils font cruels. Et ils tiennent icy leurs
fabbaths, & mangent icy, & blafphement
icy la fainte Trinité, & la facrée & fainte
Mere de Dieu; & Dieu n'a-il pas dequoy
à bon droict eftre irrité ?

Le Turc eft vne nation perfide, & les
Iuifs attendent leur Meffie, & les heretiques adorent ce qu'ils ont conceu : mais
l'iniquité de tous ceux-cy n'approche
point de celle des Magiciens, d'autant que
il n'eft iour qu'ils ne renoncent à Dieu, &
n'eft iour qu'ils ne le crucifient.

Ie vous dis que fi à Geneue auoient efté

dites les chofes qui fe font dites en cefte
Baulme, en verité ils ne feroient point demeurez en leur obftination ; & les enfans
de l'Eglife ont vn Magicien, & ils ne veulent point que ie luy parle?

O Michaëlis! garde bien foigneufement
le Magicien, il eftonne encor Magdelaine,
& dort encor auec elle : & toy, Michaëlis,
tu és trop facile, & prends pour tes Coad-
iuteurs ceux que Dieu n'a pas efleus pour
cét œuure, & ils ne font que me dire des
outrages, & me mefprifent. Apres, il a dit
que Loys fe plaignoit ; & puis il s'eft mis à
abboyer, difant : Ne vous eftonnez pas fi
i'abboye, car ie voids le loup, Et addreffant fa parole au fieur Loys, il a dit : Tu és
vn Magicien, & vn miferable forcier. O
de quelle affection tu t'efforces de lier cefte-cy ! & ie te dis que dedans huict iours,
fi tu ne te conuertis, tu feras bruflé. Et il
faudra (au moins fi deuant huict iours tu
ne te conuertis) que ces filles-cy foient exorcizées deuant la Cour de Parlement, &
que Loys declare publiquement fes crimes dedans fainct Sauueur à Aix, & à Marfeille en l'Eglife en laquelle il a coimmis fes
abominations, car il eft criminel de leze-
maiefté. Mais, ô Dieu tout-puiffant! pourquoy luy permets-tu qu'il viue, ou qu'il

foit à foy ? Mais ie te requiers , Dieu tres-
haut, de la part de ta tres fainéte Mere, de
la part des Seraphins , de la part des Martyrs, de la part des Vierges, & de la part de
tous les Sainéts & Sainées, & ie vous appelle, tous a refmoings, que fi dans huiét
iours Loys n'eft conuerty , qu'il fera mis
entre les mains de Monfieur de Marfeille,
& auec toutes ces chofes, encor difent-ils
que Loyfe n'eft point poffedée. Et apres
cela il a dit : Toy auffi , Magdelaine, as fait
vne cedule fignée de ton fang pour Loyfe,
vne autre pour Anne Bonnier, vne autre
pour Catherine de l'Ifle, & ne t'efmerueil-
le pas, ô le plus mefchant de tous les Magiciens , fi ie dis que tu as tant de cedules
de la part de Magdelaine. Et apres cela, il
a iuré de la part de Dieu le Createur du
Ciel & de la terre, de la part de la tres-
fainéte Mere de Dieu, & des fainéts Anges , & des Patriarches, Apoftres, Martyrs, Doéteurs, Confeffeurs, Vierges, Vef-
ues, & de la part de toute l Eglife triomphante & militante : par l'authorité que
Dieu a donné à fon Eglife, à la confufion
de tout l'Enfer, difant: Le Prince des Magiciens fera pris, fera lié, & fera bruflé dans
huiét iours (cela f'entend au cas qu'il ne fe
conuertiffe) & ce fera moy-mefme qui en

demanderay la vengeance au Reuerendiffime Monfieur d'Auignon, & à Monfieur
le Reuerendiffime Euefque de Marfeille.
Et il dort encore auec Magdelaine : il eft
vray toutefois que Magdelaine y refifte aucunement. Et il a dit : Si iamais iurement
fut affeuré & ferme, ceftui-cy le fera; & ne
demádez plus des fignes, car Dieu fe cour-
rouce contre vous. Et apres tout cela, il a
auffi inuoqué fur foy l'ire de Dieu. Et a adioufté, difant : Encor maintenát ie demande la mifericorde de Dieu pour ces deux
ames, Loys, & Magdelaine. O Dieu des
Dieux! ie te prie que tu presétes tes playes
à Dieu ton Pere pour eux : renouuelle-les,
car elles font grandement luifantes, pour
leur grande beauté, & l'excellence qui eft
en elles, & l'vne d'elles eft fuffifante pour
le rachapt de tous les pecheurs. O Marie!
prie pour ces miferables, car ce Magicien
ne veut point recognoiftre fon peché. Ie
vous dis que s'il fe conuertit, il n'aura point
de mal, toutefois il fera puny. O Dieu tres-
bon! n'eft-ce pas toy qui as donné le glaiue
de la puiffance? Il faut que le droiét pefe
toutes chofes d'vne balance efgale, & qu'il
ne panche ny deçà, ny delà. Les innocens
meurent, les coulpables meurent : Seigneur Dieu, aye pitié de luy.

Ie confesse que ie suis indigne de ta misericorde , mesme pour le trauail que ie
prends, trauaillant pour toy : mais ie demande misericorde pour luy , sinon sub-
roge-moy au lieu de luy , car cela est en ta
puissance: Seigneur, octroye-moy la condition de cestui-cy. Et Gresil a dit : Donne-moy aussi d'estre en la place de Magdelaine. Et Sonillon a dit : Et moy Sonillon,
ie demande au nom de ceste Sœur, que l'on
face entendre à sa mere , que si sa sœur est
enceinte, que c'est le Magicien qui l'a fait.
Et que deuiendront les meres affligées, si
leurs filles ne sont pas en seureté dedans
les maisons paternelles? O Magdelaine!
combien de fois as-tu menacé ta mere?
mais Dieu sçait tirer du mal le bien, & fait
venir les Magiciens pour entendre leur
iugement, & il y en a plus de quatre, qui
maintenant sont venus à resipiscence.

CHAPITRE XII.

L'On recogneut vne autre maniere cóment ce pecheur estoit appellé, en ceste sorte. Le quatriesme de Ianuier 1611. durant la Messe, Verin parla ainsi. Seigneur, permets-moy que ie parle en Espagnol, & en Grec. Ils demádent des signes: Seigneur, say ie te prie que le Pere Superieur deuienne borgne d'vn œil, & que le Pere Antoine cloche. Commande, Seigneur, que le feu descende du Ciel : que si vostre Dieu n'est assez sage pour vous, venez, & luy donnez conseil. Ils demandent des signes, & permettent que ceste fille cómunie autant de fois qu'elle a inuoqué sur soy l'ire de Dieu. Ie dis moy, si elle n'est point possedée, qu'elle est pire que Lucifer mesme, & qu'elle se mocque de l'Eglise de Dieu, en acertenant choses pleines de merueilles, & si estranges, qu'vn Salomon est damné, & que l'Antechrist est nay. Vous deuriez la prendre, & la liurer pour estre bruslée; & toy, Dieu, tu deurois dire à la terre qu'elle ouurist sa bouche, pour l'engloutir toute vifue, si elle est coulpable, & enuoyer ton foudre du Ciel pour la frapper. Et addreſſant ſa parole à Loyſe, il a dit: Et toy, pauurette, tu ne prends pas garde qui ſera celuy qui te deffendra: tu és fille, & tu t'expoſes au danger de ta vie, ſi tu dis que tu n'as ſouſtenu aucune hereſie; mais ie dis que iamais choſe ſemblable n'eſt arriuée, comme il eſt arriué maintenant. Si tu dis que Dieu n'a point determiné la maniere de ſes miracles: mais ie dis qu'il n'a point dit qu'il annonceroit de ceſte façon la naiſſance de l'Antechriſt. Tu ne dis rien, Loyſe, il faut que tu ſois apprehendée, que tu ſois bruſlée, que tu ſois miſe en la place du Magicien meſme. O miſerable aueuglement! ce n'eſt pas merueille ſi les heretiques ne croyent point, puis que apres choſes ſi grandes, & toutes ces choſes, encor ne croyent-ils pas, ains diſent qu'elles ne leur ſont pas ſuffiſantes, & demandent d'autres ſignes; & ie dis qu'on en feroit bien vn liure.

Et parlant derechef à Loyſe, il a dit: Toy auſſi, Loyſe, as dit que le Roy d'heureuſe memoire ſeroit canonizé; & il y en a qui penſent que ç'eſt en intention que la Reine te prenne, pour eſtre vne de ſes filles. Que ſi tu és ſi meſchante, & ſi damnable, Iuſte Dieu! prends vengeance du Magicien, & de Loyſe. Et toy auſſi, Michaëlis,

tu peux cognoiftre s'il eft ainfi, tu entends
la confeffion de Loyfe. Les pechez de
ceux qui dorment ne font point pechez.
O Seigneur Dieu! commande que ie parle en Latin, en Hebreu, ou en autre langue, car tu fçais que ie le puis, & cefte cy
ne s'humiliera point dauantage. Apres il
a dit: Prenez garde à la confufion des fabbaths: Dieu prend à foy leur Prince & leur
Empereur, & ils fe font voulu eflire vn
Preftre, lequel eftoit tenu pour vn fainct,
& les premiers de Marfeille alloient fe
confeffer à luy. Et vn Pere de la Societé
de I E S V S fera vne predication à la Chine,
& au Peru, & les habitans de ces pays là fe
conuertiront à Dieu: partant, ô Chreftiens, prenez garde à vous, car vous pouuez eftre en l'Eglife, & eftre pourtant du
nombre des reprouuez: ny tous les Religieux mefmes n'entreront pas en Paradis.
Et ie protefte deuant toy, Seigneur, que
i'ay fait ta commiffion; & ne voyez-vous
pas que Belzebub eft contraire à Verin?
Viens, mefchant Magicien, viens, tu feras
tenu pour innocent, & ils te laifferont aller. Seigneur, tu as voulu eftré tenté pour
monftrer aux hommes qu'ils ne doiuent
point prefumer de foy, & tu as veu venir
le diable de loing: mais la vie des hom-

mes eſt vne tentation continuelle ſur la terre. I'ay dit à Magdelaine : tes pechez te ſont remis, & il eſt vray : mais qu'elle obſerue cinq poinɛts qui luy ont eſté baillez. Apres cela, il a dit : Michaëlis, Dieu veut que Loyſe ne communie point, & il reſiſtera auſſi iuſqu'au iour du Iugement, & vous demandez des ſignes, & voicy vn ſigne. Et apres cela, la ſainɛte Communion luy fut preſentée. Et Verin dit en la perſonne de Loyſe : Ie ne veux point la Communion, ie ſuis vne ſorciere, vne empoiſonneuſe : voila le ſigne que vous aurez; & ô Dieu, ie te prends à teſmoing, que c'eſt à ceſte fin que ie fais cela. Mais quoy? Seigneur Dieu, ſi tu leur donnes ce ſigne, ils ne ſont pas contēts; & ſi tu leur en donnes vn autre, il ne ſera pas tel qu'ils le demandent. O Loyſe, que tu as encorà ſouffrir! Et le Preſtre la preſſoit touſiours pour la faire communier. Et Verin a dit : Comment voulez-vous qu'vne damnable communie? car il faut confeſſer l'yne de ces deux choſes, ou qu'elle eſt vne Magicienne tres-meſchante, ou qu'elle eſt poſſedée; & ie vous perſuade de croire qu'elle eſt Magicienne, & de croire que Loys n'eſt point Magicien.

Apres cela en fin, il permit que Loyſe

communiaſt, diſant que c'eſtoit en confirā
mation qu'elle eſtoit vrayement poſſedée,
& a adiouſté qu'il en feroit vn ſerment ſi
ſolemnel, qu'il faudroit neceſſairement y
deferer.

Le meſme iour, au veſpre, Sœur Magdelaine fut exorcizée par le Pere Franciſque, de l'Ordre de ſainct Dominique, &
Sœur Loyſe eſtoit preſente; & le diable dit
qu'il eſtoit lié par Loys, & ne voulut point
parler. On fut d'aduis de faire venir Loys,
lequel fut luy-meſme exorcizé en la preſence de Verin, qui luy fit faire vne renonciation bien expreſſe, laquelle il confirma
par ſerment qu'il preſta ſur le venerable
Sacrement. Il le fit auſſi renoncer à toutes
les ligatures, & à tout ce qu'il auoit au
corps de Magdelaine. Et Belzebub, qui
eſtoit exorcizé en meſme temps en l'autre
part de la ſaincte Baulme, a dit que le Magicien adoroit Lucifer, & que les Magiciens & Magiciennes l'adoroient en l'Egliſe, diſant que c'eſtoit d'vn cœur double, &
diſſimulé, qu'il auoit renoncé aux choſes
cy deſſus, & repeta auſſi les meſmes paroles que Loys auoit tenuës auec vn certain
Preſtre, ſur la deliurance de Sœur Magdelaine.

CHAPITRE XIII.

D'vne autre maniere comment Loys fut appellé.

APres le difner, Sœur Loyfe fut exorcizée par le Reuerend Pere François, de l'Ordre de fainct Dominique; &
Verin a dit : Pourquoy me viens-tu exorcizer? ie dis que l'Eglife n'a point authorité
de me commander, & que ie ne puis prefter de ferment qui foit valable: L'vn demande du langage Grec, vn autre du Latin : mais toy, Seigneur, commande que
ie parle, afin qu'ils croyent. Vous dites:
Loyfe a l'imagination enforcelée : Gens
fans iugement, ceux-là ne font-ils pas lu-
natiques, qui font enforcelez en leur ima-
ginatiue?

Apres cela, il a dit : C'eft Magdelaine
qui a enforcelé les Religieufes de fainte
Vrfule : elle a enforcelé les Religieufes de
fainte Claire : & elle a auorté en telle &
telle forte : c'eft elle qui a dóné les cedules
fignées de fon propre fang; & ie luy ay dit:
Magdelaine, confeffe, & ie ne diray rien,
& elle fe garda de me rien dire, & vous

cherchez encor des signes. Et apres plusieurs autres propos, il a encor dit : Dieu veut rendre manifeste au monde la malice des Chefs de Magie; & quant à eux, ils pensoient bien vser de leur malefice en mal, & Dieu a retourné le dé, & Dieu a voulu les battre de leur propre baston. O que ie parle auec grande certitude, & que i'ay vn bon garent qui ne máquera point! & que vous verrez encor de grandes choses! Dieu se reserue vn moyen insigne, par lequel il fera cognoistre qu'il est le Superieur. Et il faudra que Loys rende les cedules, car elles ne peuuent estre deliurées, qu'elles ne soient renduës. Il y en eust vn qui dit qu'il ne falloit point presser cela; & Verin respondant, a dit : Prenez garde au miracle de Theophyle, & de Basile. Si on ne sçauoit point où elles sont, il ne seroit point necessaire, mais à present on sçait où elles sont. Et ie vous dis que Dieu est irrité, & plus qu'il n'estoit au temps des Niniuites : l'air est infecté de leur malice, & la terre ne peut plus porter le meurtre de tant d'enfans qu'ils deuorent. Ils mangent ces chairs là par friandise, & elle ne leur couste gueres. On luy demanda où ils prenoient ces petits enfans? Et Verin a respondu qu'il n'auoit pas charge de satisfaire

aux

aux curieux, & n'estoit pas là pour descouurir l'iniquité des autres : mais que
s'ils vouloient, il leur nommeroit vne Sorciere qui demeure à Aix, & qui estoit de
la cognoissance de Magdelaine. Apres
cela il a dit: si vous ne croyez, vous ne ferez iamais rien, & enquis pourquoy il ne
parloit point plus auant, il a respondu,
Dieu ne le veut pas: & voicy que vous
voulez donner la Loy à Dieu, comme
les Pharisiens demandoient des signes, &
n'en eurent point. Et ils luy respondirent,
qu'ils auoient eu premierement des signes:& Verin a dit:& vous aussi. Et le P.
François dit au P. François de l'Ordre de
sainct Dominique, qu'il proposast au Demon quelques sentences en langage Flamend, à quoy il se monstra difficile du
commencement : mais puis apres il dit:
dites moy ce que vous voulez, & ie luy
proposeray : apres cela il proposa à Verin
en Flamend ce qu'ils luy auoient dit. A
quoy respondant il a dit: ie ne veux pas dire
que ie n'entens point ce qu'on me dit, car
ie parlerois mensonge, & Dieu aussi ne me
côtraint point de respondre, pource qu'il
veut que ces choses soient comme indif-
ferentes, & de telle sorte que l'on croye,
soit qu'on luy dise qu'elle est Magicienne,

ou folle, ou qu'elle soit possedée, & ie die
que Dieu est courroucé, & que vous n'a-
uez point cooperé auec luy. Et apres cela
il a dit : vous prenez bien garde à ce que
dit Belzebub, & vous l'escoutez tout ainsi
qu'vn oracle & il parle de la part de Lucifer : & à moy qui descouure ses trompe-
ries, on me dit, Tais toy. Mais c'est parce
que Loyse n'entend pas que le latin tri-
uial. Mais Belzebub parle disertement &
bon latin, & Magdelaine est noble, &
Loyse n'est fille que d'vn bourgeois. Au
vespre, seur Magdelaine fut exorcizée par
vn Prestre seculier, & Belzebub entre
autre choses estant enquis s'il affligeoit les
Sorcieres, a dit : Nous ne le faisons pas
sinon qu'elles se retournent, ou qu'elles
soient en voye de retourner à leur Dieu: &
la conuersion des Magiciens se doit bien
mettre entre les miracles, cent & cent, &
cent encor sont morts : vn d'entr'eux seulement qui est de Paris, a esté conuerti en
visitant S. Lazare, & est decedé trois iours
apres sa conuersion. Estant enquis touchant seur Loyse, il a dit, qu'il y auoit deux
ans qu'elle auoit receu le malefice, &
qu'en son corps elle auoit les malefices de
facture, ligature, & vnction.

Le 7. de Ianuier, sur le temps de la Com-

munion, Verin y refifta auec beaucoup
d'infolences, difant, que Loyfe eftoit lu-
natique,& parlant à Loyfe il luy difoit:&
penfe tu Loyfe tromper tout le monde?O
Loyfe, tu ne fçais pas t'accufer de tes pechez,tu es vne folle,& tu fais icy la bouffonne. Apres cela il a dit:Mais les lunati-
ques communient elles? Il difoit auffi au
P.Michaelis, commande moy, car ie t'ay
promis obeyffance comme a fait Loyfe.
Ce mefme iour encor, le P. François de
l'Ordre de S.Dominique eftoit chez fœur
Loyfe,& Verin difoit:enuoye leur vn An-
ge:enuoïe leur Gabriel, ou Raphael, ou Michel,ou Razeël qui a efté l'Ange d'Adam,
afin de ramener le troifiefme Adam. Et cóme on luy euft refpondu: il n'en fera pas
ainfi:car s'il parloit à eux en fa forme inui-
fible, ils diroiét c'eft vn diable:fi en forme
vifible,il ne fe feroit rien, penfans que ce
n'eft qu'vn hôme,& Verin a dit, enuoyez
leur voftre mere:Et comme on luy difoit
encor vne fois, que cela non plus ne profiteroit de rien,pource que fi mefme le fils
de Dieu defcendoit maintenant du Ciel,
ils l'attacheroient à la Croix auec des
cloux:apres cela Verin a dit:enuoyez leur
quelque Magicien pour Predicateur:& il
luy fut dit:ie veux que tu aille pour ce

ministere cy:& Verin a dit Seigneur,ils ne
me croiront pas à ce que ie diray,&ils veulent auoir des signes:&il luy fut dit:ie leur
feray voir des signes qui peuuēt estre suffisans , Verin a dit : Ils veulent d'autres signes,partant commande moy que ie parle
en Hebreu,ou en Allemand,ou dis que le
feu descende du Ciel , ou que la terre ouure sa bouche pour engloutir les chefs de
Magie, s'ils ne retournent serieusement à
roy. Il disoit encor que chacun estoit receu à chercher le petit enfant Iesus en la
compagnie des trois Roys qui sont nos
trois facultez ; & que la memoire offroit
la myrrhe de contrition en la resouuenan-
ce que l'on a de ses pechez : l'intellect,le
parfum en consideration des bien-faicts
de Dieu:la volonté, le chariot de la charité:& que l'Estoile de la Foy doit marcher
deuant : car les bonnes œuures sans la Foy
n'ont point de force.

CHAPITRE XIV.

COmment on laissa aller Loys : sa prise & sa condemnation.

Le 8. de Ianuier.1611. Loys partit de la
saincte Baume auec quelques vns des premiers de la ville de Marseille qui l'estoient
venu querir,si que pour ce coup il sēbloit

que Belzebub euſt le deſſus du vent à triū-
pher. Car on laiſſoit aller le Magicien cōme innocent:les actes du paſſé eſtoiét cō-
damnez : ſilence eſtoit impoſé à Verin:on
oſtoit par force au Dominicain ce qu'il a-
uoit eſcrit, eſtát luy-meſme tenu enfermé
par quelques heures,tous s'eſleuoient cō-
tre luy,&abandóné de tous,il n'auoit point
auec qui il ſe peuſt cōſoler, & les mocqueries,les brocards,les hôtes, les gros mots,
&les contradictiós qu'il enduroit en quelque part qu'il ſe tournaſt, ſurpaſſoient le
commun. A ceſte cauſe ils minutoient deſia de faire caſſer en vn Synode tout ce qui
s'eſtóit paſſé, y interpoſant l'authorité du
Reuerédiſſime Eueſque de Marſeille, afin
de declarer auec plus grande authorité,
nul & vain tout ce qui s'eſtoit fait auparā-
uant. Cependant toutefois le Reuerend
P. Michaëlis pourſuiuit l'exorciſme auec
les Peres de la Doctrine. Or ce qui a eſté
fait par luy, & ſous luy, eſt eſcrit dans les
actes d'iceluy.

Sur ce temps-là ie conferay de cét œuure
cy auec le Theologal du Reuerendiſſime
Monſieur d'Auignon. Ie fus eſcouté en
mes allegatiós,mais ils refuſerent d'entendre à la pourſuite, ny à l'examē de l'affaire.

Sur la fin du mois, nos eſcrits nous furent

rendus, afin que ie les tranfcriuiffe; & ie les
tranfcriuis en la maniere qu'ils font cy deffus, auant le Carefme; & i'en baillay quelque partie d'iceux, à fçauoir ce qui s'eftoit
paffé iufques au vingtiefme de Decembre,
au Reuerend Pere Michaëlis: le refte ie ne
le peus tranfcrire, eftant occupé aux Ser-
mons du Carefme. Quand ie fus retourné
de prefcher le Carefme, ie mis en Latin ce
que i'auois compilé auant le Carefme.

Le dix-neufiefme de Feburier 1611. fut
donnée commiffion à Monfieur Maiftre
Antoine Segueran, Confeiller au Parlement d'Aix, d'informer fur l'accufation de
rapt, feduction, impieté, magie, forcelle-
rie, & autres abominations contre Loys
Gaufridy, natif de Beauuerzer lez Col-
mars, Preftre beneficié en l'Eglife des
Acoules dans la ville de Marfeille, à l'inftance du Procureur General du Roy, autheur, & accufateur, afin d'apprehender
ledit Gaufridy, & le conduire dans les pri-
fons du Palais.

Le mefme iour fut decernée commiffion
à Maiftre Antoine Thoron Confeiller en
la Cour de Parlement d'Aix, pour ouyr
Sœur Magdelaine de la Palud en fa depofition, & de s'informer fur les depofitions
faites par le Procureur du Roy, & que le

procez fut pourfuiuy contre ledict Gaufridy, auec Monfieur Garendeau, Vicaire
de l'Archeuefque d'Aix.

Le vingt-vniefme de Feburier 1611. Magdelaine fut ouye, & elle a depofé & confeffé ce qui concernoit lefdicts crimes de
rapt, & de feduction, quant à ce qui regarde la Magie, & les promeffes, & les ftipulations faites aux malings Efprits, & autres
abominatiós portées par le procez verbal.

Le 23. de Feburier 1611. fut faite vne autre
information par ledict Commiffaire.

Le vingt-quatriefme de Feburier 1611.
Maiftre Antoine Mirondol Docteur en
Medecine, & Profeffeur du Roy en l'Vniuerfité d'Aix, donna fon tefmoignage, que
quant à ce qui concerne les accidens, &
les motions admirables, & qui font outre
l'ordinaire, qu'il a confiderez en la perfonne de ladite Magdelaine de la Palud, tout
le temps qu'il a efté auprés d'elle, auparauant que l'on euft recogneu affeurément
qu'elle eftoit poffedée.

Le 26. & vingt-feptiefme de Feburier,
Iacques de Fonte, & Loys de Graffy, &
ledict Mirondol, Docteurs & Profeffeurs
en Medecine, & Pierre Bontemps Chirurgien Anatomifte, auffi Profeffeur en
ladicte Vniuerfité, par la commiffion def-

dicts Commiſſaires, ont rapporté ſur les
choſes qui concernent la qualité des accidens extraordinaires qui ſe voyoient par
interualle en la teſte & au ceruéau de ladicte Magdelaine, & ſur leurs cauſes, & ſur
la qualité, cauſes, & raiſons des marques
qu'elle auoit monſtré auoir ſur ſoy, eſquel-
les elle n'auoit aucun ſentiment: outre ce,
touchant ſa virginité, & corruption.

Le 26 de Feburier, & 4. de Mars, ledict
Gaufridy fut interrogé, & a reſpondu ſur
les choſes ſuſdites & alleguées.

Le quatrieſme de Mars 1611. le Parlemét
a donné commiſſion à Maiſtre Antoine
Thoron, Commiſſaire cy deuant depute,
d'inſtruire le procez, & le mettre en eſtat.

Le cinquieſme de Mars 1611. fut faict
procez verbal des choſes, dont ladicte
Magdelaine & Gaufridy auoient diuiſé, &
debattu enſemble.

Le huictieſme de Mars, fut fait rapport
des marques de Sathan, qui ont eſté trouuées ſur le corps dudict Gaufridy, ſur l'indice qui en auoit eſté donné par ladicte
Magdelaine, les Medecins & Chirurgiens
deputez par leſdits Commiſſaires pour les
recognoiſtre, y aſſiſtans auec pluſieurs autres teſmoings.

Le quatorze & quinzieſme d'Apuril 1611.

fut fait procez verbal des crimes impofez audiƈt Gaufridy, & il confeffa volontairement.

Le quinziefme d'Apuril 1611. il a retraƈté ce qu'il auoit volontairement confeffé.

Le dix-feptiefme d'Apuril 1611. le Reuerendiffime Euefque de Marfeille enuoya vne procuration à Monfieur Iofeph Pelicot, Preuoft de l'Eglife Metropolitaine d'Aix, Vicaire de l'Archeuefque dudiƈt lieu, pour proceder, iuger, & ordonner en fon nom contre Gaufridy fon diocefain, tout ainfi comme fi luy-mefme y eftoit en perfonne.

Le dix-neufiefme d'Apuril 1611. il donna procuration audiƈt Preuoft, pour pourfuiure la reftitution des cedules mentionnées en icelle.

Le vingt-deux & vingt-troifiefme d'Apuril 1611. ledit Gaufridy confeffa pour la feconde fois ce qu'il auoit cy deuant volontairement confeffé, & demanda pardon à Sœur Magdelaine en fa prefence. Et auec vne grande abondance de larmes il fit proteftation de foy entre les mains du Reuerend Pere Michaëlis Inquifiteur, felon la forme du Concile de Trente, & renonça à fa mefchanceté; & il luy donna l'abfolution des cenfures par l'authorité d'Inquifiteur.

Au mesme temps que ces chofes fe faifoient, vn certain Preftre de la Doctrine
Chreftienne coniura Sœur Loyfe; & Verin dit que Carreau s'eftoit retiré de la langue de Loys, fans que plus il y deuft retourner ; & fut donné à Sœur Loyfe vn figne, qu'elle dit puis apres au Pere Dominicain, auant qu'il fuft accomply, à fçauoir
que ce iour là elle deuoit eftre appellée par
Meffieurs à l'Archeuefché, & que là auffi
feroient prefens Loys, & Magdelaine : ce
qui arriua en la mefme forte, & neantmoins il n'y auoit pas beaucoup d'apparence que cela fe deuft faire, veu l'occur-
rence de tant de hazards, & tant de volontez difpofées au contraire.

Le vingt-troifiefme d'Apuril 1611. fut
fait rapport par les Medecins & Chirur-
giés de l'effaceure des marques qui auoiét
efté fur le corps de ladicte Magdelaine, &
comme la chair vifue eftoit reuenuë en
toutes les parties où elles auoient efté.

Item, le mefme iour fut procédé fur les
interruptions & accez extraordinaires qui
arriuoient à ladicte Magdelaine, durant
qu'elle fe confeffoit.

Item, fur la gehenne & tourmens qu'elle
enduroit, & les paroles qui fortoient de fa
bouche.

Item, fut attesté de mesme sur la restitution & la reuiuification desdites marques, qui estoit arriuée le iour de Pasques, lors que l'on celebroit le diuin office ce iour là.

Le dernier d'Apuril, le Parlement declara que ledit Loys Gaufridy estoit atteint desdits crimes à luy imposez, & en satisfaction l'a condamné à la mort : à cét effect qu'il seroit liuré entre les mains du Bourreau, & seroit mené par les ruës & places accoustumées de la ville d'Aix, & que deuant la porte de l'Eglise sainct Sauueur de ladicte ville d'Aix, teste descouuerte, & pieds nuds, ayant vne corde au col, & vne torche ardente en ses mains, estant à genoux, il demanderoit pardon à Dieu, au Roy, & à Iustice; & cela faict, il seroit conduit en la place des Freres Prescheurs de ladicte ville, pour y estre bruslé tout vif en vn feu qui à ceste fin y seroit preparé, tant que son corps & ses os seroient côsommez en cendres, & icelles puis apres estre iettées au vent, & tous ses biens acquis au Fiscq, & que auant l'execution de ces choses, il seroit appliqué à la question ordinaire & extraordinaire, afin de sçauoir par sa bouche qui sont ses complices : toutefois que deuant que d'estre bruslé, il seroit mis entre les mains de l'Euesque de Marseille

fon ordinaire, ou à faute de luy, entre les
mains d'vn autre Prelat, pour eftre degradé felon la couftume.

Ces chofes furent iugées au Parlement
de Prouence eftant à Aix, & furent prononcées en public, & auffi inthimées au-
dict Gaufridy eftant en prifon, qui à l'inftant mefme fut appliqué à la torture ordinaire & extraordinaire, en la prefence
des Commiffaires deputez, & fut puny du
dernier fupplice fur les cinq heures apres
midy, apres auoir efté degradé par le Re-
uerendiff. Euefque de Marfeille fon Diocefain, en l'Eglife des Freres Prefcheurs
de ladicte ville d'Aix, en la prefence def-
dicts Commiffaires, felon la forme & fen-
tence du prefent iugement.

CHAPITRE XV.

A Ce qui a efté cy deuant dit, nous ad-
iousterons quelques obferuatiós du
R. P. Michaëlis, qui femblent feruir à vn
plus grand efclairciffemét defdites chofes.
Le 8. de Ianuier, Loys Gaufridy quittât
la fainde Baulme, s'en retourna à Marfeille en la compagnie de 4. Chanoines, qui
l'eftoient venu querir de la part de Monfieur le Reuerend. Euefque de Marfeille.
Et Belzebub cóme triomphât, fe refiouyf-

foit : car le Magicien eftoit renuoyé côme
innocent, fi bien qu'il fembloit que par là
les actes precedens eftoient aucunement
condamnez. Outreplus, le Magicien auec
fes complices, par rufe fe mettoit en effect
de faire tenir vn Synode Prouincial, afin
que fous l'authorité du Reueréd. Euefque,
tout ce qui s'eftoit paffé en la faincte Baulme, fuft declaré mefonger & vain, & à cefte fin, Loys mefme, auec quelques autres,
s'en alla en Auignon, & à Aix : mais il ne
peut pas venir à bout d'auoir vne declaration qu'il fuft innocent. Il auoit auffi follicité à Rome, mais ce fut en vain.

Le 14. de Ianuier, au téps de l'exorcifme,
Verin a dit : Efcoutez, & entendez, vous
qui eftes icy venus pour remener le Magicien, & qui follicitez pour le faire declarer
hôme de bien & innocent, n'entreprenez
point dauantage de deffendre cefte caufe,
car la fin ne correfpondra point à ce que
vous entreprenez. Le ver à foye a commencé à faire fon fil, & à la fin fon ouurage
fe terminera à l'ornement de l'Eglife.

Le 29. de Ianuier 1611. Belzebub eftant
interrogé pourquoy le Magicié deuenoit
blefme toutes les fois que les Peres l'admo-
neftoient de fon falut, il refpondit : Ce qui
le faifoit blefmir, c'eft que leurs paroles

luy touchoient au cœur, & que Dieu auſſi
le prouoquoit lors ſans ceſſe par ſes inſpirations à bien faire.

Eſtant derechef interrogé, pourquoy
Loys ouuroit ſi ſouuent la feneſtre de la
chambre où il couchoit, veu que durant
ces iours là il faiſoit froid: Il a reſpondu,
que ce qu'il l'ouuroit ainſi ſouuent, eſtoit
pour communiquer auec les Magiciens,
qui s'eſtoient là aſſemblez. Et pour ceſte
meſme cauſe auſſi (dit-il) il ſortoit ſi ſouuent de ſa chambre, & entroit dans le iardin qui eſtoit tout ioignant le Refectoir.
Interrogé, pourquoy c'eſt que toutes les
fois qu'il diſnoit, ou ſouppoit, il laiſſoit la
viande qu'on luy preſentoit ſans y toucher? Se ſous-riant il a reſpondu: Certes il
ſe ſoucioit bien de voſtre morue, nous luy
fourniſſions inuiſiblement des chairs, &
des paſtez qui auoient eſté appreſtez pour
luy en la Synagogue. Mais, dit-il, quand il
ſe pourmenoit le viſage baiſſé contre terre, il ſe pourmenoit auec les Magiciens.
Outre cela, Belzebub diſoit que le Magicien luy auoit demandé, s'il ne pouuoit
point luy prolonger la vie iuſques au regne de l'Antechriſt, afin qu'il peuſt luy ayder, & deſployer toute ſa rage contre Ie-
sys-Christ; & qu'il luy auoit reſpon-

du : De te prolonger la vie, il n'est pas en
ma puissance, ains il n'appartient qu'à
Dieu seul. Et ne te trouble point de cela
(luy dit-il) car l'Antechrist sera bien autant prompt à faire iniure à IESVS-CHR.
comme tu és. Et Magdelaine rapportoit
que quand le Magicien se mesloit auec les
femmes en la Synagogue, il ne desiroit,
ny souhaittoit autre chose que de pouuoir
engendrer l'Antechrist : mais les demons
luy disoient que l'Antechrist ne pouuoit
pas naistre de luy en la maniere, comme il
le desiroit. Et Marie de Sains a rapporté,
que de sa semence estoit nay l'Antechrist:
car ayant Belzebub en forme de Succube
receu la semence de Loys, il auoit puis
apres, soubs la forme d'vn Incube, eu la
compagnie d'vne Iuifue qui demeuroit en
Babylon ; si que de la semence qu'il auoit
prise de Loys, il a engendré l'Antechrist.

Le troisiesme de Feburier 1611. comme
on faisoit l'exorcisme, Belzebub a iuré, disant : Ie iure, moy Belzebub, au nom du
Pere, & du Fils, & du sainct Esprit, que
nous ne sortirons point de ce corps (à sçauoir de Magdelaine) Dieu l'ayant ainsi ordonné, que ou le Magicien ne soit conuerty, ou qu'il soit mort, car par ceste voye il
a ordonné d'exterminer la Synagogue de

Lucifer, & du Magicien mefme. Et ie iure
felon l'intention de l'Eglife triomphante
& militante, & la voftre, toute finiftre intention mife à part. Et difoit que le Magicien auoit entendu ce ferment (car il eftoit
là prefent) mais qu'il fe rioit de tout, &
n'en tenoit compte, difant : Ie veux perfe-
uerer opiniaftrement au crime de Magie.

Le quatriefme de Feburier, Belzebub difoit, que deuant que cét œuure cy feroit
acheué, les filles de fainête Vrfule feroient
deliurées des demons qui les tourmentoient, & de leurs malefices : mais que
Magdelaine ne feroit point deliurée auant
la pleine decifion de cefte caufe, neantmoins qu'elle ne feroit plus affligée par le
diable qui la poffedoit.

En outre, il difoit que Dieu vouloit que
le Magicien fuft cogneu & fes complices,
à l'extermination de toute la Synagogue,
or qu'il le manifefteroit par l'vne de ces
trois manieres : ou que par la bouche de
Magdelaine, en prefence de tous ceux
d'Aix, il publieroit les crimes de Loys, ou
que ce feroit par la propre bouche de Loys,
quand en celebrant il voudroit dire, *Orate*
pro me fratres, &c. il diroit à haute voix, &
bien diftinêtement : *Loys Gaufridy Preftre en*
l'Eglife aux Acoules à Marfeille, eft le Prince des
Magiciens:

Magiciens : ou bien que luy qui parle prendroit la forme d'vn corps d'vn homme &
monteroit au pulpite, & que du Iubé il
publieroit deuant tous que Loys est le
Prince de la Magie, & que par mesme
moyen il declareroit toutes ses abominations & les malefices qu'il a faicts depuis
qu'il est Magicien.

Le 5. de Feurier 1611. le R. P. Michaëlis laissant la saincte Baume, vint à sainct
Maximin, & de la s'en alla à Aix, où estant
arriué, il parla à Monsieur du Vair premier
President, auquel il fit le recit par ordre
de tout ce qui estoit arriué à la saincte
Baume depuis le premier iour de Ianuier
iusques au 5. de Feurier 1611. disant qu'il
auoit trouué estre veritable que les deux
filles Loyse & Magdelaine, le bruit desquelles s'estoit respandu par toute la Prouence, estoient vrayement possedées par
le demon. Outre ce, que Magdelaine disoit qu'elle auoit esté corrompuë à l'aage
de 19. ans. Bref qu'elle auoit monstré sur
son corps les marques du diable impri-
mées en sa chair, & que tous ces mal-
heurs venoient par le moyen d'vn certain
Loys Gaufridy Prince des Magiciens qui
demeure à Marseille, ce qui auroit esté
attesté par les deux demons qui posse-

PP

doient les corps de ces deux filles : ce
qu'ayant esté entendu, il fut commandé
de l'ordonnance de Monsieur le President qu'elles viendroient à Aix, où elles
arriuerent le 16. de Feurier.

Le 17. de Feurier 1611. Monsieur du Vair
en la presence de Monsieur de Garendeau
Vicaire du Reuerendissime Archeuesque
d'Aix, interrogea Magdelaine, luy disant
qu'il solliciteroit pour faire qu'elle ne seroit point punie de ses crimes, si elle luy
rapportoit par ordre la verité. Premierement donc elle luy fit entendre comme
elle auoit esté seduite par le Magicien
Loys. Apres elle luy monstra les marques
du diable qu'elle auoit en sa chair sous la
plante de son pied : & Monsieur du Vair
luy-mesme en fit la verification y fichant
vne espingle, ou côme les autres disent,
vne alaisne, sans qu'il en sortit du sang.

Le 20. de Feurier 1611. Loys vint à Aix,
& le mesme iour il fut mis en prison : & à
son arriuée il fut enfermé dans vn cachot.
Mais depuis par le commandement de
Monsieur le Commissaire de Seguerand, il
en fut tiré pour estre mis en la liberté des
autres prisonniers. Mais quand il fut venu au logis de Monsieur l'Archeuesque,
Belzebub luy raconta par ordre tout ce

qu'il auoit faict à Marseille; la façon que
Loys s'estoit presenté à luy comme vn
doux agneau, & comme Madamoisel-
le Liberthe auec d'autres femmes auoient
intercedé enuers luy pour Loys, disans
qu'il estoit homme de bien & autres choses semblables. Belzebub a encor rapporté que ayant aduerti Loys de la venuë
de Monsieur le Commissaire, le Magicien luy auoit dit : Que faut il faire ?
dois-je changer de lieu ? mais qu'il luy
auoit respondu, garde t'en bien : car la
fuitte te rendroit coulpable. Comme
le Magicien luy eust repliqué, voire
mais je seray mis à la torture, qu'il auoit
dit, & je t'osteray le sentiment en sorte que tu ne souffriras point de douleur. Comme derechef il eust respondu, voila qui va bien, mais il y en a beaucoup qui en meurent : il luy dit, & qu'en
chaut il si tu meurs, ne voudrois tu pas
bien employer ta vie pour Lucifer qui
a tant faict de choses en ta faueur ? Et le
Magicien s'accorda & se resolut d'obeir
à Belzebub en tout ce qu'il luy commanderoit.

Le vingt cinquiesme de Feurier : comme l'exorcisme se faisoit, Belzebub a respondu que le iour dedeuant il auoit visi-

té Loys dans les prisons, lequel il auoit trouué fort defolé difant: il m'a requis que ie l'eusse à cacher les marques qu'il a sur la chair de son corps, & que ie les rendisse inuisibles, de peur qu'il ne fust conuaincu par vn tel indice, & ie luy ay (dit-il) promis que ie le ferois. Interrogé si cela estoit en sa puissance: il a respondu que ouy & qu'il tiendroit sa promesse afin que plus aisement on tienne toutes choses pour imaginaires & phantastiques. Ie luy ay promis aussi que deuant qu'il fust huict iours il sortiroit des prisons, mais en cela i'ay parlé par tromperie, car il sortira des prisons deuant qu'il soit huict iours, non pas pour estre deliuré, mais pour estre confronté deuant Magdelaine, & afin d'estre visité pour prendre cognoissance des marques qu'il a en la chair de son corps.

Le premier iour de Mars 1611. & par l'espace de quinze iours, lors qu'on celebroit la Messe, il a faict au nom du Magicien Loys les renonciations selon qu'il luy auoit esté enioinct, en intention de le rendre ferme en son obstination : & ce qu'il auoit commandé d'estre faict en secret, Dieu commanda de le faire publiquement pour faire cognoistre à tous la malice du Magicien. Et il se mit

à crier d'vne voix horrible, de forte que
plufieurs des affiftans en furent troublez, les autres en prindrent la fuite, difant : Ie renonce de la part de Loys Gaufridy, au Paradis : Ie renonce à la Trinité,
au Pere, & au Fils, & au fainct Efprit, de la
part de Loys, & ainfi confequemment à la
tres-fanĉte Euchariftie, & à toutes les infpirations de Dieu, & à tous les membres
de I E S V S-C H R I S T,& à tous les Sacrifices qui pouuoient eftre offerts pour luy, &
à toutes les Oraifons, & vniuerfellement à
toutes & chacunes chofes qui pouuoient
feruir à fon falut, &c. Et à chacune renonciation qu'il faifoit, il difoit : *De la part de*
Loys.

Et quand ce fut à l'effeuation du Calice,
il crioit fouuent à haute voix : Seigneur, ie
te renonce, & à ton Sang : le fang du Iufte
foit fur moy de la part de Loys. Et apres
qu'il eut continué par l'efpace de huiĉt
iours telles renonciations, Loys fut amené, pour entendre ce que faifoit Belzebub
au nom de luy ; & cóme il regardoit Magdelaine eftre fi cruellement tourmentée,
Belzebub fe tournant vers luy, a dit: Amy,
approche toy, viens plus pres, & voy fi ie
ne la tourmente pas ainfi que ton ame defire?

Le cinquiesme de Mars ils confronterent le Magicien auec Magdelaine, laquelle a constamment asseuré que son accusation estoit veritable, & elle luy a dit : Il y a quatre poincts tres-certains, que vous ne pouuez nier : le premier est, que vous m'auez deflorée dans la maison de mon pere ; le second, que vous m'auez menée en la Synagogue, où de vos mains vous m'auez baptizée au nom des diables, & m'auez oincte de chresme, & m'auez fait renoncer à mon Dieu, & au Paradis, & autres renonciatiós ordinaires. Le troisiesme, que vous m'auez fait signaler des marques du diable, comme à present encor il en appert. Le quatriesme, que vous auez enuoyé les diables pour me posseder, lors que i'ay esté en deliberation d'entrer en la maison de sainte Vrsule. Mais Loys a respondu, que tout cela estoit faux : & a iuré par le nom de Dieu, par la Vierge, & sainct Iean Baptiste, que toutes ces choses estoient fausses. Et Magdelaine a dit : I'entends bien ce que vous dites, c'est le serment de la Synagogue : par Dieu le Pere, vous entendez Lucifer : par Dieu le Fils, Belzebub : par le sainct Esprit, Leuiathan : par la Vierge, la mere de l'Antechrist : & le diable precurseur de l'Antechrist, vous le nom-

mez Iean Baptiste, & à ces paroles Loys
demeura confus, & tout esperdu.

Apres cela, s'assemblerent sur le vespre
trois Docteurs en Medecine, à sçauoir,
Fontaine, Mirondol, Grassy, & deux Chirurgiens, à sçauoir Bontemps, & Proüet,
pour chercher sur la chair du Magicien les
marques du diable : & le despoüillans de
ses habits, ils furent tous honteux de voir
en luy la forme & la disposition de sa honte si lubrique, si bien qu'ils en destourne-
rent leurs faces, pour ne voir point ceste
saleté, & luy ayans bandé les yeux, commencerent à chercher auec vne aiguille
qu'ils fichoient en la chair de son corps,
les marques du diable ; & toutes les fois
qu'ils addressoient à picquer vn endroict
où la chair estoit vifue, il crioit, disant :
Vous me blessez. Mais quand ils picquoiēt
quelque endroict de la chair, & qu'il ne
monstroit point signe qu'il sentist de douleur, ils enfonçoient l'aiguille, & en ceste
maniere, ils trouuerent trois marques en la
chair de son corps. Et quand il eust repris
ses habillemens, voyant qu'on ne luy disoit rien, il pensoit que l'on n'eust point
trouué de marque sur la chair de sō corps,
en sorte qu'il s'en retourna estant aucunement asseuré, dans les prisons. Mais deux

iours apres il fut bien estonné, quand il
entendit lire en sa presence ce que lesdicts
Medecins & Chirurgiens auoient deposé
touchant ces choses, & ne nia point que ce
ne fussent des marques, ny qu'il fust marqué, mais il a soustenu que le diable pouuoit marquer vn Chrestien innocent : laquelle exception par luy alleguée, le Reueréd Pere Michaëlis refuta sur le champ,
mais il y auoit des Theologiens, & des Iu-
risconsultes, qui estoient d'opinion que
cela pouuoit arriuer par permission de la
prouidence diuine.

Or il faut icy noter en passant, qu'vn certain honneste homme, homme de bien, &
de bonne renommée en la ville d'Aix, qui
faisoit les affaires de Monsieur le Reuerendissime Archeuesque, vint en la prison visiter Loys, apres qu'on eust verifié lesdites
marques, pource que de ieunesse il l'auoit
cogneu, & là il deuisa priuément auec le
Magicien, qui luy dit : Quand i'arriuay
premierement en ceste ville, ie me moc-
quois du Parlemét, parce que i'auois auec
moy vn demon tres-puissant, qui pouuoit
me tirer des mains de tous les hommes du
monde, & cacher mes marques. Et comme il s'enqueroit, comment donc ont-elles
peu estre descouuertes? il a respódu : *A De-*

mino factum est istud, c'est à dire, *C'est le Seigneur qui a fait cela.*

Quant à la promesse reciproque qu'il auoit euë de la part du diable, le Pere Michaëlis rapporte qu'il auoit demandé au diable vingt-quatre ans de vie, & qu'alors il mettroit son ame & son corps en sa puissance : mais que le diable auoit reduit ce nombre d'années à seize. Les autres disoient qu'il auoit demandé au diable quarante & vn an de vie, & que au lieu de 41. le diable auoit mis 14. changeant l'ordre des chiffres. Et comme Loys luy reprochoit qu'il n'auoit pas tenu sa promesse : Si ay (dit le diable) ie l'ay tenuë, car voicy la quatorziesme année que tu me sers, & voicy qu'il y a quatorze ans de marquez sur le contract. Et comme il disoit qu'il n'y auoit pas regardé, le diable luy respondit : C'estoit à faire à toy d'y prendre garde.

Quant à la malice de ce Magicien, Belzebub disoit que les demōs estoient moins outrageux contre IESVS-CHRIST, que n'estoit le Magicien, & qu'ils trembloient quand ils voyoient faire les meschancetez que le Magicien inuentoit, & qu'il auoit encore inuenté des choses plus horribles, pour dauantage blasphemer IESVS-CHR. qu'il n'y en auoit eu iusques icy. Belzebub luy ayant demandé, si au cas que ses marques fussent descouuertes, il abandonneroit Lucifer pour adherer à CHRIST. Il respondi : Encor qu'on les trouueroit, ie renoceray tousiours à CHRIST, & seray tousiours adherant à Lucifer. Et Belzebub fut interrogé, pourquoy il parloit mal de son amy ? il a respondu : Quand ie suis auec vous, ie parle mal de luy par la force des exorcismes, & ie l'accuse, & me ris de luy: mais quand ie suis à part à conuerser auec luy, ie fay semblant d'estre son amy, & ie luy promets de faire tout ce qu'il pourra desirer de moy.

L'vnziesme de Mars, Loys demanda à Monsieur Garendeau, & à Monsieur Thoton Comissaire, qu'il peust parler à Monsieur Gombert Prestre, pour se confesser à luy. Or il se confessa à luy sacramentalement, & dés lors il sembla qu'il fust esclairé d'vn rayon celeste d'enhaut, en la recognoissance qu'il faisoit de son peché: mais on voyoit peu d'apparence de vraye contrition en luy.

Le vingt-sixiesme de Mars, le Magicien disoit en la presence de Messieurs du Parlement, qui selon la coustume estoient venus visiter les prisons : Ie me donne à tous les diables, si ie ne suis innocent. Et Mon-

sieur Thoron luy respondit : Ne parlez
point de ceste façon, car ce n'est autre chose que de descouurir dauantage vostre
crime.

Le premier iour d'Apuril 1611. (qui estoit
le iour de la Preparation du Seigneur) le
Magicien inspiré de la grace de Dieu, &
esclairé de la lumiere celeste, fit venir deux
Peres Capucins, qui n'auoient bougé d'auprés de luy tout le temps de Caresme, &
luy auoient tenu diuers propos pour l'exhorter, ausquels il dit : Le diable m'a accusé du crime de Magie, & quei'estois le
Prince de la Synagogue : son accusation
est veritable, car ie le suis. Et ce n'est pas
merueille (dit le Reuerend Pere Michaëlis) si celuy qui en ce iour là pria pour ceux
qui le crucifioient, luy pardonna pour ce
iour là.

Le vingt-deuxiesme d'Apuril, qui estoit
vne sixiesme Ferie, se fit vne assemblée de
quelques notables. Or de ceste assemblée
estoient Monsieur Ioseph Pelicot, Pre-
uost de l'Eglise Cathedrale de sainct Sauueur d'Aix, Vicaire General de Monsieur
le Reuerendissime Archeuesque d'Aix, &
Vicaire subdelegué de Monsieur le Reuerendissime Euesque de Marseille en ceste
cause du Magicien Loys, qui estoit Prestre

de l'Eglise de Marseille : *Item*, le Reuerêd
Pere Frere Sebaſtien Michaëlis, Inquiſi-
teur de la foy : & le Pere Laurens, Prouincial des Capucins : & le Pere Celſe, Gardien du Conuent des Capucins d'Aix,
auec ſon compagnon : *Item*, le Pere Iean
de la Tour, Correcteur des Freres Mini-
mes d'Aix : & le Pere Iean Fraciſci du meſme Ordre : *Item*, le Pere Iean Baptiſte Romillon, Superieur des Peres de la Doctrine : *Item*, le Pere François Billet, Preſtre
de la Doctrine : *Item*, Monſieur Maiffre-
dy, Aumoſnier de Monſieur l'Archeueſque d'Aix : *Item*, Monſieur Loys Francq,
Sacriſtain de ſainct Sauueur : *Item*, le Pere
François Domprius, Docteur en ſaincte
Theologie, de l'Ordre des Freres Preſ-
cheurs : & le Pere Antoine Boilletot, du
meſme Ordre.

Or ils s'eſtoient aſſemblez pour proceder
iuridiquemét contre Belzebub, & le contraindre ou de s'en aller, ou de dire la cauſe de ſa deſobeyſſance. Ce iour là vn certain Preſtre de la Doctrine exorcizoit
Loyſe, & lors de l'exorciſme Verin dit que
Loyſe ſeroit appellée en la maiſon de l'Archeueſque, apres que Loys confeſſeroit ſa
faute, & en ſigne que ſa confeſſion ſeroit
veritable, il ne pourroit reuoquer, comme

il auoit fait auparauant: Lesquelles choses
furent accomplies par ordre, car pource
que Belzebub estant coniuré, ne vouloit
point comparoir, ils manderent que l'on
fist venir Loyse, pour interroger Verin de
la cause de ceste contumace. Encore au
mesme instant, en la presence de ladicte
assemblée, Loys abiura la Magie auec solemnité, & beaucoup de larmes, entre les
mains du Reuerend Pere Michaelis, en la
presence de Magdelaine, à laquelle il demanda pardon, en presence de tous, de ce
qu'il l'auoit seduite, & elle aussi luy en requit autant. Et encor que depuis ce temps-
là il se troublast de la merueilleuse apprehension qu'il auoit de la mort, en sorte que
il y en eut qui se mirent à rire de ceste grande peur qu'il auoit, il ne peut toutefois reuoquer ce qu'il auoit lors publiquement
confessé.

CHAPITRE XVI.

Les Confessions, & Depositions du Ma-
gicien Loys, lesquelles il fit, & deposa
depuis le Samedy Sainct, qui fut le se-
cond iour d'Apuril, & de là en auant,
deuant les Peres Celse & Antoine
Caputins, en ceste maniere.

IL y a quelques cinq ou six ans que ie leus
vn certain liure traictant de l'art de Magie, que i'auois eu de succession il y a trei-
ze ou quatorze ans passez, par le trespas
d'vn mien oncle. Et c'estoit au mois de
May. Or en le lisant, le diable m'apparut
en guise & en l'habit d'vn Gentilhomme,
& d'abord en le voyant, ie fus quelque peu
espouuenté : mais ceste crainte s'en alla incontinent. Mais comme en ces iours là ie
fusse grandement agité de deux affections
deprauées, l'vne d'ambition d'estre respe-
cté, & reputé digne d'honneur parmy les
gens de bien : l'autre estoit de concupiscence, à ce que ie peusse iouyr des embras-
semens des filles & des femmes : le diable
nommé Lucifer m'apparut, qui m'arrai-

sonna en particulier, & familierement en
ma chambre, disant: Que me donneras-
tu, & ie te rendray satisfait de tes desirs?
Resiouys que ie fus d'abord entendant ces
paroles, ie respondis: Demandez-moy,
& volontiers ie vous donneray tout ce que
vous me demanderez. Le diable dit, Don-
ne-toy toy mesme en ma puissance, &
tout le bien que tu pourras operer. Ie respondis que volontiers ie me baillerois à
luy, auec tous les biens qui me pourroient
arriuer, pourueu qu'ils ne concernassent
que ma personne particulierement, mais
que pour la valeur & le fruict des Sacremens, pour ce qui regardoit les autres, à
qui ie les administrois, i'exceptois cela, &
la condition luy fut agreable, en sorte que
il ne desira rien pardessus ma premiere offre; tellement que nous contractasmes
nous deux, & il me demanda asseurance
par escrit de cét accord, que ie luy escriuis,
& signay en ceste maniere: *Ie Loys Prestre,*
renonce à tous & chacuns les biens spirituels &
temporels qui me pourroient estre donnez, &
m'arriuer de la part de Dieu, de la Vierge, & de
tous les Saincts & Sainctes, & principalement
de la part de Iean Baptiste mon patron, & des
Saincts Apostres Pierre & Paul, & de sainct
François. Et à toy, Lucifer, que ie voy, & sçay

estre deuant moy, ie me donne moy-mesme, auec
toutes les bonnes œuures que ie feray, excepté la
valeur, & le fruict des Sacremens, au respect de
ceux à qui ie les administreray, & en ceste ma-
niere i'ay signé ces choses, & les atteste.

Apres cela, ie luy demâday qu'il accom-
plist ce qu'il m'auoit promis, & il dit : Aye
patience iusques à demain. Et le iour d'a-
pres retournant à moy sur le soir, pendant
que ie souppois, il me dit : Ie te donne vn
souffle en mon nom, afin que toutes &
chacunes les femmes & les filles, aux nari-
nes desquelles il paruiendra, en sorte que
en leur soufflant tu dise : Ie vous souffle au
nom du diable, elles brusleront de ton
amour.

Ie confesse outre cela, qu'au mesme
temps le diable me donna de sa part vne
promesse reciproque, enueloppée d'vn tis-
su de soye, signée de luy, laquelle compre-
noit la vertu de ce souffle, en ceste maniere:
Ie Lucifer, promets sous mon seing, à toy, Sei-
gneur Loys Gaufridy Prestre, de te donner vertu
& puissance d'ensorceler par le soufflement de ta
bouche toutes & chacunes les femmes & filles
que tu desireras : En foy dequoy i'ay signé, Lu-
cifer. Et ie commençay dés ce temps de
me seruir de ceste puissance là qui m'estoit
baillée par Lucifer, & i'ay soufflé peut estre
                                    enuiron

enuiron mille tant filles que femmes, & ie prenois grãd plaisir de les voir eschauf-fées en la concupiscence de mon amour: toutefois il y en a eu quelques vnes de ce nombre que i'ay cogneus charnellement.

Ie confesse en outre & declare que i'ay eu libre accez en la maison d'vn certain Gentil-homme de la ville de Marseille qui porte le surnom de Palud. Il auoit trois filles, toutes fort belles, gratieuses & bien apprises, & deuotes enuers Dieu, dõt i'en aimois l'vne grandemẽt appellée Mag-delaine. Et voyant qu'elle ne me rendoit point le reciproque en cet amour, ains qu'elle se refroidissoit en mon endroit, ie me mis à penser toutes voyes & moyens pour faire que ie peusse iouir de sõ amour. Et premierement ie me donnay au diable à ceste fin. puis apres ie l'ay ensorcelée de mon souffle plus de vingt-fois, & sa mere aussi, pour faire que non seulement elle ne mist point d'empeschement à ces amours, mais aussi afin qu'elle y aidast & me don-nast accez, & de fait, par la vertu de ce ma-lefice i'eus familierement accez en sa mai-son, & conceut de moy vne si bonne opi-nion, que ie disposois absolument de sa maison & de tout ce qui en dependoit: si que bien souuent elle amenoit sa fille en

QQ

en ma chambre, laquelle i'aymois esper-
duement, & me laissoit le plus souuent
seul auec elle en sa maison, soubs mon
soin & soubs ma garde. La fille aussi em-
brasée de mon amour, s'est souuent trans-
portée en l'Eglise & dans ma chambre, &
ie me suis aussi transporté en son logis,
pour auoir le moyen de deuiser ensemble
& nous voir l'vn l'autre, & ie iouyssois
d'elle à mon desir.

Mais deux ou trois iours apres, ie luy
donnay vn diable nommé Asmodée pour
la seruir & la garder, & l'enflammer encor
plus à mon amour. Puis, quand ie veis
qu'elle brusloit de l'amour qu'elle me
portoit, & qu'elle estoit disposée à conde-
scendre à toutes mes volontez, vn iour ie
luy parlay en ceste maniere. Tu és Magdelaine la plenitude de mes desirs, i'ay pour
l'amour de toy imploré tant de fois toutes
les vertus des Enfers, & estant ainsi qu'en
toy seule ie possede toutes choses, i'ay resolu de te ioindre par mariage auec Belzebub qui est le Prince des demons, afin qu'a-
uec plus de fermeté & de seureté ie iouys-
se de toy. A quoy s'estant accordée fort
aisément, ie luy fis veoir Belzebub soubs
la figure & en l'habit d'vn Gentil-homme, & à ma persuasion elle fit vne cedule

au diable touchant cét accord, laquelle
ie luy dictay en ceste sorte. Ie proteste
deuant Dieu & toute la Cour celeste, &
deuant Monsieur Loys Gaufridy, & deuant le diable qui est icy present, que de
tout mon cœur, de toutes mes forces, &
de toute mon ame, ie renonce à mon
Dieu, Pere, Fils, & sainct Esprit, & à la
tres-sacrée Mere de Dieu, & à tous les
Anges & bien-heureux, & principalement à mon Ange Gardien, & à la Passion de nostre Seigneur, & au sang d'iceluy, & à tous ses merites, & à la part que
ie pourrois auoir au Paradis de Dieu, & à
toutes les inspirations que Dieu me pourroit enuoyer par cy apres, & à toutes les
oraisons qui ont esté faictes, ou qui se
pourront faire pour mon salut. Et de rechef ie proteste que ie donne à Sathan &
à toy, mon corps & mon ame, & tout ce
qui m'appartient : & de faict, des maintenant ie quitte le party de mon Dieu pour
adherer a vous, & ie me liure moy-mesme
soubs vostre puissance. En foy dequoy,
i'ay signé ces choses de mon propre sang.

Et Magdelaine aduoüa que ces choses
estoient vrayes, & que Loys en presence
du diable print vne lancette qui auoit la
pointe faicte en maniere d'vne aiguille, &

en picqua le doigt penultiesme de sa main
droicte afin d'auoir de son sang pour escrire les choses susdictes.)

Outre cela ie côfesse & declare (disoit le
Magicien) que Magdelaine a faict & signé
à ma persuasiô, sept ou huict cedules, tantost à ceste fin, tantost à vne autre, & les a
faictes au diable & à moy: & côme vn iour
i'en eusse deschiré trois ou quatre, le iour
d'apres il m'ê rapporta d'autres par copie.

Ie confesse sêblablement & declare que
le diable s'est reseruè la puissâce de disposer & ordonner de mes cedules, & de
celles de Magdelaine, pour les transpor-
ter toutes & quâtes fois & en tel lieu qu'il
iugera estre expedient.

Ie confesse semblablement & declare,
que toutes les fois que quelqu'vn se donne au diable, & est admis pour estre du
corps de la Synagogue, les accords & promesses qui interuiennent sont confirmées
de part & d'autre par cedules propres, &
apres cela, il est necessaire de comparoir
& d'estre present à la Synagogue pour rendre l'hommage au Prince des demons.

Ie confesse semblablement & declare
qu'apres ceste incorporation, la premiere
fois qu'ils comparoissent, ils sont marquez
par le diable, qui a la commission de ce fai-

Ie confesse semblablement, que moy &
Magdelaine auons donné nostre consentement au diable, afin qu'il nous mist sa
marque, & le diable donne sa marque en
signe de seruitude perpetuelle.

Ie confesse aussi & declare, que tous ceux
qui sont de la Synagogue, en entrant, &
en sortant, adorent le diable, & luy pre-
stent hommage, chacun selon le degré
de sa condition. Les Maz & Masques
l'adorent couchez tous plats contre
terre : les Sorciers & Sorcieres en flechis-
sant le genoüil, & se courbant le corps,
&c.

Ie confesse aussi & declare, que le diable
est à l'entrée de la Synagogue, entre les
mains duquel tous renoncent à Dieu, & à
tous les saincts, & particulieremét à sainct
François.

Ie confesse aussi & declare, que le diable
& moy auons fait diuers caracteres, que
Magdelaine a aualez, & nous le luy auons
persuadé de le faire, pour l'embraser encor
plus à la concupiscence, pour nous con-
uoiter.

Ie confesse aussi & declare, qu'estant en
la Synagogue i'ay eu affaire auec Magdelaine, & auec vne certaine femme, qui est
Princesse au pays des Grisons, outre celles

cy , i'en ay encor cogneu d'autres hors la
Synagogue, lefquelles i'auois enforcelées
de mon haleine.

Ie confeffe dauantage & declare, que i'e-
ftois fort indigné de ce que Magdelaine
vouloit entrer au Monaftere de fainɗe Vrfule ; & comme elle eftoit fur le poinɗ de
me dire à Dieu, ie luy dis auec vne certaine defplaifance, & vn branllement de tefte : Va-t'en, tu verras en bref l'extermination de cefte maifon.

Ie confeffe auffi, que le diable eft vn vray
Singe, car il fait en la Synagogue comme
il void que l'on fait en l'Eglife.

Ie confeffe auffi & declare, que l'on baptize ceux qui font incorporez en la Synagogue, & chaque Magicien fait vœu en
particulier, quand il fe donne au diable,
qu'il fera fon poffible pour faire que fes fils
& filles y foient baptizez, & que là auffi
on y donne des noms, lefquels font differens des noms propres.

Ie confeffe dauantage, qu'en la Synagogue, pour matiere du baptefme on y prend
de l'eau meflée auec du foulphre, auec du
fel, & de l'vrine : l'eau baptize, le foulphre
rend efclaue du diable, & le fel confirme
en fon obeyffance. Mais l'intention de
ceux qui baptizent au nom du Pere, & du

Fils, & du sainct Esprit, est de baptizer au
nom de Lucifer, de Belzebub, & des autres diables, que chacun se choisir, & met
en sa fantaisie.

Ie confesse dauantage & declare, que
i'ay veu sacrifier en la Synagogue toutes
les fois que i'y ay esté, & au commencemēt
du sacrifice tous se prosternent, & c'est le
diable qui sert le Prestre qui fait l'Office.

Ie confesse dauantage & declare, qu'ils
proferent à haute voix les paroles de la
consecration du corps & sang : & lors de
l'esleuation, chacun des assistans à haute
voix renonce à Dieu, & inuoque Lucifer,
disant : *Maistre, ayde-nous.*

Ie confesse dauantage & declare, que le
vase dans lequel on consacre le Sang, est
ample, & apres la consecration il y en a vn
qui y trempe vn aspergeoir, & asperge du
sang les assistans, & le Prestre se laue de ce
sang consacré, & chacun s'approche, & en
prend, & le mettant sur sa teste, il dit à
haute voix : *Son sang soit sur nous, & sur nos
enfans.*

Ie confesse aussi & declare, que quand on
dit *Agnus Dei*, chacun est agité d'vne rage
telle, qu'elle ne se peut exprimer, & nous
commençons à crier, *Maistre, ayde nous.*

Ie confesse & declare, que quelques-vns

de l'Ordre des Maz ont la commission de
porter les chiens de leurs maisons en la Synagogue, afin qu'on leur donne à manger
ce qui reste apres la Communion.

Ie confesse aussi & declare, que là où l'E-
glise dit au peuple *Ite, Missa est*, la Synagogue dit, *Allez aux mille diables* : ou, *Allez au
nom du diable*. Au lieu de l'Euangile *In principio*, on recite les loüanges du diable.

Ie confesse aussi & declare, que le plus
souuent les corps que prennent les demons sont pourris, & puants; & prennent
quelquefois des corps en vne contrée,
pour s'en seruir en vne autre; & menacent
souuent ceux qui sont de la Synagogue,
qu'ils leur rompront la teste.

Ie confesse aussi & declare, que les demons ont de deux sortes d'onguents, &
que tous les deux sont côposez de la chair
d'vn corps mort, & de poiure, auec de la
farine, & de l'huile d'amandes, & des cheueux d'hommes & de femmes, & que d'i-
celuy sont oingts ceux qui retournent de
la Synagogue, pour leur faire oublier tout
ce qui s'y est fait. Et telles onctions se font
en la partie de deuant & derriere de la teste, afin que ceux qui en sont oingts, soient
aueuglez, & oublient les choses passées.
Item, à l'endroit du cœur, pour l'endurcir,

& ces chofes fe font quelquefois à tous les
coups qu'ils retournent de la Synagogue,
quelquefois de fix mois en fix mois, &
auec ces onctions là on fait promeffe fo-
lemnelle au diable, que l'on confirme par
vn ferment folemnel, de ne rien rapporter,
ny publier des chofes qui font de la Synagogue.

Ie confeffe auffi & declare, que toute
l'action de la Synagogue confifte ou à
chanter vne mufique fans accords, ou en
dances, & trepignemens des-honneftes,
ou en renonciations, ou en luxures, & plus
chacun opere de mal, plus il fe refiouyt, &
a de contentement. Mais il y en a d'autres
qui ne s'amufent point à ces chofes, ains
tandis que les autres s'y arreftent, eux s'oc-
cupent aux chofes curieufes, & qui regardent l'eftat politique, & le gouuernement
des grandes compagnies, ou des peuples.

Ie confeffe auffi & declare, que chacun
de la Synagogue reçoit vne vertu, & vne
puiffance particuliere du diable, qui eft
deputé à fa garde, & à fa direction, lors
qu'il eft incorporé en la Synagogue, & cefte vertu & puiffance eft propre, & inco-
gneuë aux autres, fi le Magicien, ou le forcier ne la publie luy-mefme. Et de cefte

puissance il s'en fait vne transaction, & le
diable en donne vne cedule au Magicien.

Ie confesse aussi & declare, que le diable
promet de tres-grandes recompenses à
ceux qui font beaucoup de mal, & puis
quand l'on requiers de luy ces recompenses, il respond à ceux qui veulent sçauoir
en quoy elles consistent : Vous ne les
sçaurez que trop assez à temps, & ie vous
les rendray tout aussi tost que i'auray chassé Dieu du Paradis.

Ie confesse aussi & declare, que tandis
que les plus bas de la Synagogue s'exer-
cent à toute sorte de meschacetez, & choses des-honnestes, les principaux de la Magie, & les Princes traictent des affaires du
Royaume & de l'Eglise auec les Princes
des demons, & disposent des corrections,
& de ceux qui ont à gouuerner les Grands,
les Roys, & les Princes.

Ie confesse semblablement & declare,
que les diables ont vn lieu public en Prouence, près de la ville de Nice, où sont
gardez en reserue les vestemens, & autres
choses qui sont necessaires pour le ministere de la Synagogue.

Ie confesse aussi & declare, que nous re-
tournons de la Synagogue quelquefois en

trouppe, quelquefois tous ceux d'vn mefme climat, quelquefois fix tant feulement,
quelquefois chacun à part, & feparément.

Ie confeffe & declare, que i'euffe mieux
aymé auoir publié mes pechez deuãt tout
le monde, que de les auoir dit à part deuãt
les Peres Capucins.

Ie confeffe auffi & declare, que i'ay par
deux fois reuoqué mes Confeffions deuãt
les Iuges, & autant de fois que ie l'ay fait,
ie me fuis pariuré, & le diable eft venu à
moy en la prifon, qui m'a follicité de le
faire.

Ie confeffe auffi & declare, que comme
i'eftois en la fainẽte Baulme auec les Peres,
i'effayay vn iour de rompre la tefte au Pere
Sebaftien Michaëlis.

Il a encor depofé plufieurs autres chofes touchant le Royaume, les Roys, & les
chofes publiques, qu'il femble n'eftre pas
à propos de diuulguer. Cecy fuffife, afin
qu'on ayt cognoiffance certaine de fa vocation, de fa capture, de fa confeffion, &
de fa condemnation.

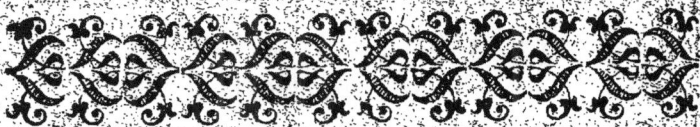

TRAICTÉ TROISIESME.

Touchant la vocation des Magiciens &
Magiciennes en general.

CHAPITRE PREMIER.

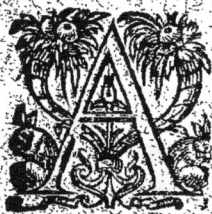

APRES que nous auons eu rapporté les choses qui ont esté faites & dites pour appeller les deux principaux Chefs de la Magie, nous rapporterons maintenant icy en peu de paroles les choses qui ont esté dites & faites, pour exciter les autres qui sont de la Synagogue, de se retourner à Dieu. Et d'autant que le mespris du Iugement de Dieu, & des supplices d'Enfer, les faisoit negliger leur vocation, à ceste cause le dixiesme de Decembre, dés le commencement, Vetin a dit, que ny l'vn ny l'autre n'estoit point à mespriser, parlant en ceste maniere: Remets en ta memoire l'horrible Iugement de Dieu, quand il separera les bons d'auec les mau-

uais, & qu'il dira : Venez, & rendez raison
des œuures de misericorde. Il ne s'informera point si tu auras leu beaucoup, ou si
tu auras esté longuement en oraison, si tu
auras vescu quelquefois en pauureté, ou si
tu auras esté riche, ou de bas lieu, ou noble. Ie ne dis pas qu'il ne s'enquestera de
ces choses, mais voicy ce qu'il dira : Venez, & rendez compte. Et se tournant deuant les reprouuez, leur dira : *I'ay eu faim,*
& vous ne m'auez point donné à manger : I'ay
eu soif, & vous ne m'auez point donné à boire :
I'ay esté nud, & vous ne m'auez point couuert :
I'estois pelerin, & vous ne m'auez point recueil-
ly : I'estois malade, & vous ne m'auez point vi-
sité : I'estois prisonnier, & vous ne m'auez point
racheté : I'estois mort, & vous ne m'auez point
enseuely. Et alors ils luy diront : Seigneur,
quand est-ce que nous t'auons veu auoir
faim, ou soif, ou nud ? Seigneur, nous ne
t'auons point veu. Lors Verin dit : Ayez
honte, miserables que vous estes, de vostre ingratitude trop grande ; & il disoit
qu'il parloit en general, tant aux absens,
que presens. Vous, Chrestiens, auez vn
Dieu qui est trop clement : car mesme les
demons, qui sont ses ennemis, sont contraints, malgré qu'ils en ayent, de publier
son excessiue charité. Et en quoy vou-

driez-vous qu'il declarast dauantage ceste
grande dilection qu'il vous porte, qu'en
ce qu'il repute estre fait a soy-mesme, ce
qui sera fait au moindre des siens? Maudits
ceux qui se destournent de l'obeyssance de
ses commandemens, & n'ayment point ce
Dieu tant bening: ceux qui ont voulu demeurer en leur malice, meriteront bien
d'entédre ceste voix redoutable que Dieu
dira aux maudits, *Allez maudits, au feu eter-*
nel. Et ie vous dis qu'en ce temps la Dieu
paroistra tout en fureur, & terrible, & de
ses yeux sortiront comme deux torches de
feu, chose qui sera fascheuse à voir aux reprouuez, & l'Enfer mesme auec tous ses
supplices n'espouuentera pas tant les impies, comme fera la face du Iuge, quand
ils le verront estre ainsi en colere contre
les meschans. Mais de là apprenez la grande laideur de l'ame damnée: car elle est si
horrible à voir, que si elle paroissoit en ce
monde visible, & horrible comme elle est
en ses tourmens, en ses puanteurs, & en
ses ordures, son regard seulement feroit
mourir l'homme.

Vous pareillement considerez l'humanité de vostre Dieu, lequel veut rendre à chacun selon ses œuures: non que cela soit
deu à vos merites, ains procede de sa mi-

-fericorde : car s'il n'auoit esgard qu'à ce
qui est du vostre, helas! qu'il y en auroit
peu qui eschapperoiét l'Enfer. Mais maintenant pour petites, & de peu de valeur
que soient les œuures, pourueu que elles
soient plantées sur la racine de la charité,
il les associe à sa Passion, & en veut donner pour recompense le salaire tel qu'il l'a
promis, & dira : *Venez les benits de mon Pere,*
receuez le Royaume : car i'ay eu faim, & vous
m'auez donné à manger : I'ay eu soif, & vous
m'auez donné à boire : I'estois estranger, & vous
m'auez recueilly : I'estois mort, & vous m'auez
enseuely : I'estois malade, & vous m'auez visi-
té : I'estois nud, & vous m'auez couuert : I'estois
captif, & vous m'auez rachepté. Et il les placera au Paradis de son Dieu, & les fera entrer en ses ioyes, parce qu'ils l'ont aymé
plus que toute autre chose qui soit, & parce qu'il est iuste, que ceux-là triomphent
auec luy qui ont sué en vn mesme combat.
Et en disant cela, il s'est escrié : Ie creue, &
suis tourmenté à l'extremité, qu'il me faut
proferer ces choses contre mon gré, &
non point par amour.

Et vous prenez garde à ceste chose qui
est grande ; comme si vn soldat desgainoit
sa propre espée, & s'en tuoit soy-mesme ;
ainsi en est-il de nous : tel a esté le plaisir

du Dieu tres-haut, que maintenant les demons prennent leurs armes, & les tournent contre eux, & se desconfisent eux-
mesmes. Car qui est-ce qui a iamais ouy
dire chose semblable, que Sathan soit diuisé contre soy-mesme, & que le diable
soit contre le diable, & l'Enfer contre l'Enfer? Or ces choses, & autres semblables,
eurent tant de pouuoir sur ceux qui les
peurent entendre, qu'il n'y en eut pas vn
qui se peust tenir de plorer; & plusieurs se
confesserent, & furent à la saincte Communion. Principalement il y eut quatre
pelerins qui se trouuerent lors, qui de cecy
laisserent vn tesmoignage, qui fut tel.

Le dixiesme de Decembre 1610. sont
venus à la saincte Baulme le sieur Arnould
de Borsatigues, Chanoine, & Sacristain de
l'Eglise Cathedrale de Comminges, Docteur en saincte Theologie: Iacques Goudry, marchand demeurant à Craux: Ioseph Gallois, Argentier: Claude Gaudet,
Marchand de draps demeurant à Craux:
lesquels ont esté presens durant que les
deux possedées y ont esté exorcizées pour
la troisiesme fois, où ils ont entendu des
paroles pleines de merueille. Et en tesmoing des choses qui ont esté dites, nous
auons de nostre propre mouuement donné
nos

nos noms pour seruir à la foy publique à
la reduction d'vne infinité d'ames par le
commandement de Dieu souuerain &
tout-puissant, ainsi qu'il a esté acerrené
par le diable, & pource que nous n'auons
pas la commodité de demeurer icy plus
long temps pource qu'estâs venus de *Ro-*
mans sommes beaucoup fatiguez du chemin, nous remettons tout le reste au R.
Pere qui fait l'exorcisme, & aux Peres qui
l'entendent : en foy desquelles choses
nous auons soubscript la presente, *Borti-*
fague, Iean Gallois, Gaudet, Goudry.

Sur le vespre du mesme iour le Religieux
de l'Ordre de sainct Dominique les exorciza toutes deux: & des le commencemét
de l'exorcisme Verin commença à parler
ainsi auec des cris horribles. Pensez ha miserables mortels combien sont excessiue-
ment grandes, combien sont horribles les
peines dâs les Enfers: car ie dis que la veuë
d'vn diable seulement tueroit vn homme, voire plus, s'il luy estoit donné de viure mille fois, autant de fois il le tueroit.
Ie dis plus, que le regard d'vne ame damnée est insupportable aux demons mesmes, & que l'Enfer ne les supporteroit pas,
mais il est necessaire de les souffrir, pource
que c'est le lieu destiné pour endurer les

R R

supplices eternels. Nous nous resiouïs-
sons auec elles quand elles arriuent, mais
c'eſt à noſtre mode : On leur apporte vn
grand ſiege pour les faire aſſeoir : & nous
leur preſentons à manger & à boire, mais
c'eſt vn breuuage faict de fiel & d'abſyn-
the : Elles ont inceſſamment deuant les
yeux des viſiõs horribles de Diable. Viennent apres les chanſons de muſique à
quoy elles ont tant pris de plaiſir autrefois, qui ſont les voix de blaſphemes ſans
fin contre Dieu : outre cela , les imprecations horribles dont elles ſe maudiſſent
elles meſmes, & le iour qu'elles ont commencé d'eſtre , & leurs pere & mere.
Nous les prenons & nous les plongeons
tantoſt dans des ardeurs exceſſiues , &
incontinent apres nous les transferons
dans des eſtangs de glace, leur faiſans des
reproche ſans ceſſe : Malheureux , voicy
que pour ce que vous auez meſpriſé d'aimer voſtre Dieu, vous ſouffrez maintenant ces grands ſupplices, iamais en l'eternité vous ne verrez la lumiere. Auec cela
nous leur ramenons en la memoire les dõs
de Dieu qu'il leur auoit autrefois departis,
mais nous ne le faiſons pas en intétion de
les en côſoler, ains pluſtoſt que par la ſouuenance d'iceux, ils ſoient bourrelez de

plus en plus. Car nous leur difons: O miferables & malheureux iufques à l'extremité! vous pouuiez iouir des delices du Paradis, & voicy que maintenant vous eftes
affubiettis à la feruitude des demons: que
vous auez bien merité d'eftre ainfi miferables, puis que vous pouuiez iouir de la
liberté, & vous auez embraffé la miferab-
ble feruitude: vous n'endurez rien qui ne
vous foit bien employé.

Apres cela s'eftant mis à crier bien fort,
il a dit ces parolles. O miracle non encor
entendu aux fiecles! qu'vn demon foit
contraire au demon, & detracte de tout
l'Enfer, & defcouure les incómoditez de
fa contrée. O prodige vrayement grand!
car ce ne feroit vn miracle bien grand fi
tous alloiët d'vn mefme cofté: mais maintenant les fieges & les demeures font diuerfes. Ce n'eft rié de nouueau fi deux habitans de mefme côtrée conferans enfemble de la condition de leur pais, le releuét
tant qu'ils peuuent: mais c'eft le miracle
des miracles que le demon ennemy de
Dieu, publie les louâges du Royaume des
cieux, & rauale les fieges de l'Enfer. La
defcenre des Enfers eft bien aifée, le chemin y eft faict pour les chariots & pour les
cheuaux: mais les portes de Paradis font

fort eftroires: à grand peine y a il paffage
pour les vrays penités. Ie vous dis que les
ardeurs de l'Enfer font exceffiues, & que
les feux de ce monde font des rafraichif-
femens à comparaifon d'eux : & le feu
d'icy n'eft pas vn vray feu, c'eft vn feu en
peinture. : Et confiderez la mifere des
hommes, d'en trouuer encor qui choifif-
fent d'aller là, comme on le voit aux pecheurs endurcis. Et efpris d'vne rage exceffiue & tout furieux, il s'eft mis à crier
vn grand cry par cinq fois, les ames feront
rebutées pour tout iamais de la bien heureufe vifion de leur Createur. Que fi vous
me dites qu'en cela ie ne dis rien de nouueau : il eft vray que ie ne dis rien de nouueau: & toutefois c'eft vne chofe du tout
nouuelle, qu'vn demon tienne ce langage
au nom de Dieu pour le falut des ames.
Il a auffi adioufté que la beauté de Dieu
eftoit merueilleufement grande, & que
eux endurcroiēt volontiers tous les tourmens qui font au monde, voire iufques
aux fupplices de tout l'Enfer, pour la pouuoir voir feulement vne fois, & il faut noter que ceux qui eftoient prefens demeu-
rerent tous eftonnez : & n'y eut celuy qui
peuft retenir fes larmes entēdās ces chofes

& autres semblables, que pour lors le demon discourut plus amplement, touchant
les peines d'Enfer, & de la vie future.

Le douziesme de Decembre 1610. il osta
à plusieurs le mespris qu'ils faisoient du
Paradis, & des Bien-heureux, & des Anges, & des choses semblables, à raison duquel mespris il sembloit qu'ils fussent aussi
retardez d'acquiescer à celuy qui les appel-
loit, touchant quoy il faut voir les Actes
de la saincte Baulme.

CHAPITRE II.

MAis pource aussi qu'il se fust peu faire que ceux qui estoient appellez,
fussent retardez de venir par la terreur, à
cause de l'enormité de leurs crimes, crai-
gnans d'estre rebutez.

Le quinziesme de Decembre, Belzebub
commença par la bouche de Magdelaine
à magnifier la misericorde de Dieu en ceste maniere, disant : O misericorde par
trop douce! il ne te suffit pas, ô Dieu, d'arracher de nos mains les pecheurs, mais tu
nous ostes encore specialement ceux qui
ont voüé aux demons leur corps & leur
ame, & tout ce qu'ils auoient, & qui ont

eux-mefmes confirmé telle donation par
leur propre cedule, & leur propre fang, &
nonobftant ces chofes, tu les prends à toy.
O chofe admirable ! eux te renient, & ton
Pere, & le fainct Efprit, & renoncent à ton
amour, à ta bonté, à ta mifericorde, & ne
defirent point de venir à ta mifericorde,
ains pluftoft defirent d'eftre damnez eternellement : ils renoncent à ta Mere : ils renoncent à tous les fuffrages d'icelle, qu'elle pourroit refpandre pour eux : ils renoncent à fes entrailles, & defirent que iamais
fes entrailles, ny fes mammelles ne foient
touchées d'aucune mifericorde en leur endroit : ils renocent à la memoire d'elle,
qu'elle n'ayt iamais fouuenance d'eux : ils
renoncent à la volonté, à ce qu'elle n'interpelle iamais fon Fils pour leur conuerfion : ils renoncent à fon intellect, que iamais elle ne penfe à eux, mais qu'elle les
abandonne, & qu'elle les laiffe entre les
mains du diable : ils renoncent à tous les
Anges, & à tous tes Saincts, & à toutes les
graces que iamais tu leur as faites, ô Dieu,
ou que tu pourrois leur octroyer à l'aue-
nir : ils renoncent auffi à toutes les infpira-
tiōs que tu pourrois leur enuoyer, ô Dieu,
pour les tirer apres toy, & combien qu'ils
foient tels, tu nous les arraches, & les prēds
à toy.

Outre cela, il n'y a aucune creature que tu ayes creée pour l'vtilité des hommes, laquelle ils ne maudissent, ô Dieu: ils maudissent toutes les oraisons que les Anges, & les Saincts, & les hommes pourroient respandre pour eux; ne voulans pas que iamais il se presente à eux occasion de retourner à toy, qui es Dieu, attendu (ce disent-ils) qu'ils n'ont que faire de toy, ny de tes biens, ny de tes graces, ny de ton Paradis. Ils renoncent à ta Passion, & à ton Sang, & à tous les merites de ta Passion, que iamais ils n'ayent le pouuoir de rien operer en leurs ames, ains desirent plustost que toutes choses se tournent à leur plus grande damnation.

Outre cela, ils inuoquent contre soy l'ire du Pere tout puissant, & du Fils, & du sainct Esprit: l'ire & l'indignation de la Mere de Dieu, & de tous les Anges, & de tous les Saincts, disans: Le Sang du Fils de Dieu tombe sur nos ames & sur nos corps eternellement; & nonobstant ces choses, combien qu'ils soient tels, tu les prends à toy.

Outresplus, ils protestent qu'en despit de toy, & de toutes les choses que tu as faites pour eux, ils veulent demeurer fermes de nostre party; & nonobstant ces

RR iiij

chofes, tu les prends à toy.

Outre cela, ils prennent vn diable & vn Magicien pour leur Dieu, & Createur, & Redempteur, & Sauueur, & Sanctificateur, & ne veulent plus t'attribuer à toy, qui és leur Dieu, aucune de ces chofes, mais au demon, & au Magicien; fi que côme tels ils adorent, loüent, & beniffent le demon, & le Magicien; & te renient, ô Dieu qui as creé toutes chofes, & te maudiffent, & reuoquent tout le bien qu'ils euffent peu faire au temps paffé pour l'amour de toy, & l'attribuent au demon, & au Magicien; & nonobftant ces chofes, tu és tellement mifericordieux, & pitoyable, que tu les prends à toy, & as toufiours les bras eftendus pour les receuoir. Ils fe font rendus fubiets à te vouloir feruir, & apres cela, ils contractent auec le demon & auec le Magicien, & pour plus grande affeurance, ils confirmeront leurs promeffes auec leur propre fang, car ils n'ont cure de toy, ains de faict ils contractent auec le diable, & ce mariage là a efté rendu authentique, & celebré en la prefence du venerable Sacrement, efcrit de la main du Preftre Magicien; & nonobftant ces chofes, l'abyfme de ta mifericorde eft fi grande, que tu nous les arraches, & les prends à toy.

l'ay dit à Marie, qu'as tu affaire de telles gens, que tu les adioignes à ton Fils,
veu qu'ils t'ont des-honorée par toute forte de lubricitez, tantoſt auec les hommes,
tantoſt auec les demons, tantoſt auec les
beſtes; & qu'as tu affaire de telles gens, &
les offrir à ton fils, qui eſt la vraye pureté?
Ils renoncent auſſi à leur Ange Gardien, à
ce qu'il ne leur inſpire iamais de ſe retourner à toy; & au lieu de luy, ils ſe choiſiſſent
vn demon gardien qui les conduiſe touſiours. Et tu és ſi miſericordieux, & ſi fauorable, nonobſtant leur malice, que apres
vne meſchanceté ſi grande, tu leur laiſſes
encor apres leur Ange accouſtumé; & outre ce, tu leur en donnes trois & quatre autres, voire (pour le dire en vn mot) tous
les Anges, pour les attirer à toy.

Ils proteſtent que leur rage, leur colere,
& leur indignation eſt ſi grande contre
Dieu, qu'ils ſe deſireroient eſtre diables,
pour auoir de la force dauantage à empeſcher que nul ne peuſt iouyr de la gloire de
Dieu, au moyen des violentes tentations
qu'ils leur donneroient. Et te maudiſſent
de ce que tu les a creez hommes, & non
point diables; & inuoquans Lucifer, ils le
prient de tout leur cœur qu'il ayt à changer leur condition, en ſorte que luy pren-

ne leur place, & eux la sienne. Et protestent qu'ils voudroient endurer tous les supplices, les peines, & les tourmens de tous les diables, & de toutes les ames damnées qui sont, ou qui peuuent estre, pourueu qu'ils se peussent entierement dresser contre toy qui est Dieu, & font aussi peu d'estat de toutes tes peines, comme ils feroient d'vne mouche.

Ils font vne effigie de leurs corps qu'ils donnent puis apres au diable & aux Magiciens, afin qu'ils en vsent pour t'offenser. Ils reclament aussi les diables, les mers, & la terre qu'ils les engloutissent, si iamais tu voulois les attirer à toy. Dauantage, ils renoncent à ta Passion, & au Sacrement de penitence, & font priere que lors ton ire & ton indignation tombe sur eux, & ton sang à leur condemnation, quand le Prestre leur donne l'absolution.

Ils protestent deuant toy, qui és leur Dieu, que leur volonté est telle qu'ils voudroient vne Ostie toute pleine de demons dedans & dehors, & tout à l'entour, pour estre possedez en corps & en ame, & en toutes choses, quãd il arriuera qu'ils prendront reellement & veritablement la sainte Ostie. Et protestent qu'ils n'ont cure d'estre possedez de toy, qui es leur Dieu,

& qu'ils defirent dauantage d'eftre poffedez des demons, croyans que ce foit le
plus grand bien qui leur pourroit arriuer,
que d'auoir les diables dans leurs corps.
Outreplus, ils bruflent de colère, & d'vne
indignation fi grande contre toy, qu'ils ne
veulent rien auoir en leurs corps qui ne
ferue à t'offenfer, & tranfportent au diable & aux Magiciés tout ce qui eft de leurs
corps, foit le fang, foit la moüelle, foit les
humeurs de leurs corps, leurs cheueux,
leur foye, & leur melancolie, pour en faire
des fortileges, ou toute autre forte de chofe qui ferue pour t'irriter, ô Dieu, & ta
Mere, & les Anges, & les Sainéts.

O mifericordes exceffiues! que combien
qu'ils facent telles chofes, tu les diffimules,
comme fi tu ne voyois point, ou que tu
fuffes ignorant de leurs iniquitez & mefchancetez, & toufiours tu prefentes tes
playes à Dieu ton Pere, prenät garde qu'il
ne refpande fa colere fur eux, & tu dis continuellement à ton Pere: Mon Pere, voicy combien i'ay fouffert pour les pecheurs:
ie te prie que tu regardes à ma mort & paffion, & à l'amour duquel tu m'aymes, &
me les donne: car ie leur enuoyeray des
Anges en fi grande quantité, tant de Predicateurs, tant de fainctes infpirations,

qu'en fin ils seront contraints par necessité
de se ietter entre mes bras, comme fit l'enfant prodigue. Ne permets pas que i'aye
en vain respandu mon sang pour eux.

Et Belzebub se mettant à crier, a dit:
O bonté par trop grande, & pitié de Dieu
enuers les pecheurs! ô iustice trop cruelle
contre les diables! Et puis il disoit qu'il
leur faisoit iniure de leur oster ceux qui
estoient garrottez de tant de liens de meschanceté, de magie, & de demons. Et adiousta, disant: Considerez la bonté de
Dieu en ces choses, pour les attirer à soy:
il leur enuoye de grãdes infirmitez, & des
tentations admirables & fort violentes; &
s'il aduient que pour cela ils ne se reco-
gnoissent point, il permet à la confusion
des demons, & de tous les sabbaths, qu'ils
soient possedez des demons, pour seruir
à leur conuersion; & nonobstant ces choses, ils demeurent le plus souuent obstinez, disans que c'est peu de chose, & qu'ils
ne sont pas tous seuls qui ont offensé, &
qu'ils ont bien d'autres qui leur ressem-
blent. Et nonobstant ces choses, Dieu est
si bon, qu'il est tousiours à la porte, & heurte pour les attirer à soy; & tousiours Marie presente ses entrailles & ses mammelles
à son Fils, ausquelles ils ont renoncé si sou-

uent, & elle est incessamment à prier son
Fils que par le merite d'icelles il ayt pitié
d'eux, & qu'il suscite des creatures qui
prient pour eux, si bien qu'estans assiegez
de toutes parts, ils ne puissent plus resister
à Dieu: ains que comme le poussin court
sous les aisles de la poule, qui est sa mere
nourrice, eux tout de mesme ayent leur
refuge sous l'ombre des aisles de la misericorde & de la clemence de Dieu.

O confusion du diable, & de tout l'Enfer, & de tous les sabbaths! Si vn pecheur
recognoissoit la clemence, la misericorde
& la bonté de Dieu, il n'iroit pas la teste
leuée, mais se traisneroit tousiours, & auroit le ventre colé contre la terre, & diroit
aux pierres, & aux espines, & aux arbres, &
aux fleurs, & aux fruicts, & à la mer, & à la
terre, & à toute creature, Esleuez-vous
contre moy, à cause des pechez & des of-
fenses que i'ay commises côtre mon Dieu;
& desireroient se voir abandonnez de toute creature de Dieu, & des hommes, pour
l'enormité de leurs crimes; & se repute-
roient indignes de marcher sur la terre,
voire indignes d'endurer la damnation
eternelle; & croiroient fermement, & ne
douteroient aucunement que la plus grande grace que Dieu leur pourroit faire, se-

roit de commãder à tous les demons d'Enfer de s'esleuer contre eux, afin de les punir, & les tourmenter pour leurs pechez: encor penseroient-ils que toutes ces choses ne sont rien, à comparaison de leurs demerites, & prieroient toute creature de vouloir interceder, afin d'obtenir misericorde pour eux. Mais, ô Seigneur, les pecheurs sont si superbes, & si presomptueux, qu'apres qu'ils ont offensé, à grand peine veulent-ils recognoistre leur peché, & le confesser deuant vn Prestre, disans: Et que diroit-il, si nous luy declarions des pechez si enormes? A ceste cause, ô Seigneur, d'autant qu'ils sont remplis d'iniquité, & d'orgueil, donne-les nous, & ne les oste point de nos mains: ne les prends point à toy, autrement tu nous fais iniure. Et comme ie voulois me cacher, ie me suis escrié à haute voix, en grande rage & tout desesperé. Et apres auoir dit tout ce que dessus, auec rage & fureur plus grande que l'on ne sçauroit croire, i'ay adiousté parlant aux pecheurs & pecheresses: Pensez derechef, & derechef pensez: prenez garde (vous dis-je) à la misericorde de Dieu, disant derechef, ah! ah! ah! considerez, & cognoissez la bonté de vostre Dieu, & Redempteur, & Createur, & Sanctificateur, &

I'ay dit: Allez, & ie vous aſſeure que ſi pour
ces choſes vous ne vous amendez , l'ire &
l'indignation de Dieu tombera ſur vous,
& tout l'Enfer s'eſleuera contre vous au
iour du Iugement.

CHAPITRE III.

EN outre, pour appeller les Magiciens
& Magiciennes, il monſtra aux appellez la voye, & où aboutiſſoit la voye, par
laquelle ils deuoient cheminer, & venir à
ſoy, & il l'illuſtre de clarté, & leue les ex-
cuſes du retardement en diuerſes maniè-
res, & à diuers iours.

Le dix-ſeptieſme de Decembre il a ainſi parlé à ceſte fin. Qui a iamais veu que
Sathan ſoit diuiſé contre Sathan? Nous
ſommes tous damnez eternellement, &
tout ce que nous faiſons de bien, c'eſt contre noſtre gré, & par contrainte que nous
le faiſons, d'autant qu'il n'y a point de charité en nous. Ie dis moy que ceſte fille eſt
poſſedée, & a trois demons en ſon corps,
pour la conuerſion de deux ames, & de
pluſieurs autres. Celuy ne verra point le
Seigneur transfiguré ſur la montagne de
Thabor, qui ne l'aura point ſuiuy en ſa

Paſſion ſur le mont de Caluaire : car le
Seigneur l'a dit, quand la mere des fils de
Zebedée demanda quelque choſe pour
ſes fils, ſans ſçauoir ce qu'elle demandoit,
tant elle eſtoit peu ſage : car elle demandoit que l'vn de ſes fils allaſt en Paradis, &
l'autre en Enfer. Mais pource qu'elle n'e-
ſtoit pas beaucoup inſtruite, il ne s'en faut
pas beaucoup eſtonner : mais le Seigneur
reſpondit, diſant : *Pouuez-vous boire le calice ?* Et ils dirent : *Nous le pouuons.* Et vrayement nous le pouuons : car Iacques a eſté
martyr, & Iean ſemblablement a eſté aux
pieds du Seigneur ſous la Croix : Pierre a
renié ſon Maiſtre, & en a fait penitence, &
a grandement ploré, & a gouſté la mort,
& a eſté mis en Croix. Le Seigneur a pluſieurs amis à ſa table aux feſtes de Paſques,
de Pentecouſte, & de Noel : mais peu y en
a qui y viennent auec vne deuë preparaa-
tion. I'atteſte Dieu, & ſa tres-ſaincte Mere, & tous les Saincts, que ſi vous ne faites
penitence, & ne recognoiſſez les bienfaits
de Dieu, vous eſtes dignes de mourir ſans
receuoir aucun Sacrement. Les curieux
cherchent d'eſtre ſages plus qu'il ne faut,
& ie leur dis qu'ils vont chercher les ſcien-
ces dans le puits de l'abyſme, comme les
Caluiniſtes & les Hereſiarques l'ont cher-
chée.

chée, lesquels ont voulu interpreter les
passages de l'Escriture saincte, non selon
l'intention de Dieu ou de l'Eglise, mais
selon leur propre intention. Ieunes gens
faictes penitēce, car vous nourrissez vostre
corps trop delicatement : ne luy donnez
point tout ce qu'il desire. Vous estes tous
criminels de leze Maiesté : si vn valet parloit deuant son Maistre, il seroit battu. Ie
suis l'Officier, & ie fay la commission de
celuy qui m'a enuoié. Les cieux sont ouuerts, & vous n'y voulez pas entrer : vous
pensez que Dieu vous soit obligé, & que
le chemin du Ciel soit aisé : Ne vous abu-
sez point : deux choses sont que Dieu ne
peut faire : il ne peut ny pecher, ny mentir.
Souuien toy de ceste parolle effroyable :
Allez maudits au feu eternel : Ceux qui
nous ont escouté durant ceste vie, viuent
perpetuellement mal-heureux en l'autre.
Nous leur faisons feste, mais c'est auec
mille tourmens, & nous leur faisons voir
des spectacles de vrays demons qui à les
voir seulement feroient mourir vn hôme,
& des ames damnées aussi qui ont esté
belles autrefois, mais à present sont deue-
nues plus laides que les demons mesmes.
Les Saincts prient pour vous, disans : Seigneur donne leur l'eau de la vie. Que

S S

l'hôme s'estime indigne de ceste lumiere,
car Dieu aime les humbles : Ie dis dauantage, qu'il conuient bien aux parfaicts de
se reputer dignes de l'Enfer , & penser
tousiours ainsi, mes demerites surmontét
toute sorte de supplices , quand mesme
Dieu creéroit mil Enfers. Ceux la seront
au festin en la vie eternelle , qui ieusnent
en ceste vie qui n'est que d'vn moment.
Ceux qui ont tant soit peu gousté les viandes de l'autre vie, mesprisent aisement les
bons morceaux de la vie presente. Nous
autres miserables pouuons en parler aucunement, mais de gouster de ceste viande en l'eternité , nous ne le pouuons,
car il est maintenant trop tard de faire
penitence. Le cheual n'est pas genereux
qui ne marche s'il n'est pressé des espe-
rons : ainsi celuy ne merite pas beaucoup
qui sert son Dieu à contrecœur.

C'est bien souuent vn plus grand mal
d'obmettre ce qu'il faut faire , que de
commettre ce qu'on doit laisser. Trois
sortes d'hommes seruent à Dieu : quelques vns le seruent comme coupables:
tels sont ceux qui regardent incessammét
l'Enfer : les autres luy seruent comme
mercenaires : tels sont ceux qui ne regardent autre chose que le Paradis , &

ceux la sont semblables aux mercenaires qui trauaillent pour gaigner : mais les autres seruent plus fidelement, à sçauoir par amour comme vrais enfans, & non point par crainte ou pour l'esperance. Car le bon filz ne regarde point aux biens du Pere : il ne redoute point ses chastiemens : ains considere ce qui est de son deuoir, & obeit par amour à son Pere. Ainsi les vrais enfans de Dieu luy obeissent, non point à cause de la recompense, mais conduicts par amour. Vn verre d'eau froide presenté à vn pauure, vaut autant qu'vn an en purgatoire, grand Dieu, ce n'est pas merueille si les bestes ne te cognoissent point, ou les nations barbares, ou les Indiens, d'autât que ou ils n'ont point de cognoissance, ou ils viuent en tenebres : mais ie m'estonne que les Chrestiens qui sont tels fils ne te cognoissent point, veu qu'ils prennent leur denomination de toy, & sont honorez de ton nom : car de Christ ils sont appellez Chrestiens, comme l'Espouse prend le nom de son Espoux.

Au sainct Baptesme, le Pere adopte l'ame pour sa fille, le filz pour sa sœur, le S. Esprit pour son Espouse : & toute la saincte Trinité se la dedie pour Tem-

ple : & vous portez vos enfans à ceste
fontaine , comme si vous les meniez à
vne dance ou à quelque ieu tant vous
faictes peu d'estat de ce Sacrement : &
vous causez dans l'Eglise, vous y ricanez,
& y faictes plusieurs pechez sans penser
à ce Sacrement. Sainct Iehan ne se comportoit pas de ceste façon quand il baptiza le Seigneur : car il le baptiza auec
tremeur & reuerence. Ie vous dis qu'en
cela vous estes miserables de faire si peu
d'estime de vos Sacremens : car Dieu
luy mesme les a instituez : puis apres ce
sont les Colomnes de l'Eglise : & n'y a
nul Sacrement qui ne soit vn prix de
sang.

Apres cela Verin foulant Belzebub
aux pieds , a dit : Belzebub , ie t'adiure
au nom du Dieu viuant , dis moy si ce
que i'ay dit n'est pas vray ? Respond Belzebub, si ce que i'ay dit est vray ou non.
Ie t'adiure aussi de la part de Lucifer, si tu
peux me reprendre en quelque chose,
que tu me presse,& que tu me dise en quoy
i'ay menty,& alors il luy a dit:maudit Belzebub,tu ne sçaurois me respondre, car ie
dis la verité,& ie dis ces choses en l'authorité de Dieu:& tu es vn miserable & mau-

dit comme moy : Refponds, maudit, fi tu
as que dire à l'encontre ?

Et apres cela, Verin s'addreffant aux affiftans, s'eft efcrié à haute voix : Voyez que
c'eft icy, mon Prince, & maintenant ie ne
porte point de refpect à fa principauté.
Ouy vrayement, Belzebub, tu és mon
Prince, mais ie ne te defere point, ny à Lucifer, ny à aucun demon, ny à tout l'Enfer, car nous ne pouuons refifter au Tout-
puiffant.

Et a adioufté : Mais vous qui tenez le
party de Lucifer, ne pouuez dire chofe
qui foit d'aucune valeur, & n'auez de force non plus qu'vne mouche. Et toufiours
Verin auoit les pieds fur Belzebub, & le
mefprifoit, difant : Superbe & arrogant
que tu és, comme ie le fuis auffi, tu és vn
fuperbe, rien ne deffend d'humilier les fuperbes.

Apres, Verin a dit à Sœur Magdelaine:
La porte de Paradis eft ouuerte, & la porte
d'Enfer eft ouuerte auffi : celle-cy eft lar-
ge, il y a paffage pour les chariots : ie dis
dauantage, que quatre chariots de front y
paffent : mais cefte-là eft fort eftroite, &
font peu qui y paffent, car il faut s'humilier
pour paffer par icelle.

Au haut de cefte porte eft l'obeyffance,

au bas l'humilité, qui est la Natiuité du Fils
de Dieu, & l'obeyssance signifie que Christ
a esté obeyssant depuis sa natiuité iusques
à sa mort : d'vn costé est la charité, de l'autre est la bonne asseurance, la portiere est
la perseuerance, car c'est celle qui donne
l'entrée au Paradis. Le peché est plus sale
que le diable. Vn certain homme estoit
bien en sa maison, & estoit garny de tout
ce qu'il luy falloit pour manger & pour viure : mais de luy-mesme il s'en est allé, &
s'est ietté entre les mains des Turcs, qui
luy ont fait puis apres endurer beaucoup
de maux, dequoy il a voulu faire ses plain-
tes : mais on luy a dit, Amy, tu as folemét
fait, tu estois bien en ta maison, & personne que toy n'est cause de ton mal. Et ie
vous dis que personne n'aura pitié de luy.
Ainsi il n'y a celuy qui ne soit suffisammét
pourueu pour passer ce monde, quand on
est en la grace de Dieu ; que si puis apres ils
veulent pecher, & se rendre esclaues du
diable, qui est ce qui aura compassion de
leur misere ? Il est bien beste qui de libre se
rend serf.

Apres cela, il a confirmé par serment solemnel ce qu'il auoit dit, & disois : A quoy
faire d'auoir de bonnes eaux, & salubres,
si personne ne veut boire ? c'est chose salu-

taire de frequenter les Sacremens. Et s'addreſſant à Magdelaine, il a dit: O Magdelaine! les iugemens des hommes ne ſont
pas les iugemens de Dieu: il faut eſtre abbaiſſé en ce monde, qui veut eſtre eſleué
en l'autre.

Ces choſes ne ſortent point de la boutique de l'Enfer. Les diables ont preſché
quelquefois, mais ç'a eſté des curioſitez:
mais ce que ie dis, enſeigne à bien viure.
Les ames tôbent auſſi dru en Enfer, comme ſont les grains en la tremiere du mou-
lin. En Enfer on y va à millions, au ciel,
l'vn apres l'autre; & en vn iour y ſont allez
dix mil, en vn autre ſix mil, en vn autre
onze mil, & vne autre fois encor plus par
bandes, ſelon la volonté de Dieu.

Ce iour là meſme quelqu'vn demanda à
Verin, comment il diſoit que Magdelaine
n'auoit point encor eu l'intention droite,
veu que le iour de la Conception il auoit
dit, que d'vn vray & bon cœur elle auoit
renoncé au diable. A cela il a dit, que ceux
auoient l'intention droite, qui n'auoient
point leur regard fiché ſur aucune creature, & peuuent auoir le cœur bon, qui ont
encor l'intention flotante, comme eſtant
entre deux, ſans adherer entierement ferme à vn party; & diſoit qu'il ne ſçauoit pas

mettre vn mot l'vn deuant l'autre, mais qu'il le receuoit d'enhaut, ainſi comme il le diſoit. Il a encore dit beaucoup d'autres choſes, ſeruans non ſeulement pour l'inſtruction des Magiciens & Magiciennes, mais auſſi pour les autres de toute ſorte & condition de perſonnes, comme il ſe peut voir par les Actes de la ſaincte Baulme. Et pource qu'ils pourroient dire, Nous ne pouuons retourner, encore que nous le voudrions bien, à ceſte cauſe il leur a monſtré qu'ils le peuuent, & bien aiſément, entant que Dieu ne requiert d'eux autre choſe, ſinon qu'ils quittent le diable, & la Magie; & en confirmation de cecy, il leur a amené l'exemple de Henry quatrieſme Roy de France, qui eſtant homme ſubjet à ſes plaiſirs, a obtenu de Dieu vne grande miſericorde, d'autant qu'il n'auoit pas voulu adiouſter foy, ny adherer à ce que les Magiciens diſoient. Or il leur a monſtré qu'ils peuuent quitter le diable, & que il ne tient qu'à eux; & que ſils veulent, ils pourront en vn inſtant eſtre ſanctifiez, à l'exemple dudit Roy, en ceſte maniere.

La volonté coniointe à la grace de Dieu, peut toutes choſes, & eſt plus forte que l'Enfer: partant nul ne peut dire, Ie ne me puis conuertir; auſſi ne faut-il pas apporter

dès excuſés à ſes pechez, comme ont faict
Eue, & puis Adam. O toy Adam ! as eu la
grace ſuffiſante : mais miſerable, tu as permis qu'on t'ayt trompé ; & c'eſt ainſi qu'il
en arriue tous les iours aux miſerables pecheurs. L'ame eſt la maiſtreſſe, le corps eſt
la ſeruante : L'ame dira, leuons-nous du
matin, & allons prier Dieu : mais le corps
dira, ie ſuis encor ieune, il faut attendre
que ie ſois vieil, i'auray du téps aſſez pour
faire penitence. La Memoire dira : ayons
ſouuenance des benefices de noſtre Dieu.
L'Intellect dira : conſiderons en iceux la
bonté de Dieu, & ſa ſageſſe, & ſa puiſſance. La Volonté excitera à aymer & craindre Dieu, car de luy procede tout ce que
vous auez de bien. L'ame dira : Ie veux ſui-
ure les inſpirations de Dieu, ie me veux
voüer à ſon ſeruice, ie ne veux plus que la
chambriere gouuerne en ma maiſon. Et la
chambriere dira : ô ma maiſtreſſe ! que fai-
ctes-vous ? prenez garde à voſtre ieuneſſe,
vous auez encor du temps pour faire penitence : iouyſſez des biens pendant que
vous en auez le temps. Mais penſe que
mes paroles ſont eſprit ; & c'eſt l'ame qui
eſt le Seigneur & la Dame, & l'ame doit
eſtre le Seigneur & la Dame du corps. Car
c'eſt choſe tres-certaine que la famille ſ'en

va renuerſée, quand la chambriere gouuerne. Tout de meſme, il n'appartient
point au corps de gouuerner, car le corps
eſt comme la femme, & eſt deſnué de iugemét pour ſe ſçauoir gouuerner; & Dieu
demandera raiſon à l'ame, & non point au
corps, ſi que l'ame precedera le corps, ſoit
à iouyr de la recompenſe, ſoit à endurer le
ſupplice, d'autant que l'ame deuoit croire
ſon Createur pluſtoſt que ſa chambriere.
   Vn aueugle n'eſt pas propre pour le
Royaume : pourquoy ? pource qu'il eſt
aueugle. Et l'ame eſt vne Republique : que
ſi la conſcience eſt bonne, tout le reſte ſera
auſſi en paix : partant, que l'ame gouuerne,
car le corps n'a point de ſens. Car Eue a
parlé vne fois, & elle s'excuſoit, mais le
corps regimbe inceſſamment. Voſtre Dieu
eſt le tres-bon Pere, chez lequel eſt l'ar-
moire bien garnie de toute perfection, &
il en arriue touſiours de nouuelles les vnes
ſur les autres, à ceux qui les demandent, &
il les communique à ſes enfans. Dieu tout
de meſme a donné à ſon Egliſe les ſainctes
Eſcritures, & le nouueau Teſtament, & les
vies de pluſieurs Sainct̄s ; & ne luy eſtant
pas encor aſſez d'auoir donné ces choſes,
il veut touſiours luy faire preſent de quelque nouueau don. Embraſſez voſtre Dieu

tout nud pendant en la Croix, car c'eſt luy
qui eſt voſtre Pere, & la tres-digne Mere
de Dieu eſt voſtre mere, & les Anges, &
tous les Sainﬅs ſont vos freres, & ſont
tous de la tres-noble lignée, & il vous an-
noblira, & telle nobleﬅe eſt plus haute
que n'eſt celle des Roys de la terre.

Le Roy de France n'agueres deffunﬅ, a
bien recogneu autrefois ceﬅe nobleﬅe : il
ſe ſçauoit bien humilier, & recognoiſſoit
ſon Dieu, deuant lequel il ſe comportoit
de la façon que feroit vn coulpable, & entendoit la Meﬅe auec vne grande deuotion. Et ie vous dis qu'il y a pluſieurs Preﬅ-
ﬅres qui ne penſent pas ſi bien à la grandeur & excellence de leur Dieu, comme il
faiſoit, & eſt mort martyr. Il a prononcé
en mourant le nom de I E S V S, & a recom-
mãdé ſon ame entre les mains de ſon Dieu:
car auſſi il a mieux aymé endurer pour l'a-
mour de ſon Dieu, que d'adiouﬅer foy, ny
croire à tout ce que le Magicien luy auoit
dit.

Il auoit offenſé ſon Dieu, comme Dauid
l'auoit offenſé, & il a trempé dans les de-
liﬅs, & eſtoit Roy comme luy : il a auſſi
eſté heretique comme tu as eſté heretique,
ô Loyſe.

O Henry ! tu és dans le Paradis : Reſ-

iouys-toy, & meneioye, ô Marie de Me-
dicis, car tu as eu l'honneur d'eſtre l'Eſpouſe d'vn Roy qui eſt Sainct. Et toy auſſi,
ſi tu imites les meſmes choſes, pourras
eſtre vne Saincte ; & toy auſſi, ieune Roy.
Et tu imiteras la vie de ton pere, car il a eu
ſoigneuſement cure de ton inſtruction.
Aymez diligemment ce Prince tous tant
que vous eſtes icy, il eſt digne d'eſtre aymé d'vn chacun. Maudit ſoit celuy qui
ſ'eſleue contre ce Prince (car il eſt bon
Prince) & quiconque ne luy veut point
obeyr. Il ſera à la France vn autre Roy
Loys, & ſera canonizé.

Reſiouys-toy, ieune Roy, tu as ton pere dans le Ciel. Vous doncques ſoyez attentifs, ô vermiſſeaux de terre : ſi voſtre
Prince ſ'eſt tant abbaiſſé, combien plus deuez vous vous abbaiſſer? Derechef & derechef penſez à cela ; & le tres-ſainct Pere
ſ'humilie, encor qu'il n'ayt point de ſuperieur à luy en ce monde ; & veu qu'il ſ'humilie, negligez-vous de vous humilier?

CHAPITRE IV.

MAis pource que les promesses & les
pactions faites au diable par ceux
qui estoient appellez, & confirmées de
leur propre sang, les pouuoient retarder
de laisser promptement le diable ; à ceste
cause le vingt-cinquiesme de Decembre il
les casse, & declare en ceste maniere qu'elles estoiēt cassées. Qui veut trouuer Dieu,
il faut regarder la terre, & cognoistre la
terre, c'est à dire, le petit Enfant qui est dãs
l'estable. Tu regardes au Ciel, toy qui iettes ta consideration sur sa diuinité, & qu'il
est nostre Iuge : mais entant que petit Enfant, il est digne d'estre aymé de vous. Selon son humanité, il est fort petit ; selon sa
diuinité, il est grand Dieu, & est grandement digne de loüange. Vous pouuez
tous seruir à cét Enfant, & n'y a personne
qui s'en puisse excuser : chacun a vn bœuf,
& vn asne : l'asne signifie le corps, le bœuf
l'ame : l'ame recognoist aisément, comme
feroit vn bœuf, la creiche de son Seigneur.

Et ie dis qu'il faut que ce bœuf & cét as-

ne porte le ioug de son Seigneur, c'est à
dire, que tout ce qu'il luy plaira de luy im-
poser, soit mortifications, ou afflictions, &
toute autre chose qui aduiendra à l'homme par la volonté de Dieu, c'est le ioug du
Seigneur. Et ce ioug là est doux, & ce fardeau est leger à tous ceux qui l'ayment, &
partant ne dites point, ie ne le puis porter,
car vostre Dieu ne vous commande point
choses impossibles.

Ie dis la verité, qu'il a porté luy-mesme
vn ioug tres-aspre, & bien pesant. Sa Croix
a esté grandement lourde, & il ne vous dit
point, voicy ma Croix, portez-la comme
ie l'ay portée: Il ne dit point cela, d'autant
que vous estes trop foibles pour porter
vne telle Croix: mais il dit, portez mon
ioug, d'autant que ce ioug là est tres-leger
pour tous ceux qui ayment Dieu, & luy
seruent comme il faut. Dieu a des Anges,
& des Saincts; & ce n'est pas merueille que
les Anges luy obeyssent, & que les hommes facent sa volonté : mais c'est chose
admirable que les diables luy obeyssent,
car ils sont comme les condemnez aux galeres, ie dis les galeres d'Enfer.

Et apres il a dit : Grand Dieu, fais dire
ces choses par quelque Seraphin, ou par
quelque sçauant Predicateur, & qu'elles

ne ſoient point prononcées par la bouche
d'vne fille, & que ie ne ſois point contraint
de contribuer mon nom à ce qui milite di-
rectement contre l'Enfer , voire meſme
que celuy qui les prononce, y eſt contraire.
Il diſoit auſſi que beaucoup ne croiroient
point à ces choſes : mais ie leur reſponds
qu'ils n'ont point veu Dieu , & le croyent;
perſonne auſſi n'a veu le Paradis, & neantmoins ils croyent que le Paradis eſt. Ton
Dieu, ô Thomas , lequel il eſt impoſſible
qu'il mente, auoit dit vray, qu'il reſuſcite-
roit le troiſieſme iour : n'eſtoit-il pas reſuſcité au troiſieſme iour ? vrayement il
eſtoit reſuſcité: mais pource que tu n'a-
uois pas veu qu'il eſtoit reſuſcité, tu ne le
voulus point croire, & diſois: *Ie ne croiray*
point, ſi ie ne touche les lieux où ont eſté les cloux.
Et perſonne de vous n'a veu ſon Dieu
mourir pour ſoy, & ne laiſſez pas de croire
qu'il eſt mort. Ignorez-vous ce que le Seigneur dit à Thomas? *Bien-heureux ceux qui*
ne verront point ce que tu voids , & toutefois
croiront. Il n'eſt point beſoing de foy és
choſes que nous voyons apparemment:
comme ſi ie vous diſois, que ce Preſtre eſt
à l'Autel, ie croy que vous croiriez bien
ce que i'en dirois , & voſtre foy n'auroit
point grand merite, car vous le voyez auſſi bien que moy.

Toutes les sciences de Ciceron & de
Platon, & de tous les Philosophes Payens,
ne seruent quasi d'autre chose, sinon que
d'occuper l'esprit en vain : ces eaux là
n'ont peu esteindre la soif des ames, & par
consequent ils ne pourront luy donner
aucun rafraischissement. Mais les moin-
dres delices de l'esprit surmontent tous les
plaisirs du siecle ; & maudits sont ceux qui
pour le plaisir d'vn moment perdent bien
souuent la vie eternelle.

Vostre Dieu est vn Chirurgien bien expert, & tres grand entre les plus excellens,
lequel sçait dextrement mettre le fer dans
la playe, & voir si elle se peut aisément
guerir; & à l'instant il donne le remede, &
le medicament qu'il iuge necessaire pour la
guarison de la playe.

Dieu le Pere a deux filles, la Misericorde, & la Iustice; & la Misericorde est au
dessus, car elle est la fille aisnée de la maison de Dieu; & vous sçauez que les aisnez
ont tousiours quelque aduantage par dessus les autres. La Misericorde est la sœur
de IESVS-CHRIST, & c'est elle qui luy
disoit, qu'il falloit qu'il endurast, & souf-
frist toutes les douleurs & les tourmens
qu'il a soufferts en sa Passion.

Elles sont toutes deux cõme germaines,
engendrées

engédrées d'vn mesme pere, & d'vne mesme mere, & toutefois il est certain que
l'vne a toufiours quelque faueur par des-
fus l'autre. Ainsi Dieu le Pere a plus deferé
à la Misericorde qu'à la Iustice, & elles sont
toutes deux seurs, & toutes deux ses filles:
Car il n'est pas moins iuste quand il opere
iustice, côme il est bô, quand il faict misericorde: car ce que Dieu fait endurer la peine du supplice aux meschâs, & ce qu'il dône recompence aux bons, cela ne le taxe
point d'imperfection: Ie dis plus, que c'est
vne marque de sa toute-puissance que de
rendre à vn chacun selon ses œuures.

Vrayement, Mere de Dieu, tes entrailles
ont esté vne boutique d'Apothicaire,
pleine de senteurs & d'onguents tres-
pretieux, & d'odeurs tres-agreables à sentir, & c'est le S. Esprit luy-mesme qui a
fourni ceste boutique de senteurs tres-
bônes, c'est à dire de ses dons, & de quantité de fruicts, & de ses graces abondamment, & de ses vertus. Elle est le iardin
clos, & le S. Esprit en est le Iardinier, lequel sçauoit tres bien cultiuer ceste terre
tres-saincte (des entrailles de la bien-heureuse Vierge Marie) & semer en icelle des
fleurs de toute sorte, & planter en elle de
beaux arbres ayans des fueilles verdissan-

tes,& des belles fleurs , & des fruicts tres-
bons. Toy Marie es vn arbre , les fueilles
sont tes tres-sainctes pensées:les fleurs sōt
tes tres-saincts desirs:& le fruict, c'est l'enfant Iesvs (lequel est nay pour vous) & il
est le fruict admirable & reputé digne de
toute eternité d'estre offert au Pere pour
vos pechez en l'arbre de la Croix.

La memoire vous faict estre memoratifs
des benefices de Dieu : & Ioseph qui est
vostre intellect, flechit le genouïl en quelque lieu retiré , & considere vn mystere
tant excellent.Et Marie,comme plus illu-
minée, est plus proche, laquelle signifie
vostre volonté:l'intellect veut apprehender,&la volonté s'en esloigne,&fait comme la saincte Mere qui n'osoit pas le tou-
cher:mais en fin Marie(qui est la volonté)
le prend:car il faut que l'amour surmonte
la crainte. Partant prenez le petit enfant,
applaudissez luy, & l'enueloppez de bāde-
lettes:il est petit & maniable : prenez peine de toutes vos forces à cela,&luy apportez toute autre chose dont il aura besoin.

Il est petit,& si c'est vn grand Dieu, selon qu'il est escrit, *vn petit vous est nay, & le
fils vous est donné*:comme petit il a les mains
liées, & ne sont pas propres pour frapper:
venez,approchez,&pensez qu'il sera aussi

Iuge ſeuere à ceux qui n'auront point fait
ſa volonté. Si Abraham euſt diſputé auec
Dieu quand il luy commanda de prendre
ſon fils Iſaac, lequel il aymoit , & luy euſt
dit:Comment cela,ou pourquoy,ie vous
dis qu'il n'euſt pas merité d'eſtre le pere
des croyans. A ceſte cauſe il faut que vous
vous humiliez, & que vous croyez que voſtre Dieu eſt au Sacrement: car ſon corps
eſt glorieux lequel n'occupe point de lieu.
A ceſte cauſe ie dis que ce n'eſt pas aſſez
d'auoir enueloppé de bandelettes le petit
Iᴇsvs, mais il le faut rechauffer auec l'haleine d'vne parfaicte deuotion , qui eſt la
ferueur prouenante du ſainct Eſprit.

Outre ces choſes qu'il a dites , il en a
proferé beaucoup d'autres, comme de dire que les plus humbles eſtoient les plus
hauts en Paradis:teſmoin en ſont Ieſus &
Marie: & que l'amour allegeoit tout trauail, teſmoin les diables, car à cauſe qu'ils
manquent d'amour, ce leur eſt peine de
dire *Aue Maria,* & il leur eſt plus inſuppor-
table que de ſouffrir dix mille ans en Enfer, il diſoit auſſi que ſi les Princes ſont
cōtraints d'obeir, comment les ſeruiteurs
pourront ils reſiſter?Il diſoit encor, que ſi
quelqu'vn voyoit l'ame comme elle eſt en
l'eſtat de grace ſelon toute ſa beauté, qu'il

mourroit de ioye & d'estonnement : car il
penseroit voir la diuinité, mais ce n'est pas
cela qu'il faut desirer de voir. Si le corps
se plaint, dis à l'ame, mon ame ne succumbe point : cōsidere que tu as esté creé afin
que tu commande, & que tu rende graces
à celuy qui t'a formée. Dieu n'est pas comme l'homme qui cesse de bien faire quand
il recognoist de l'ingratitude : mais vostre
Dieu a preueu l'ingratitude des hommes,
& entendoit à ses oreilles leurs pechez
qui crioient vengeance, & nonobstant
tout cela, il n'a pas laissé de vous donner
son fils. Vostre Redempteur est nay à minuit : receuez vostre Redempteur, vostre
corps est l'estable, vostre ame est la cresche : Il est Roy & n'a point eu à cōtrecœur
d'estre en vne estable, il n'y a personne qui
se puisse excuser. Rechauffez cét enfant,
& ne dites point, ie n'ay pas dequoy. Le S.
Esprit est vne fournaise, il vous donnera
du feu, baillez luy le bois qui sont vos pechez, & il les prendra, & il les consumera
au feu de sō amour : Et Dieu (dit-il) à voulu que ces choses se fissēt par les demōs en
la presence des Magiciens, *parce qu'ils faisoient croire aux Magiciens que le Paradis estoit
vn Enfer* : Disant encor : d'autant que vous
auez tant cousté à Dieu, il veut vous auoir

en son Paradis. Il disoit aussi parlãt à Dieu:
Tu as pris vn diable pour faire cecy, pource que c'est chose nouuelle qu'vn diable
face telles choses, afin que ta bonté soit
d'autant plus admirée, & pource que tu
veux remplir les sieges, & que le Iugement
approche, & veux auoir des ames en Paradis, à ceste cause tu t'és seruy de tous
moyens, autrement tu ne veux pas que
les diables te donnent loüange.

Apres toutes ces choses & plusieurs autres
semblables, dites d'vne grande vehemen-
ce, & auec authorité, entremeslant aussi sa
rage, il a fait vne telle renonciation. Moy
Verin, au nom de tous les sorciers & sorcieres, des Magiciens & Magiciennes, ie
renonce à toutes les renonciations qu'ils
ont faictes contre la puissance du Pere, la
sapience du Fils, & la bonté du sainct Esprit: & ie renonce aux renonciations, par
lesquelles ils ont renoncé à la bien heureuse Vierge, à tous les Anges, & à tous
les Anges de Paradis: & ie renonce à toutes les impietez, par lesquelles ils se sont
esleus l'Enfer pour leur demeure eternelle,
& ont dit à Dieu qu'ils ne se soucioient pas
de toutes ses inspirations, & graces, & que
ils vouloient estre eternellement separez
de Dieu, & de ses Anges.

Et apres, au nom de tout l'Enfer, il s'est
escrié : Ie renonce à toutes les donations
& cedules qu'ils ont faites au diable. Et
apres, il a dit : Croyez que Dieu estant
tout puissant, peut commander au diable
d'apporter icy sur ceste Eglise les corps
des Magiciens & Magiciennes, pour ouyr
leur iugement & leur sentence. Or ie parle
en general, & non point en particulier. Et
il n'a point voulu se seruir du ministere
d'aucun Ange, pource qu'ils diroient, c'est
vn diable, s'il venoit inuisible, ou n'en feroient pas grand estat, s'il eust dit ces choses comme homme. Mais Dieu fait en cét
œuure cóme vn Roy qui a plusieurs Princes, & des subjects, & des esclaues, & qu'il
print vn de ses esclaues pour en faire son
Ambassadeur. Or il ne faict pas cela pour
honorer l'esclaue, ains pour releuer dauantage sa puissance, d'autant qu'il n'a
point besoing de l'authorité, ny de la qualité de son Ambassadeur, ains c'est l'Ambassadeur qui a du Roy toute son authorité. Ainsi Dieu n'a point pris vn de ses Princes, ny vn de ses subjects, mais a pris vn de
ses captifs les plus vils, qui sont les diables,
non pour l'honorer, ains pour faire cognoistre sa grande puissance. Or Dieu force le diable de faire sa volonté, & luy don-

ne authorité de faire ce qui eſt droict deuant ſes yeux, à ſa plus grande gloire, & à
la confuſion de l'Enfer. Et Dieu a encore
voulu vſer de ceſte nouuelle ſorte de remede à la conuerſion des ames, afin d'eſtre
loüé dauantage en ſa bonté.

Apres luy, Greſil, (l'autre demon qui
poſſedoit Loyſe) a faict vne ſemblable renonciation que deſſus.

Apres luy, vint encore Sonillon, qui a
faict de meſme, & adiouſta que à l'heure
meſme les Magiciens & Magiciennes
eſtoient là preſens, qui ſe trouuoient bien
eſtonnez de voir & d'entendre ces choſes.
Et ces choſes ſe font (dit il) ou pour leur
plus grande condemnation, ou pour leur
conuerſion, s'ils veulent. Apres cela chacun a confirmé par ſerment fort ſolemnel
ce qu'il auoit dit, & diſoient que à chaque
Meſſe il falloit dire quelque choſe.

A la Meſſe du poinct du iour, le Pere
Dominicain fit l'exorciſme, & Verin ſe
mit à parler en ceſte maniere. Le chef de
la famille c'eſt l'homme : il eſt mal ſeant
que la femme gouuerne: car les femmes
ſont ſubjectes à leurs maris, c'eſt touſiours
au chef de preſider, & au maiſtre de commander: l'ame c'eſt le chef, le corps c'eſt la
femme : l'ame eſt la maiſtreſſe, le corps eſt

la feruante, & c'eft elle qui fe plaint tou-
iours.

Or fus, Monfieur, vous eftes ieune,
vous ferez puis apres penitence, il vous
refte du temps : il ne fe faut pas leuer fi matin, il eft raifonnable de fe donner du bon
temps en fes iours, & de iouyr de la creature tandis qu'on eft ieune, c'eft icy le tēps
propre pour l'employer aux plaifirs : en la
vieilleffe nous ferons noftre penitence.

Et ce Monfieur là, s'il eft fage, prendra
cefte chambriere, la iettera hors de fa maifon : Ainfi doit faire l'ame, quand le corps
fe plaint, & luy dire : quoy? ô chair, tu és
la feruante, & non point la Dame : c'eft
ton office de feruir, & non de commander : Ie te dis que fi vn iour tu veux manger
auec moy les bonnes viandes, il ne faut
pas que tu fuyes maintenant le trauail. Ne
fçauez-vous point ce qui vous fera dit? Ce
fera toy, ame, qui rendras compte la premiere : car ayant efté la Dame, tu deuois
te gouuerner prudemment. Si l'homme a
vne femme qui foit prudēte, il doit luy mettre entre les mains le gouuernement de fa
famille, & non pas en celles de la feruante:
mais vous faictes tout le contraire. Vous
dites, nous fommes ieunes, & d'vne nature delicate, & vous voulez vous traicter

doucement? Vn autre dit : ie veux iouyr
de la creature, & me refiouyr : ie puis viure
en repos , fans que ie fois contraint de tra-
uailler pour viure : ie fuis noble, & d'vne
telle lignée : ie fuis Roy, ie fuis Prince:
quoy? ne puis je pas auoir à ma fuitte autant de Gentils hommes, & autant de valets qu'il me plaira? L'autre dit : Et moy ie
fuis vieil, ie ne puis pas faire penitence, &
c'eſt ce qui faict que la famille fe renuerfe,
quand cefte maudite chambriere gouuerne. Or ne foyez point faicts femblables à
ceux, dont parle le Prouerbe: *Les facetieux*
font par la ruë, & les triftes en leurs maifons. La
feruante vous dira: Allós à la dance, Monfieur : allons au ieu de paulme : allons au
ieu de boule : Dieu nous a promis fon Paradis : ouy il nous le donnera, car il l'a creé
pour nous, & non pas pour les beſtes.

Et Verin parlant aux affiftans, a dit : Il
vous l'a voiremét promis, & il vous le donnera, mais ce ne fera pas fans penitence. Le
feruiteur n'eſt pas plus grand que fon maiſtre : or puis qu'il a fallu que le Seigneur ait
fouffert, & qu'il foit ainfi entré en fa gloire, voudriez vous entrer dans le Ciel auec
les cheuaux & les carroffes? Ie vous dis que
il faut y entrer à pied, & porter auec foy
fes bonnes œuures, autrement l'on vous

dira, *Nescio vos:* Vous ne pouuez entrer
icy : moy & mes petits enfans sommes en
la couche. Et ne pensez pas que ceste parole là s'entende du lict : quelque hebeté
peut-estre le pourroit entendre ainsi: mais
ie vous dis que telles paroles seront dites
aux pecheurs endurcis, qui ne veulēt point
faire penitence.

Ce n'est pas ainsi qu'il faut viure pour
estre sauuez, & vous ne pouuez vous excuser, car vous auez tous du bois, & estes
pecheurs : pour le moins donnez-luy vos
pechez; c'est vn enfant, & est couché dans
vne creiche : portez-les luy, & il les prendra. Si vous dites, Nous n'auons point de
peché : Ie vous dis moy que vous dites
mensonge, car vous estes tous soubs le peché; le bois c'est le peché, & le sainct Esprit
y veut mettre le feu, i'entends le feu de son
amour: car il est vne fournaise tousiours
ardente, & ne cherche autre chose que de
brusler : personne ne se sçauroit excuser,
car chacun de vous a son baston, qui est sa
volonté: tout le reste est de Dieu, mais ce
baston là est vostre, Dieu vous l'a laissé:
mais prenez ce baston, car Dieu est le Pasteur, & vous estes ses oüailles; & quand le
loup rauissant viendra, il prendra son baston, c'est à dire, vostre volonté, & frap-

pera vn si grand coup, qu'il le fera recour-
ner à sa grande confusion.

Apres, Verin s'est mis à inuiter toutes
les creatures du Ciel, tous les neuf chœurs
des Anges, & en particulier la tres-sainte
Mere de Dieu, & tous les Saincts & Sainctes de Dieu, outreplus toute l'Eglise trio-
phante & militante, à loüer Dieu pour les
pecheurs, & specialement pour les pecheurs endurcis, & pour les empoisonneurs, & Magiciens, & pour les Enchanteurs, disant en ceste maniere : Moy Verin, au nom de tous les empoisonneurs &
empoisonneresses, des Magiciens & Magiciennes, sorciers & sorcieres, de la part
du Dieu tres-souuerain, tous les quatre
elemens loüez le Seigneur : toutes creatures raisonnables, loüez le Seigneur : toutes creatures qui ont vie vegetatiue, & celles qui se meuuent, loüez le Seigneur : terre, mer, air, & feu : arbres, & estoilles,
loüez le Seigneur. Et ie dis que si toutes
les creatures pouuoient respandre des larmes de sang, elles deploreroient par icelles
les pechez des Magiciens & Magiciennes,
tant ils sont en abomination deuant Dieu.

Les choses susdites furent prononcées,
cependant que le Prestre tenoit le sainct &
venerable Sacrement, pour communier

300 *De la Vocation*

Sœur Loyſe, & Sœur Magdelaine. Apres
cela, il a renoncé aux renonciations des
Magiciens & Magiciennes, empoiſon-
neurs & empoiſonnereſſes, ſorciers & ſor-
cieres, comme il auoit fait à la Meſſe de
minuict; & le meſme ont faict Greſil &
Sonillon: vne fois tandis qu'on diſoit le
Credo: l'autre fois à l'eſleuation, & la derniere fois lors de la Communion; & ſemblablement chaque demon a confirmé par
ſerment les choſes cy deſſus, comme ils
auoient fait à minuict.

Encor le meſme iour, ſur la fin de la Meſſe, elles furent exorcizées toutes deux par
le Pere Dominicain, & Verin commença
à parler en ceſte maniere. Dieu des puiſſan-
ces, fay deſcendre vn Ange du Ciel ſur cēt
Autel, & ils croiront: pourquoy veux-tu
te ſeruir d'vn demon? Tu as icy des Docteurs capables pour dire la meſme choſe,
& neantmoins ils diront que Loyſe n'eſt
point poſſedée. Maudite ſoit ceſte parole,
car l'Enfer me ſeroit plus tolerable.

Apres cela, il ſe mit à aſſaillir Belzebub,
& les autres Princes en diuerſes manieres
de mocqueries, comme il en appert par les
actes de ce iour. Apres il a dit: Il n'eſt pas
vrayement noble, qui eſt ſans charité: La
vraye nobleſſe vient du Ciel. Tous les ci-

toyens du Ciel se resiouyssent en la Natiuité du Fils de Dieu. L'ame du Roy, & l'a-
me du pauure qui sont en grace, ne sont en
rien differentes. *Vn petit vous est nay, & le
fils vous est donné.* Le fils est donné, car il est
Roy, & Iuge : le petit est nay, pource que
chacun le peut manier, & est aisé a appaiser, comme vous pourriez dire auec vne
pomme. La pomme signifie l'ame auec ses
trois puissances la memoire se rapporte au
Pere, l'intellect au Fils, la volonté au sainct
Esprit. Donne à ce petit tes pensées, tes
desirs, & tes œuures, & tu luy donneras de
l'odeur, de la saveur, & vne espece de pô-
me, & il s'appaisera de ce que tu luy donneras, il s'est fait petit, afin que tu le peus-
ses porter. Il est eternel auec son Pere. Et
toy, Marie, tu le sçauois bien, mais non
pas les autres. Il n'a point où reposer sa teste, donnez-luy pour le moins la pierre de
vostre cœur, qu'il s'en face vn oreiller. Si
le Roy d'heureuse memoire vous eut donné son Daulphin, ie vous dis que vous
l'eussiez receu auec vne grande ioye : & le
Pere vous a donné le Daulphin du Ciel esgal à luy, & les Roys sont venus de loing
le chercher, il est raisonnable que vous
aussi l'adoriez. Voicy maintenant le temps
que Dieu veut remplir les sieges qui sont

vaquans au Ciel: Le grand iour du Seigneur approche, il vous veut auoir en son Paradis.

Apres, il a dit: Ie Verin renonce, &c. comme cy deſſus en la premiere Meſſe de ceſte ſolemnité. Apres cela, il a inuité toutes les creatures à loüer le Seigneur: *Car il eſt bon*, *car ſa miſericorde dure eternellement*: comme cy deſſus.

Apres luy, Greſil en a fait autant, & en fin Sonillon en a fait de meſme: mais il a adiouſté: Dieu puiſſant, crée de nouueau mil Enfers pour ceux qui ne ſe conuertiront point: donne leur de viure mille fois autant de vies, que tu as mis d'eſtoilles au Firmament (car cela t'eſt bien aiſé) afin qu'ils puiſſent autant de fois mourir.

Le meſme iour encor elles furent exorcizées, au veſpre, par le Pere Franciſque Preſtre de la Doctrine: & Verin s'eſt mis à parler en ceſte maniere. Le chaud de l'Enfer m'eſt beaucoup plus tolerable, que ne ſont les exorciſmes; & à la mienne volonté que ie fuſſe ſourd toutes les fois que ie ſuis exorcizé.

Et l'Exorciſte a dit: Va-t'en, maudit; & il a reſpondu en Latin, *Non eſt tempus*: c'eſt à dire, il n'eſt pas temps. Et comme l'Exorciſte diſoit ces mots, *Les Anges chanterent*

G L O R I A : A ces paroles Verin a dit, que
les diables auoient dit aussi, *Gloria in excelsis
Deo* : & que ce n'estoit pas grand miracle
que les Anges eussent dit, *Gloria in excelsis
Deo* : mais que c'estoit vn grand miracle
d'entendre les demons dire le *Gloria* : car
s'il estoit en leur choix, ils choisiroient plustost tous les tourmens d'Enfer, que de dire le *Gloria*, comme leur estant vn moindre
mal. Il a dit aussi qu'il y en a qui disent que
les diables ne sçauroient dire verité. Miserables & stupides (dit-il) Dieu ne pourra
pas faire que les Anges, & les hommes, &
les diables luy obeyssent ? Quelques-vns
disent que ce sont des fatras : quelques autres que c'est vne farce à plaisir : les autres
disent qu'ils ne voyent aucun signe, car il
ne parle point diuers langages : les autres
croyent qu'elle a peu auoir entendu tout
cela par les predications : mais ce n'est pas
merueille si les hommes ne croyent point,
veu que c'est chose qui est toute nouuelle:
*Et toy Michaëlis, tu l'examineras, & l'Eglise
encor puis apres.* Et tel s'estime sainct, qui est
bien foible deuant Dieu, comme le Pharisien en sert d'exemple ; & au rebours, tel
s'estime infirme deuant Dieu, qui est sain,
comme il se void en l'exemple du Publicain.

O tres-faincte Mere de Dieu! tu n'as pas efté comme Eue: tu n'as pas dit lors que l'Ange a parlé à toy, pourquoy cela? & cóment? mais tu as dit: *Voicy la feruante du Seigneur.* Et le ferpent a dit: *Dieu vous a donné à manger de tout bois qui eft au Paradis, & vous a enioint de ne manger point de ce bois:* & plufieurs autres paroles. Et Eue a creu au ferpent, & Adam fe defuoya à caufe d'Eue, au lieu qu'il luy deuoit dire: tu ne deuois pas prendre la pomme, c'eft moy qui ay à te commander, & Dieu l'a deffendu.

Semblablement, ô miferable pecheur! fi le corps dit: Prends, & mange: que l'ame dife, comme eftant le chef du corps, Il n'en fera pas ainfi, Dieu l'a deffendu; & fi d'aduenture tu as permis d'eftre feduit, ne fay point côme Adam, mais humilie toy, & ne t'aduienne point de dire: pourquoy? ou comment? ains pluftoft repute toy indigne d'eftre puny eternellement pour ton peché.

Apres cela, il a parlé de ceux qui difent au Preftre: Mon Pere, dites-moy mes pechez; & a dit: Vous autres Preftres, refpondez à telles gens, c'eft à vous de declarer ce que vous auez commis, ie ne fuis point Dieu, ou Prophete, pour fçauoir vos confciences: c'eft voftre faiçt dont il
ſ'agit

s'agit icy, l'accusé doit instruire son Aduocat. Et ie vous dis que quand vn tel cas
arriue, le Prestre deuroit demander l'absolu-
lution, car c'est luy qui s'est confessé au
lieu du penitent, & telles personnes que
cela sont pires que cheuaux esquels il n'y
a point d'entendement. Et le Prestre doit
reprendre seuerement telles gens, auec
discretion toutefois, leur disant comme
ils ont esté prompts à faire mal à leur escient, & qu'ils demandent à Dieu qu'il les
illumine, & il donnera aisemét sa lumiere
à ceux qui se feront humiliez, & plus aisement que si vous demandiez quelque chose à vostre propre frere: mais il faut chercher afin que vous trouuiez, & heurter à
la porte de la misericorde de Dieu : car
elle est la sœur du Verbe eternel, & elles
vous ouurira. Et ie dis plus, le Verbe est la
misericorde mesme, & si pourtant il n'est
point sans Iustice. Monsieur du Vair, tu
és misericordieux, & pour cela tu n'és
point inique, car tu aime la Iustice : ainsi
pensez qu'il en est de mesme de vostre
Dieu. Ostez la punition des meschans, &
tout ordre sera troublé, & toute police
s'en ira par terre. La Iustice est comme
vn certain germe de misericorde, & la
compagnie qui n'abandonne iamais les

V V

hommes qui ont la primauté par deſſus
les autres.

Apres cela parlant à Magdelaine, il a
dit:Magdelaine, garde ſoigneuſement ce
Petit, enueloppe-le de petits linges : ces
petits linges ſont les mortifications des
cinq ſens : pren-le, car il offre continuellement à Dieu ſon Pere ſes cinq playes
qui luy ont eſté faictes pour toy en la
Croix : & ce ſont des pierreries treſ-pre-
tieuſes,& tellement pretieuſes, que Dieu
le Pere ayant ietté ſes yeux deſſus, il ne
peut rien refuſer.

IESVS eſt ceſte treſ-noble fleur du Iardin de Marie, qui eſt touſiours deuant la
face du Pere. Marcelle, tu t'es eſcriée en
diſant, *Bien-heureux eſt le ventre qui t'a porté:*
& qu'eſt ce que le Verbe du Pere a reſpondu ? *Ains* (dit il) *bien heureux ſont ceux qui*
entendent la parolle de Dieu, & qui la gardent.

Roys d'Orient,vous auez adoré le petit
Enfant:qu'auez vous trouué auec Ioſeph
& ſa Mere ? certes vn bœuf & vn aſne en
l'eſtable:& qui eſt ce qui vous a dit que là
eſtoit le Roy de gloire ? Vous auez veu ſa
face reſplendiſſante de rayons, eſtans
comme les teſmoings de ſa diuinité,côme
il s'eſt auſſi faict voir quand à ſa parolle,
ceux qui eſtoient venus au Iardin pour le

lier & le prendre, s'en allerẽt à la renuerſe.

Et toy, bon larron, qui t'a dit que celuy
qui eſtoit pendu auec toy en la Croix
eſtoit Roy? Tu n'auois pas veu ſes Cou-
ronnes, ny ſes ſceeptres, ny ſes triumphes,
& tu as dit : *Souuien toy de moy quand tu ſeras*
venu en ton Royaume. Mais par ſa couronne
d'eſpines il vous a acquis la courõne d'im-
mortalité & par ſa nudité l'habit de gloire.

Que ſi quelque Roy diſoit à vn priſon-
nier cõdãné aux galeres, ie te veux adop-
ter pour mon filz : ne ſeroit il pas vn miſerable & inſenſé s'il diſoit au Roy, Roy ie
ſuis icy lié de cheſnes & en vne ſeruitude
bien dure, ie ne veux point eſtre appellé
ny eſtre ton filz.

Tout de meſme, vous eſtes condamnez
à la mort & criminels de leze Maieſté, &
de condition beaucoup pire que ne ſont
les eſclaues ſur les galeres qui voyẽt encor
le ciel & la terre. Mais vous autres pecheurs cheminez en tenebres, & Dieu
vous dit, Ie veux vous faire Roys, vous
prendre pour mes enfans, & vous aſſociér
à ma table : Ie vous veux communiquer
tous mes threſors, ſortez ſeulemẽt de
vos ordures : & vous ne voulez pas en ſortir. O Chreſtiẽs ! n'ayez pas ſoing cõment
vous nourrirez le corps, mais ſoyez plu-

ſtoſt en ſouci de la nourriture de l'ame:
cómuniez ſouuent, car ſouuent il eſt con-
ſacré & ſouuent immolé. Mais il ſe faut
ſoigneuſement eſprouuer deuát la Communion, car vous ne pouuez iamais aſſez
dignement en approcher: quand vous vi-
uriez cét mil ans, preparez vous touſiours,
& conioignez touſiours voſtre humilité
auec la miſericorde de Dieu, & vous attirez à vous & ſur vous l'humanité de Dieu
& ſa diuinité.

Treſſaincte Mere de Dieu! tu as attiré
du ciel en terre le Dieu des Dieux, & il a
ſauté (comme vn geant) cẽ grand ſaut, car
tu te reputois comme la ſeruante des ſeruantes qui ſeruiroient aux ſeruantes de ſa
mere: & il a regardé en toy ceſte humilité,
& il t'a choiſie pour ſa mere. Le S. Eſprit
eſt le Dieu d'amour, & de deuotion, & de
bon deſir, & de compunction: heurte à ſa
porte & tu auras, comme il ſe voit en l'e-
xemple de Magdelaine, de Pierre, de Dauid, du bon larron: & outreplus, eux auſſi
viendront à ton ſecours, car ils ſont cent
mille fois plus deſireux de ton ſalut que
toy-meſme.

Dieu a fait trois choſes: le Paradis: l'humanité de ſon fils, & ſa Mere, & ne peut
faire choſes plus grandes que celles là. Io-

feph eft l'Intellect: Marie eft la volôté. Dis
à Marie, enfeigne moy à obeir, & à aimer
mon frere : Dis à Iofeph, enfeigne moy
(gardien de Marie) à confiderer ma mifere, & ce petit enfant vous donnera grace,
& crainte, & amour; & en luy obeyffant, il
t'obeyra. Voftre Redempteur a obey à fa
Mere, & à Iofeph, & auffi au diable, non
pas pour luy deferer, mais pour monftrer
aux fuperbes vn figne de fa profonde humilité.

Tout de mefme, fi le diable vous dit chofes qui foient pour voftre falut, tenez ce
qui eft de bon, comme fi c'eftoit vn mefchant Preftre qui vous exhortaft; que fi
vous n'en voulez rien faire du tout, ie vous
dis que vous n'y eftes point aftreins. Apres
cela, il a iuré, & a pris l'ire de Dieu fur foy,
& a dit: Sainéte Marie, prie pour eux : S.
Iofeph, fainéte Magdelaine, fainét Dominique, fainét Eftienne, l'ennemy de Sonillon, priez pour eux. Maudits ceux qui
difent que les Sainéts n'interpellent point
pour vous.

CHAPITRE V.

EN outre, pource que deux choses
pouuoient grandement retarder le retour de ceux qui estoient appellez, à sçauoir, l'esperance de n'estre point descouuerts, & la crainte des demons, à qui ils
auoient seruy, il monstre qu'il n'y en auoit
pas vn qui ne fust mesprisable, & a publié
aucunes choses concernantes la Magie, en
ceste maniere.

Le vingt-sixiesme de Decembre, Souil-
lon, l'vn des demons qui estoient dans le
corps de Loyse, s'est mis à parler, disant:
Ie suis contraint de parler de sainct Estienne, & des superstitions. Viens icy, Asmodée: c'est toy, maudit, qui instruis les Magiciens à faire les ligatures, & les sortilé-
ges, & les images de cire, d'airain, de pierre, & mille autres choses, pour faire que
quelqu'vn soit aymé des autres. Et apres,
tu fais que telles statuës sont baptizées par
vn Prestre; & ie dis que le Prestre qui fait
telles choses, & qui baptize telles idoles,
peche tres-lourdement, & ne pecheroit
pas tant à baptizer vn pigeon, ou vn aigle,
ou vn autre oyseau du Ciel, pource que

tels oyfeaux beniffent Dieu par leurs chants : mais neantmoins encor tels animaux ne meritent-ils pas d'eftre baptizez, car il n'eft point conuenable de baptizer les beftes : mais ie dis qu'ils feroient moins coulpables en le faifant, & que ceux pechent grandement plus, qui baptizent tels idoles, qui font ftatuës de demons.

O Preftre deteftable ! tu és bien miferable, & confideres mal ta dignité, & ta charge. Mais ie ne parle que des meschans, & non des bons, ie parle en general, & non en particulier. Et ie dis que tels Preftres font Magiciens, & par confequent les efclaues du diable.

Il y a plufieurs genres de Magie, & d'empoifonneurs, & d'empoifonnereffes, de forciers & de forcieres. Et toy, maudit Afmodée, tu aueugles les plus grands, difant : quoy ? n'és-tu pas puiffant ? ce n'eft pas mal que d'offenfer Dieu, tous pechez te font permis. Quoy n'és-tu pas Roy ? qui eft-ce qui te reprimendera ? la loy n'eft pas faite pour toy, c'eft toy-mefme qui fais les loix, il n'y a perfonne qui mette les mains fur toy. Et c'eft ce qui fait que les Grands s'addonnent à efcouter les Magiciens, & les empoifonneurs, & apprennent l'art de Magie, pour deuenir puiffans. Et toy Af-

modée, leur dis tousiours: Or sus, Monsieur, puis que vous estes Prince, il faut aspirer à estre Roy : puis que vous estes Roy,
il faut aspirer à l'Empire : mais ie dis dauantage, qu'il faut aspirer à subjuguer toute la terre, comme vn autre Alexandre le
Grand, & encore n'ont-ils point de repos
pour cela, car ils voudroient bien encore
qu'on les adorast comme Dieu : comme en
sert d'exemple celuy qui entra dãs la mer,
desirant voir & cognoistre s'il y auoit quelque autre plus grand que luy, tant le diable est amateur d'ambition, tant il hayt la
vertu, & que tousiours il sollicite tout hõ-
me, de quelque qualité & condition qu'il
soit. Et que pleust à Dieu qu'il ne s'insi-
nuast seulement que dans les maisons des
Grands : mais il court par tout, & tente
tout chacun, de quelque sexe, qualité, &
condition que ce soit.

Et cela se void en Nabuchodonosor, à
qui il mit vn desir en l'esprit, que tout ce
qu'il mangeroit fust changé en or, ou ressemblance d'or, & partant, à cause qu'il fut
extremement superbe, Dieu permit qu'il
fust grandement humilié, en sorte qu'il
deuint vne beste du champ : mais parce
qu'il fit penitence du mal qu'il auoit fait, il
a merité d'estre sauué.

Et ie vous dis que Salomon estoit la sagesse du monde, mais le diable le deceut par le moyen des Magiciens, & par les femmes; & ie vous dis qu'il est perdu, & qu'il est maintenant és flammes eternelles, parce qu'il n'a point fait penitence qui meritast d'estre acceptée par son Dieu.

Vrayement, Dauid, tu as aussi offensé Dieu: mais tu en as fait penitence, & grande: tu arrousois ton lict de larmes, & mangeois ton pain auec la cendre, afin de faire sçauoir à tous que tu as eu vn cœur vrayement contrit & humilié.

Apres cela, parlant encor à Asmodée, il a dit: C'est toy aussi, maudit, qui auant toutes choses mets vn voile deuant les yeux de l'ame de ceux qui se donnent à toy, & puis apres tu bousches leurs oreilles, si que la parole de Dieu ne peut penetrer, ny paruenir iusques à la moëlle de leur cœur, parce que les sourds & les aueugles n'ont point de part au Royaume de Dieu. Or ie ne parle pas de la surdité ou aueuglement du corps, mais i'entends de la surdité & aueuglement de l'ame: car la verité est telle, que ceux qui sont aueugles du corps, peuuent entrer au Royaume des Cieux, sans qu'il soit necessaire d'estre illuminé de ceste lumiere, autrement que se-

roit-ce des pauures aueugles, car il n'y en
auroit pas vn qui fe fauuaft? A cefte caufe
ie dis que ce n'eft pas de cefte lumiere que
Dieu parle, mais qu'il parle de la lumiere
de la vraye foy.

Apres cela, parlant à Balberith, auffi
l'vn des Princes des demons qui eftoient
dans le corps de Sœur Magdelaine, il a
dit: C'eft toy, mefchant Balberith, qui fais
iournellemét blafphemer le nom de Dieu,
& leur dis: quoy? n'és-tu pas Confeiller?
n'as-tu pas la iuftice du Roy en ta main?
n'és-tu pas des amis du Roy? tu n'as rien à
craindre. Et en cefte façon tu iettes les premiers fondemens des duels, & de la Magie; & tu és vn aueugle, & vn miferable, &
fais trefbucher ceux que tu as aueuglez, &
qui te fuiuent.

Apres cela tu dis: Quoy? ta condition
ne requiert-elle pas d'auoir tant de ferui-
teurs, tant de cheuaux, vn tel nombre de
fuiuans? & tu leur perfuades que c'eft de là
que depend leur nobleffe. Mais ie dis que
c'eft la liberté qui accompagne la vraye
nobleffe, & la vraye nobleffe ayme la charité, hayt les vices, & la prodigalité.

Et toy miferable, tu ne voudrois pas refpondre pour tes difciples, quand Dieu leur
demandera compte de leurs œuures. Re-

fiſtez au diable, & il s'enfuira de vous. Mais
il y en a pluſieurs qui permettent que le
diable les ſeduiſe, & il y en a auſſi qui ſe
courroucent contre les pauures qui leur
demandent l'aumoſne, leur diſans que ce
ſont des coquins, & des importuns, &
quelquefois les chaſſent auec le baſton.

Les autres diſent, donne-moy à diſner
en ce monde, & ie te donneray à ſoupper
en l'autre. Les autres detracteront de toute vne Societé, pour vn deſreglé qu'ils y
remarquent, & tout cela vient des inſtru-
ctions de ton Academie, ô maudit Balberith, car tu tentes vn chacun, tant grands
que petits. Et apres il a dit: Il y en a qui auront leur enfant qui ſera enſorcelé, & co-
gnoiſtront quelqu'vn qu'ils ſe douteront
bien qu'il ſera ſorcier, & neantmoins ils
iront à luy, & luy diront: Mon fils eſt au
lict malade d'vne telle & telle maladie, de-
liurez-l'en ſ'il vous plaiſt. Ah miſerable!
ton mal vient du diable, & eſtois innocent,
& ton enfant, & à preſent tu és fait coulpable, car il te falloit auoir recours à ton
Dieu, qui ſçait pourquoy il a permis ce
mal, & ne deuois pas auoir ton recours au
diable, ny ne deuois pas aller trouuer le
ſorcier, pour chercher remede, ny ne deuois point contracter familiarité auec luy,

ains deuois plustost le denoncer à l'Eglise,
& aller à ceux qui ont la charge & le soing
des ames, disant que vous auriez cogneu
telle & telle chose. Mais maintenant vous
mangez & beuuez auec telle maniere de
gens, & par consequent vous mangez &
beuuez auec le diable : car ces gens-là se
sont entierement donnez au diable, corps
& ame, & leur part de Paradis, & tout ce
qu'ils pouuoient auoir. Et ie dis plus, que
s'ils pouuoient liurer Dieu entre les mains
des mal-heureux demons, ils le feroient
tres-volontiers, tant ils sont miserables,
& meschans.

Dauantage le diable les faict renoncer
à l'amour de pere & de mere, & de tous
leurs parens, & leur defend mesme de prier
pour eux. Ie dis plus, que le plus souuent
il leur commande de leur oster la vie, car ils
font le plus de mal à ceux qu'ils doiuent
dauantage aimer : car telle est la coustume
du diable, de rendre le mal pour le bien :
comme le propre de Dieu est de rendre le
bien pour le mal. Et ie dis que les enfans
des tenebres seruent le diable plus diligemment, que les enfans de la lumiere ne
seruent leur Dieu. Et il y a bien de la difference entre seruir à toy, & seruir au diable : car il y a du repos beaucoup & du

temps à demeurant pour ceux qui te seruent: mais à seruir le diable, c'est vn trauail perpetuel. Il commande de iour & de
nuict, en hyuer, en esté; soit que tu sois
sain, ou que tu sois malade, il faut tousiours se trouuer prest, & si on manque à ce
que l'on a promis, voire vn seul moment,
ie vous dis que l'on est brauement battu,
& n'y a point de forçat qui soit tenu attaché si de court à la galere, & n'y a lacquais
à qui l'on donne si bien les estriuieres, cōme sont accommodez, & liez ceux qui
manquent d'obeyr au diable. Outre cela,
encor il y en a que tant plus qu'ils luy rendent fidele seruice, ils en reçoiuent tant
pire recōpense, car il n'a dequoy leur bailler, & cela est vray, car nul ne peut donner
ce qu'il n'a pas.

Porte fidele obeyssance au diable, & il
te donnera l'Enfer pour recompense: tesmoings en sont tant de gens qui s'en vont
de ce monde sans se confesser, & il y en a
en France qui sont morts de ceste façon:
mais ie ne parle de personne en particulier, ie parle en general. Et ie vous dis que
le plus souuent, quand les enfans de Dieu
meurent, ils presentent leurs ames à Dieu
en disant, *In manus:* & au rebours, ceux
qui seruent au diable, le dernier mot qu'ils

proferent, lors qu'ils sont proches de mourir, ce sera le plus communement, le diable
m'emporte corps & ame. Et semble qu'il
soit bien raisonnable de demander ses ga-
ges à celuy, à qui on aura rendu bon seruice en ce monde, & pour ce qu'il leur a promis, il leur donnera l'Enfer, car ils l'ont
tres-bien merité. Et puis apres il a dit à Asmodée: Est-il pas ainsi, Asmodée, que tout
ce que i'ay dit, est vray? Asmodée respondant a dit: Il est vray, & il est vray-semblable que tout ce que tu as dit, est vray.
Et Sonillon alla dire: Iure, Asmodée, &
ie iureray auec toy. Et Asmodée respondāt
a dit: Ie ne iureray point, & tous deux ne
iurons point. Sonillon a dit: Iure toy de
la part de Lucifer, & ie iureray de la part
de Dieu. Et Asmodée a dit: Ie ne iureray
point, neantmoins ie confesse que ce que
tu as dit, est vray. Et Sonillon a dit: Pourquoy ne prenez-vous garde à la malice de
ce miserable maudit, tel que ie suis aussi? Il
fait tout cela à dessein, afin que vous ne
croyez point, & vostre Dieu, pource qu'il
veut vous recompenser amplement, &
exercer vostre foy, ne luy commande pas
à present de iurer: que s'il luy commandoit, ce luy seroit bien force d'obeyr. Mais
qu'il vous suffise que i'asseure de la part du

Dieu viuant, auec serment, que tout ce que
i'ay dit, est vray, & partant soyez contens,
& apres il a iuré. Il disoit encor : Ie iureray
aussi que l'Eglise approuuera toutes ces
choses, & que iamais diable n'a parlé de la
façon en la presence de ses Princes, & que
pour ces choses ie receuray quelque allegement de mes peines, & que si ces choses
se faisoient de la part du diable, Dieu ne
les permettroit point, car il tromperoit
son Eglise, & il seroit cause luy mesme de
la perdition des ames.

A pres il a dit : Voyez la bonté de vostre
Dieu, car il a accoustumé de mettre tousiours le pire du commencement, & pource que la viande qui a esté presentée iusques icy, n'estoit pas plaisante, parce que
nous n'auons tousiours parlé que des pechez, il est raisonnable que vous ayez quelque chose d'agreable pour le dessert. Et
Dieu m'a commandé, à moy qui suis l'ennemy du bien-heureux Estienne, ains m'a
contraint de dire les choses que ie vay tout
incontinent proferer. Donnez loüange à
ceux qui pardonnent à leurs ennemis, à
l'exemple du bien-heureux Estienne, tout
ainsi qu'il a pardonné à ses ennemis, à l'e-
xemple de IESVS-CHRIST. Seigneur,
tu estois en la Croix, & la premiere parole

que tu y as prononcée, a esté pour la remission des pechez de tes ennemis, disant:
Pere, pardonne-leur, car ils ne sçauent ce qu'ils
font. Mais, ô grand Dieu! pourquoy n'as-
tu pas recommandé premierement ta Mere à Iean, & Iean à ta Mere? Il ne s'est pas
fait, pource que tu ne l'as pas voulu, & que
tu as voulu leur laisser vn exemple de pardonner à ses ennemis.

Les richesses de ce siecle sont les balieures du Paradis : mais peut estre que vous
direz, comment? y a-il des balais en Paradis ? ie dis qu'il n'y a point de balais, veu
qu'il n'y a point d'ordure, ny aucunes imperfections : mais elles sont les balieures
du Paradis, d'autant que ceux qui y demeurent, n'en sont point d'estat ; & les
bien-heureux n'estiment à rien tout l'or,
tout l'argent, & toute pierre precieuse,
ny toutes les richesses du monde.

Le seruiteur n'est point plus grand que
son maistre, & luy n'est point entré en Paradis auec cheuaux & chariots, mais tout
nud il y est entré de l'arbre de la Croix.
Tout de mesme vous ne deuez pas craindre les supplices pour l'amour de vostre
Dieu, ny le trauail, ny aucune humiliation:
car il est bon, & est chose bonne que de luy
seruir, car il placera vostre ame & vostre
corps

corps dans le Paradis. Chose admirable!
& le monde renuersé: Sathan est diuisé
contre Sathan, non pas de sa propre volonté, mais forcé apres plusieurs raisons &
plusieurs disputes qu'il mettoit en auant,
disant à Dieu. Fay qu'vn Ange parle, fay
qu'vn homme parle de toutes ces choses,
& n'y contraints point le diable, veu mesme qu'il y a tant de Predicateurs qui prennent tant de peine pour esclaircir la verité,
& neatmoins ne sōt gueres escoutez auec
silence pour la saincte volonté de Dieu:
car la plus part ne frequentent les ser-
mōs pour autre chose que pour surprēdre
le Predicateur en quelque parole, & pour
noter son action: mais, ô estrange aueuglement, qu'ils soiēt plus attētifs à escouter la
voix du diable, que la parole de leur Dieu.
Imitez S. Estienne, & priez pour vos ennemis: car c'est par vne semblable priere
qu'il a merité de voir le fils de Dieu, & gagner pour l'Eglise Saül sō persecuteur qui
pour lors gardoit les habits de ceux qui le
lapidoient. Et toy Saül, tu sçais qu'il a obtenu la charité pour toy. Estienne estant
encor ieune, fut vn des premiers Diacres
Thresoriers de l'Eglise, il aimoit les pauures ne plus ne moins que s'ils eussent
esté ses freres, & a esté vn grand amy de

XX

Dieu:& il a fallu qu'il ait souffert comme
toy Marguerite,& toy Vrsule auec les vnze
mille Vierges:& toy aussi Catherine & Barbe,& Catherine de Sienne : & vous auez
souffert afin que par vostre exemple les autres appreinssent d'auoir patience en leurs
tribulations. Et toy Estienne, si tu eusse esté
autre, les Apostres de Dieu ne t'eussent pas
tant deferé. Priez pour vos ennemis, à
tout le moins vn *Pater* tous les iours (car
c'est la plus excellente oraison) à l'exemple
d'Estienne : & ie vous dis qu'en cela est le
comble de la perfection : C'est vn seruice
tres-agreble à Dieu : car il ayme cent fois
plus les ames de ses ennemis que les corps
de ses amis : & pese dauantage vn *Aue* dit
pour les ennemis, que cent *Pater* pour les
amis. Car il est bien aisé de prier pour ses
amis, mais difficile pour ses ennemis: pour
ceux qui t'auront voulu tuer, & t'oster
de force ce qui t'appartient : ce morceau est
tout plein d'espines, mais c'est le singulier
remede de salut, & le sentier de la vie,
pourueu que ce soit auec vne droicte intention & vne pureté d'affection & de
conscience, à la gloire de Dieu, & au salut des ames. Ie dis moy qu'vne telle priere
n'est pas de moindre valeur qu'ont esté
les oraisons de plusieurs Saincts: voire non

moins que les rauissemens & les exstases,
& choses semblables entierement admirables : car assez prie pour soy qui prie
pour vn autre.

Et apres il a dit à Balberith vn des princes des demons qui estoient dans le corps
de Magdelaine. Tu és troublé Balberith,
de ce que i'ay dit: il est vray que tu te trouble: mais respond seulement : & toy Asmodée soustient ton parti si tu as dequoy:
mais ie voy que vous n'auez point de langue pour respondre, il faut que ce soit
moy qui dise tout. Et apres il a iuré que
tout seroit approuué. Et parlant de soy-
mesme il a dit: ô Sonillon! c'est toy qui
tente d'enuie, & empesche qu'on ne prie
pour son ennemy, & à cause de cela, voicy que Dieu a voulu que tu parlasse contre toy-mesme, & contre tout l'Enfer, il a
pris tes armes & t'a frappé par toy-mesme
de tes propres armes.

Apres cela il a esté requis de trois articles: le premier, de l'estat de Nabuchodonosor: le second de Salomon le dernier
si il auoit dit qu'Estienne eust esté roti sur
le gril, car quelques vns l'auoient ainsi entendu. Et il a respondu distinctement que
Nabuchodonosor estoit sauué: que Salomon estoit damné, mais que cela estoit

problématic en l'Eglife,toutefois que fa
damnation auoit efté reuelée à plufieurs
Saints, qui par humilité ne s'eftoient point
auenturez d'en rien dire,mais que auiour-
d'huy Dieu en vouloit rendre l'Eglife
toute refoluë, d'autant qu'on lit bien fon
peché, mais rien de penitence qu'il aye
faicte : & Dieu veut efclaircir & determiner, deuant que la fin viéne, les chofes qui
font douteufes en fon Eglife,pource qu'il
veut que fon Eglife ait toufiours quelque
chofe de nouueau,d'autant qu'il veut honorer toufiours fa fidele efpoufe de quelque prefent nouueau : veu qu'il eft bien
raifonnable que fi vn Roy gratifie toufiours la Royne de quelque nouueau don
pour la refiouïr, que Dieu qui eft beaucoup meilleur, & plus abondant en richeffes,veille (puis qu'il le peut) donner
de nouueaux prefés , quand cela apparoift
eftre droict deuant fes yeux.

Ie dis moy,ô Iean l'Euangelifte, que tu
és vn aigle, & as volé plus haut que les autres, & que beaucoup de myfteres t'ont
efté monftrez,toutefois,tous ne t'ont pas
efté manifeftez. Car le cabinet de Dieu
eft tout rempli de perfections,d'ou il peut
toufiours tirer quelque nouueau prefent,
quand il luy paroift qu'il eft conuenable. Et ie dis plus , que les Seraphins qui

font tres hauts , ny mesme la tres-saincte Mere de Dieu ne cognoist pas tous les
secrets de son fils, non pas mesme ceux de
son humanité : car Dieu est tousiours plus
eminent que tout, & apres Dieu, c'est Marie. Mais pour estre la premiere apres Dieu,
elle n'en est pas moindre en dignité, estant
la Mere de Dieu : car il est conforme à la
raison que Dieu, selon sa diuinité, precelle
en toutes choses son humanité ; & partant
veu qu'il est tout-puissant , & qu'il a des secrets qui sont clos, il les reuele encore,
quand il void qu'il est bon de le faire.

Apres le disner, il a dit plusieurs paroles
d'edification : Que la Vertu estoit montée
au Ciel, & qu'elle auoit laissé cheoir son
manteau : mais que l'Impieté qui estoit demeurée en terre, auoit releué ce manteau
qui estoit tombé, & que sous cét habit elle
estoit venuë en public tromper les hommes , ne pouuant pas autrement les deceuoir. Il disoit aussi que les damnez seroient
punis en toutes leurs puissances, en la Memoire, en l'Intellect, en la Volonté , & en
leurs cinq sens ; ce qui se feroit par visions
que les diables leur feroient paroistre. Sur
le vespre Verin a dit que le temps viendroit que l'on effaceroit le nom de Verin,
& que plusieurs le verroient.

XX iij

CHAPITRE VI.

FInalement, il manifeste que l'Antechrift eft nay : ce qui peut feruir à la
vocation non feulement de la Synagogue,
mais auffi de tous hommes. Or il l'a manifefté en cefte maniere.

Le 27. de Decembre 1610. efcoutez &
prenez garde attentiuement : l'heure du
grand Iugement approche, & l'Antechrift
eft nay d'vne Iuifue, & il eft nay depuis
quelques mois en ça. Et les Predicateurs
prefcheront fa natiuité : & ce font à prefent les derniers iours, & Dieu veut quel
Magie prenne fin : & les Magiciens & Magiciennes fe retourneront à luy, & le fouuerain Pontife leur donnera abfolution
pleniere : & leurs complices feront declarez : & ce ne font point fables, ou niaife-
ries, ou refueries, ou contes de chofes
friuoles. C'eft le S. Efprit qui parle, & toy
Vetin tu n'y contribue rien que ton nom:
& l'Eglife l'examinera & le receura entre
les reuelations. Dieu veut preuenir le Diable, & à cefte caufe il vous faict à fçauoir
que fon Iugement approche, & l'Antechrift eft nay. Sept ans deuant que vienne

le grand iour du Iugement, la terre ne dó-
nera point fon fruict, & les femmes ne có-
ceuront point : & feront plufieurs fignes,
comme defia il y en a plufieurs. Defia le
fils s'efleue contre fon pere, & la fille contre fa mere, & plufieurs autres chofes que
vous voyez : & de toute nation qui eft
foubs le Ciel, vous voyez qu'il y en a toufiours quelques vns qui fe conuertiffent. A
toy Iean l'Euangelifte ont efté reuelez
beaucoup de fecrets du Ciel, & as efté vn
Aigle qui as volé plus haut que les autres:
colombe en fimplicité, & t'és repofé fur la
poictrine de ton Redempteur en la derniere Cene, & és encor dans le Paradis. Et
toy aufli Moyfe & Enoc, & Elie, vous y
eftes, car ton corps n'a point efté trouué en
la terre.

Dieu des Chreftiens fouuerain, tes SS.
ont eu plufieurs reuelations, mais ils n'en
ont iamais eu de cefte forte, pource que le
temps de le reueler n'eftoit point encor
venu, car le fils de perdition n'eftoit point
encor nay, & il n'eftoit point raifonnable.
Ie te dis, ô Efpoufe, que tu ferois ingrate, fi
tu refufois ce prefent fi excellent qui t'eft
enuoyé de la part de ton Efpoux tres-éx-
cellent. Mais ie dis que tu le receuras, &
toy Eglife, tu recueilleras auec beaucoup

XX iiij

de pitié les chefs de Magie, si ils se retournent à leur Dieu : & le bras feculier ne les pourra punir. Dieu veut que par eux fa bonté foit publiée, & qu'ils foient caufe de la conuerfion de plufieurs ames, comme ils ont efté caufe de la perte de beaucoup.

Et les Preftres deuront abfoudre les Magiciens & Magiciennes, quand ils fe retourneront à Dieu, & demanderont remiffion de leurs pechez. Et toy fpecialement chef des Magiciens, tu feras examiné, & Dieu entremettra le diable pour te menacer, d'autant que fes creatures n'ont rien peu effectuer en ton endroit.

Toute la France eft infectée de ce tresmalheureux art magic : toutes les filles de fainte Vrfule font enforcelées : il y en a encor fans nombre, foit à Marfeille, à Aix & en plufieurs autres lieux qui font enforcelées. Venez, approchez vous de l'enfant Iesvs : il a les mains fort tendres, il ne peut pas frapper bien fort : & penfez toufiours que cét Enfant fera vn iour voftre Iuge, & de toute nation qui eft foubs le ciel, il s'en conuertira, & ce miracle fera prefché par tout le monde vniuerfel. Il y a encor vn fi grand nombre de Sieges vuides, & Dieu les veut remplir.

Toy Lucifer, tu voudrois perdre les

ames que tu n'as point rachetées : & Dieu
te monſtre que nul ne peut rauir d'entre
ſes mains, ce qu'il a vne fois reſolu de ſauuer. Miſerable! Dieu te môſtre en cét œuure vn eſchantillon de ſa Sapience, de ſa
Puiſſance, & de ſon Authorité telle que tu
n'auois point preueuë, & il te confond, &
il te frappe par vn demon, qui eſt meſme
ton ſatellite, & ton ſubiect : & par deux filles il conuertira les ames, & côfondra tout
l'Enfer : & dés mes-huy plus de mil ames ſe
ſont conuerties à la foy. Et toy miſerable,
as penſé ſçauoir toutes choſes : & ie te dis
que Marie ne ſçait pas tout auec toute ſa
perfection, & la grande authorité qu'elle a.
Ces paroles ne prouiennét point du puits
d'Enfer : & l'arbre ſera eſtimé par ſon fruict.

Et s'adreſſant à Carreau, il a dit : Tu és
bien miſerable de dire que Dieu ne puiſſe
pas reſuſciter le Lazare : & ie te dis que tu
ments, & qu'il conuertira à ſoy les chefs
de Magie, & Dieu ſera loüé de ſa treſ-grã-
de bonté par ceux qui verront cecy. Dieu
a veu qu'on ne faiſoit point d'eſtat de ſes
Predicateurs, encor qu'ils trauaillaſſent
beaucoup : & que l'on dit que le papier reçoit tout ce qu'on y veut eſcrire : & que ſi
vn Ange venoit inuiſible, ils diroient que
ce ſeroit vn diable : & s'il venoit en forme

visible, ils le mespriseroient, ou ils le feroient mourir : voila pourquoy Dieu veut
que la verité soit ditte par la bouche des
filles.

Les Medecins apportent aux nouuelles
maladies de nouueaux medicaments : ainsi
la maladie des hommes auoit excedé le degré accoustumé, à ceste cause il a fallu y
donner aussi des remedes extraordinaires,
afin de guerir celuy qui estoit en langueur,
& principalement pour ceux à qui le Demon auoit osté l'entendement, & leur per-
suadoit tout ce qu'il vouloit. Et faudra aller à Rome où l'œuure present sera examiné. Apres cela, il a demandé de iurer : & on
fut d'aduis, attédu qu'il auoit declaré choses nouuelles & admirables, qu'il deuoit
prester le serment sur le venerable Sacrement lequel fut apporté : & pendant que le
Prestre le tenoit, Verin dit beaucoup de
choses, & entre autres que la societé de la
doctrine Chrestienne, & de saincte Vrsule, & l'ordre de S. Dominique floriroient,
sans preiudice toutesfois des autres, comme des Iesuistes & semblables. Et que le
pere & la mere, le grand pere & la grand
mere, & presque tous les parens de sœur
Louyse estoient damnez, & qu'il auoit fa-
lu qu'elle mesme pronóçast cela de sa pro-

pre bouche, pource qu'il auoit esté contrainct par la vertu diuine à dire qu'ils
estoient damnez, disant: Chose veritable,
Loyse, ton pere & ta mere sont en Enfer: &
qui eut dit à Iean Chappeau, & à Loyse de
Baume, que leur fille vn iour publieroit au
monde leur damnation eternelle? Loyse,
veritablement tu n'as pas vn cœur de pierre. Et elle ploroit amerement, & ceux qui
estoient presens, esmeus de compassion
ploroient auec elle. Et apres qu'il eut esté
quelque petit espace de temps sans dire
mot, il s'est mis derechef à crier: Le pere
aussi de ton pere, & le pere de ta grand mere, & tous tes parens sont morts de la mesme façon.

Il disoit aussi que le Roy de Frace d'heureuse memoire auoit esté Heretique, &
qu'estant mort, il est Sainct: & qu'aussi Romillon le superieur de Loyse auoit esté heretique, & qu'à present il estoit son pere
spirituel, & elle aussi qu'elle auoit esté esle-
uée selon la forme des heretiques.

Et apres cela Verin s'est mis à crier, disant que Dieu deuoit prendre pour vn tel
ministere vne Reine, ou quelque Princesse, & qu'il ne s'estonnoit pas si pour vn tel
œuure de si grande importance, il auoit
choisi vne Vrsule qui estoit Reine. Et par-

lant à Dieu, il a dit: Que ne prens tu plus-
toſt quelqueReine, ou Imperatrice, & non
ceſte-cy? Mais tu me diras que tu veux
monſtrer, que tu n'as point à faire de tes
creatures, mais que ce ſont les creatures
qui ont beſoin de toy: & que tu peux donner (pourueu qu'elles cooperẽt à ta ſainſte
volonté:) & qu'il te ſuffit de trouuer vne
ame diſpoſée pour faire d'elle ce qu'il te
plaira.

Vrayement Loyſe, tu as deſiré de ſouffrir les peines d'Enfer (ſuppoſé le bon plaiſir de Dieu,) & as deſiré pour ſa plus grande gloire ſouffrir ſeule les ſupplices d'Enfer, ſans priuation toutesfois de la viſion
de ton Dieu. Dieu a parlé à toy ſelon tes
deſirs, & as accepté ſon bon plaiſir, & n'as
point dit; Ie ſouffriray en telle ou telle maniere, ains t'és offerte toute entiere à tout
ce qu'il voudroit diſpoſer de toy.

Et pour vray qu'il tournera à la gloire
de Dieu, & à l'exaltation de ſon Egliſe, & à
l'vtilité de ta vocation: Et ne te reſeruois
rien que la pure honte, telle que tu l'as bien
meritée, c'eſt à dire, tous les meſpris & toutes les iniures que tu pourrois endurer
pour l'amour de luy.

Apres pluſieurs autres ſemblables propos, il a iuré fort ſolemnellement de la part

de la tres-sainéte Trinité, & de toute l'E-
glise triomphante & militante, à la confusion de tous les diables, & à sa propre confusion, sur le venerable Sacrement, & a exclud toute sinistre intention : & inuitoit
aussi Belzebub, & les autres demons qui
estoient dans le corps de sœur Magdelaine, & leur disoit: Or sus, parlez maintenāt,
si vous auez quelque opposition à faire , &
dites si ie me suis reseruè quelque chose: ie
vous donne congé de parler. Parlez, voicy
qu'il est maintenant le temps de parler:
mais il n'y en eut pas vn qui osast dire vn
seul mot.

Et Verin se mit à crier à haute voix deuant le venerable Sacrement, disant: O
grand Dieu! que ta puissance est admirable, d'auoir permis, mesme d'auoir commandé que les demons mesme portassent
les Magiciens & Magiciēnes sur ceste Eglise, a fin qu'ils entendissent ce que tu me
contrains de dire contre eux de ta part.
Tout l'Enfer est en cōfusion, & n'est point
demeuré de force en luy : Outre plus son
dol & sa ruse sont à leur fin.

Le mesme iour aussi on demanda à Verin comment il disoit que Moyse fust dans
le Paradis terrestre, veu que l'Escriture fait
expresse mētion de sa mort? Et il a respon-

du qu'il pouuoit bien estre veritablement
mort, & estre dās le Paradis terrestre, pource qu'il y est selon le corps. Outre ce, que
Dieu pouuoit l'auoir resuscité, & qu'il
estoit l'vne de ces quatre trōpettes qui an-
nonceroient au dernier iour le Iugement,
par les quatre parties du monde: & ce d'autant plus que son corps, & celuy de Iean ne
se trouuoiēt nulle part. Et quelqu'vn repliqua, que l'Apocalypse ne parloit que de
deux tesmoings seulement, à sçauoir He-
noch & Elie, lesquels l'Antechrist deuoit
faire mourir. A cela il a dit, que veritablement Iean n'a parlé que de deux tesmoins,
mais que pour cela il n'a pas exclud les autres outre ces deux: & qu'il faisoit mention
de ceux qui glorifieroient Dieu en leur
mort, mais que Iean & Moyse auoient des-
ja gousté que c'estoit de la mort.

Le mesme iour il contoit qu'il estoit du
nombre des Throsnes, & qu'il auoit l'intendance sur trois legions d'Anges: & que
c'estoit aux Throsnes qu'estoit arriuée la
plus grande ruine, & que les Princes des
ordres estoient tombez: & que comme au
ciel la plus grande ruine estoit arriuée à
cause de la cheute des Throsnes; ainsi Dieu
a voulu que par leur moyen les ruines fussent reparées. Il disoit aussi que Belzebub

auoit tenté Adam, & que luy qui parloit
auoit tenté Eue, & qu'il l'auoit arraiſonnée
en forme de ſerpent, ayant pris neantmoins le viſage d'vne pucelle.

Au veſpre du meſme iour, le B. Dominicain faiſoit l'Exorciſme, & Verin dés le
commencement s'eſt fort mocqué de Belzebub, diſant: Vn Prince ne mettra pas la
main ſur quelque perſonne de baſſe qualité, mais en donnera la commiſſion à quelqu'vn des ſiens des plus rabaiſſez : ainſi ne
daigne ie pas te frapper, Belzebub, mais ie
commande à mon valet qu'il le face.

Et parlant à Greſil, il luy a dit : Greſil,
donne les eſtriuieres à ce Belzebub : que
dis tu maintenant, maudit? ja deſ-ja il ſembloit que tu vouluſſe ietter Dieu hors de
ſon throſne, & meſchant, tu n'as ſceu eſtre
aſſez fort? ie ſuis ton officier, & on me con-
tétera en bonne monoye : mais i'auray plus
d'heur que toy : le ſalaire ſuit celuy qui trauaille bien. Le Paradis n'eſt ny pour moy,
ny pour toy : & il me le pourroit bien donner : mais ie ne dis pas qu'il me le donnera :
mais ie dis que s'il ne m'eſt donné de iouïr
des biens, qu'auſſi ie ne ſeray point affligé des maux : ains dauantage, il m'eſt
promis quelque allegement de mes peines.

Tout l'Enfer est en confusion : plusieurs
disent, rends moy mon espeingle : ie n'en
veux plus : rêds moy mõ ame, car ie la veux
rendre à son Createur. Et l'Exorciste disoit: *Voicy qu'il ne dormira point.* Et Verin a
dit : Vrayement le diable ne dort point,
afin de nuire : & Dieu ne dort point, afin
de faire du bien : sa bonté est plus grande
que l'iniquité de l'Enfer. Toy Iean, as esté
le disciple d'amour, & toy Magdelaine la
disciple d'amour.

L'Antechrist nay se fera adorer, & aura
pour ses seruiteurs des Roys & des Princes : & que leur donnera il en recompense ? il ne leur donnera rien : & il se fera porter en l'air, disant, Ie suis le Christ, ie suis
le Messie : & parlera mensonge, car il sera
l'Antechrist.

Alors apparoistra quelle difference il y
a entre les enfans de Dieu, & les enfans
du diable. Les Iuifs ont autrefois esté les
tres-chers enfans : mais pource qu'ils n'ont
pas voulu escouter leur Dieu & Createur,
ains qu'apres tãt de biens ils l'ont crucifié,
voicy que pour cela ils ont esté reprouuez. Christ leur a esté promis, mais pource
qu'ils ne l'ont pas voulu cognoistre, non
pas mesme alors qu'il a prié pour eux : à ceste cause ils ont perdu la lumiere. Celuy
qui

qui hait le bien & le refuſe, maux luy arriuent, & le ſaiſiſſent en ſa fin.

Iuſtement le Medecin abandonne le malade qui refuſe d'eſcouter ſon conſeil. Vous eſtes tous des malades : & l'vn a mal en la teſte, l'autre au cerueau, l'autre à l'œil, l'autre aux oreilles : & Dieu qui eſt voſtre Medecin s'il dit au malade, ſentez vo⁹ du mal? il luy dira, nõ. Mais voſtre Dieu ſçait bien taſter le poux: & il donne à ceux qui ont le mal de teſte, c'eſt à dire aux ſuperbes, vne fort douce medecine : c'eſt vne medecine de Rheubarbe, telle qu'on a accouſtumé de faire prendre aux petits enfans, c'eſt à dire, vne profõde humilité. Et aux autres qui languiſſent, ſoit d'impatience, ou de curioſité, ſoit d'vne autre façon, il ordonne à chacun les remedes ſelon l'eſtat de chaque maladie: mais les medecines ont touſiours quelque choſe d'amer, & quelque difficulté à les prēdre. Or ne péſez pas que ie parle des medecines du corps qui ſe font auec des herbes: ie parle ſpirituellement des vertus de toute ſorte qui ſont les vrayes medecines des ames. Et partant, prenez, beuuez, aualez telle medecine, ie vous dis que vous ſerez gueris, encor que l'on fuſt malade iuſques à la mort, car ce Medecin cy eſt merueilleusement expert. Et voicy que son grand Iugemét approche,& l'Antechrist est né, & la vertu s'arreste à ce qui est difficile : c'est pourquoy il veut vous presenter la douceur de sa consolation diuine, car il veut que vous vous leuiez de sa table auec vn bon goust à la bouche.

A ceste cause, ô Chrestiens ! voicy qu'il est maintenant le temps que vous deuez vous-mesme vous resigner, & donner à vostre Createur vostre volonté,& les clefs de vos trois puissances : vostre Memoire, pour auoir souuenance de luy : vostre Intellect, pour considerer ses benefices : & vostre Volôté pour luy obeir: & que vous faciez comme les brebis qui mangent de iour,& ruminent la nuict : Il n'est plus le temps que la seruante gouuerne, le S. Esprit est en ta chambre,& tient en ses mains la medecine infaillible du salut de vos ames: vn peu d'humilité : vn peu de charité: vn peu de patience : vn peu de perseuerance: vn peu d'asseurance: vn peu de resignation. Ceste medecine n'est point sans mortificatiõ: mais il y mesle aussi le succre de sa consolation : il faut estre abreuué de fiel,& aller au mont de Caluaire , auant que gouster la viáde douce,& le vin assaisonné de miel , & venir à la vision de la

clarté eternelle: pour ceste cause ie vous
dis, receuez icy le Sacrement de l'Autel,
car il vous preseruera, vous restaurera, &
vous consolera : & dites tousiours, ie suis
vn pecheur tres-miserable, & ne suis pas
digne de receuoir mon Createur.

Et toy Iean l'Euangeliste, tu estois present quand vn tel Sacrement a esté insti-
tué, & tu estois appuyé sur la poitrine
du fils de Dieu, & beaucoup de secrets du
Ciel te furent reuelez, & tu sçais que c'est
vn Sacrement d'amour, & qu'il est expedient de le frequenter tous les quinze
iours, & penser tousiours que l'Antechrist
est né, & qu'il faut que vous soyez tous
guerriers, & qu'il est mal seant que des
hommes se monstrent encor estre effemi-
nez: ie dis plus, qu'il faut que les vierges &
les femmes aillent à la guerre : car iamais
l'Eglise n'a eu tant de Martyrs, qu'elle en
aura au temps qui se prepare.

Il y aura deux armées, l'vne de Dieu,
l'autre du diable, & iceluy sera l'Antechrist, & Dieu desirera de sauuer les siens,
lesquels il a rachettez de son sang : & le
diable desirera d'auoir ce qui n'est pas à
luy. Rien ne se faict sans la volonté de
Dieu, & Dieu veut que ce temps la vienne. L'Antechrist regnera & dira, ie suis le

Chriſt, ie ſuis le Meſſie, ie ſuis le Pape : &
pluſieurs diront qu'il l'eſt : mais les vrays,
Chreſtiens diront, tu n'es pas le Chriſt,
mais l'Antechriſt. C'eſt le meſme Dieu
qui parle à vous, lequel a dit aux Niniuites, *faictes penitence* : Ains il vous dit, mon
Iugement vient bien toſt, faictes penitence. Mes enfans, mes enfans, obeyſſez à la
voix de voſtre pere, fermez, fermez, fermez la porte à Sathan : s'il veut entrer, dites qu'il faut que vous ailliez demander
les clefs au Seigneur : & mal'heureux eſt le
gouuernement là où la chambriere gouuerne, &c. de ces choſes voyez les Actes
de la ſaincte Baume.

CHAPITRE VII.

A Ces choſes nous adiouſterons pour
le dernier, l'expoſition de l'Euangile *In Principio*, qui fut le premier de toute
l'Eſcriture qui a eſté dicté, l'occaſion en
vint en ceſte façon. Le quatorzieſme de
Decembre nous eſtions apres à conferer
touchant les choſes qui auoient eſté dites
par le demon, & il n'y en auoit point qui
en euſt quaſi memoire : meſme que le P.
Dominicain luy meſme ne pouuoit pas

comprendre vne seule sentence de tout
ce qu'il pensoit auoir soigneusement remarqué: & comme sœur Loyse fust lassée
des tres-grands trauaux qu'elle auoit endurez ce iour-là, & nous tous aussi eus-
sions nos forces debilitées, chacun se mit
à reposer, & ainsi pour lors rien ne se fit.

Du grand matin ce iour là mesme, le
Dominicain vint pour conferer des actes
du iour precedent: & pource qu'il voyoit,
qu'il n'entendoit presque rien des choses
qu'il auoit remarquées: tout dolent, en fin
il print l'Estolle & adiura le demon, que si
c'estoit le bon plaisir de Dieu, que les choses qu'il disoit, veinssent à la cognoissance
de l'Eglise, il les repetast, & les dictast à la
gloire de Dieu, & à la confusion des Demons : & tout à l'instant le Diable se mit à
dicter en la presence de plusieurs. Mais le
Diable se contristoit de ce que pour lors il
estoit contrainct de les repeter, disant, qu'il
parloit en l'Eglise si posément, qu'il n'y
auoit point de difficulté à le prendre.

Ce propre iour là donc, apres que la
Messe eut esté acheuée, il commença à dicter ce qui suit, en la presence de plusieurs,
& commença sur l'occasion de l'Euangile
In principio: comme le Prestre le recitoit à
la fin de la Messe, il se mit à dire : Maudit

foit cét *In principio*, fi ie pouuois ie l'efface-
rois volontiers. Les dernieres paroles, *Ver-*
bum caro factum eſt, & habitauit, nous font
enrager : le commencement fait mention
de voſtre Redemption ; la fin eſt touchant
voſtre gloire : Cét *habitauit*, vous concerne : cét *habitauit*, n'eſt point pour nous : &
cét *habitauit*, nous fait enrager. Que Iean
l'Euãgeliſte ait eſcrit cét Euangile, ce n'eſt
pas vn grand miracle : c'eſt bien vn plus
grand miracle que le demon diſe la verité
contre ſon gré : mais il eſt contraint de dire verité, puis que Dieu luy commande :
Dieu, dis-je, celuy que les Chreſtiens adorent. Or ils y ſont contraints, comme ſont
les forçats des galeres à faire leur deuoir.

Aprés cela, la Meſſe eſtant acheuée, il
ſe mit à dicter les choſes ſuiuantes preſque
en ceſte maniere. L'Inſcription eſt telle :
Declaration de la hauteur du conſeil diuin, ſur la reparation du genre humain :
puis il a commencé ſon propos en ceſte
maniere, diſant : Deſia Adam auoit offenſé, & Dieu irrité de fureur contre luy, le
voulut à l'inſtant punir ſelon l'ame, voyãt
ceſte creature ſi belle eſtre deuenuë ſi dif-
forme par ſon peché, & qu'il auoit conſpiré contre celuy qui luy auoit conferé tant
de benefices : qui auoit creé le monde à

cause de luy , & auoit assujetty toutes choses soubs ses pieds , si que tout luy rendoit
obeyssance, iusques aux animaux, & pource qu'il s'estoit excusé, disant que la femme
luy auoit donné du bois deffendu. Mais il
n'estoit pas sage d'acquiescer au conseil
d'vne femme, ains dauantage s'il ne se fust
point excusé, il ne fust pas tombé au mal
dans lequel il tomba puis apres. Dieu ne
veut point d'excuses pour les pechez, &
non seulement il luy eut pardonné, s'il eut
prié pour sa faute, mais il eut aussi pardonné aux mauuais Anges, s'ils se fussent humiliez. Donc la tres-sacrée Trinité tint
conseil tout à l'instant, pour voir ce qu'ils
ordonneroiët sur cét affaire. Le Pere eternel vouloit se venger des rebelles: mais le
Verbe diuin tout à l'heure se rendit caution pour le genre humain , & dit qu'il
prendroit chair humaine pour vous , &
qu'il souffriroit toute chose quelconque
que le Pere ordonneroit qu'il souffrit. Et
voicy que les deux filles du Pere eternel,
la Misericorde pour l'vne, & l'autre la Iustice, s'estans mises sur les rangs, commencerent à debattre chacune son party l'vne
contre l'autre.

La Iustice, qui estoit la plus ieune, disoit,
qu'il falloit les punir pour leur desobeys-

sance, d'autant qu'ils l'auoient bien merité. Mais la Misericorde a dit : Mon Pere,
ie suis l'aisnée de tes filles, ma sœur est la
plus ieune, il me semble qu'il est conuenable pour beaucoup de raisons, que ie sois
creuë. Premierement, pource que dequoy
eust profité d'auoir creé l'homme à ton
image, doüé de tant de grace & de beauté,
pour le precipiter puis apres dans l'Enfer?
Et elle a dit qu'elle sçauoit la maniere pour
les racheter : car elle s'estoit aduisée d'vne
Marie, laquelle estoit plus humble, qu'Eue
n'auoit esté superbe apres son peché, &
qu'elle chemineroit plus simplement, que
Eue n'auoit esté curieuse, & que Marie
estoit plus obeyssante, qu'Eue n'auoit esté
rebelle, & que Marie seroit plus prompte
à dire, *Ecce ancilla Domini*, c'est à dire, voicy la seruante du Seigneur, qu'Eue n'a-
uoit esté prompte à receuoir la pomme
qui luy estoit presentée par le serpent.

Ce neantmoins la Iustice poursuiuoit
tousiours, disant qu'ils meritoient d'estre
punis, & requeroit tousiours la peine meritée pour le peché disant, qu'ils auoient
encouru le crime de leze-majesté, & qu'ils
s'estoient rebellez contre leur Prince, &
vn si grand Prince; & que sçachans bien
l'Edict de leur Roy, ils ne l'auoient point

voulu obseruer, & que ce n'estoit point
par ignorance qu'ils auoient offensé, ains
au contraire trop de science les auoit attirez à pecher. Mais le Verbe eternel qui a
esté fait chair, disoit tousiours, Mon Pere,
mon Pere, ie te prie que tu leur pardon-
nes : ie te prie que tu veüilles leur pardonner, aye pitié d'eux. Et disoit tousiours,
non de paroles, mais par intellects eternels, à son Pere, qu'il se reuestiroit de chair
pour vous. Et le Pere eternel ne vouloit
point, car il estoit par trop offensé contre
vous. Mais d'autre costé assiduellement,
assiduellement, assiduellement, le Verbe
disoit : Mon Pere, ie souffriray volontiers
la mort pour eux, & la mort tres-ignomi-
nieuse, telle que nulle des creatures (si on
regarde la personne qui est preste de la subir) n'en a enduré de semblable. Et disoit,
qu'il ne restoit point d'autre maniere de
vous racheter, & auoit vne prescience de
tout ce qu'il auoit à souffrir pour vous (car
deuant luy il n'y a point de passé, ny d'aduenir, car tout luy est present, toutes choses ne luy sont qu'vn iour, & vne heure.) Et
en fin le Pere se laissa aller à ce qu'il vouloit, apres auoir long temps & bien pensé
s'il deuoit donner son Fils pour vous,
d'autant qu'il preuoyoit vostre ingratitu-

de. Et le Fils difoit toufiours : Mon Pere,
fi eft-ce que pour le moins il y en aura qui
fe conuertiront à toy. Et le fainct Efprit fe
rengea du cofté du Verbe eternel, car il eft
le Dieu d'amour. Le Pere eft le Dieu de
toute puiffance, le Fils Dieu de fapience,
le fainct Efprit, eft le Dieu de bonté. Et les
demons confeffent qu'il n'y a qu'vn feul
Dieu en trois, & l'ont confeffé dans la faincte Baulme de la bien-heureufe Marie
Magdelaine, en prefence des affiftans qui
eftoient tels & tels, deuant l'Autel de la
bien-heureufe Marie Magdelaine.

Et la Mifericorde preffoit toufiours, en
difant : Mon Pere, il faut reparer les ruines, & remplir les fieges qui vaquent par
la ruine des mauuais Anges. Quel befoing
eftoit-il d'auoir créé pour nous feulement
ce monde fi beau, & ce Ciel fi glorieux? Ne
les tuë pas, ie te prie, & ne les reiette pas,
ains pluftoft donne-leur la vie : ils feront
penitence, & engendreront des enfans,
qui auront de la crainte refpectueufe, &
luy dit qu'ils deuoient procreer vn Abel,
qui feroit iufte.

Et la Iuftice a dit, qu'il viendroit auffi
vn Cain qui ne vaudroit rien. Et toufiours
la Mifericorde difoit, qu'il y en auroit plufieurs bons, & tres-bons : pour exemple

soit mise en aduant Marie, qui denoit reparer la cheute d'Eue: car Marie a plus esté
bonne, qu'Eue n'auoit esté mauuaise ; & a
plus conferé à la grace, qu'Eue n'auoit au
peché. Le ferpent a dit plufieurs propos à
Eue, pour l'induire à pecher, & Gabriel
n'a proferé qu'vne feule parole, & tout à
l'inftant Marie a obey, difant : *Voicy la fer-*
uante du Seigneur.

Et le Verbe auffi a dit à fon Pere, que
c'eftoit la perfonne diuine qui auoit efté
offenfée par la coulpe, & que ce feroit vne
perfonne diuine qui repareroit le dommage, & qu'autrement il ne fe pouuoit reparer, & que l'offenfe eftoit infinie, à fçauoir
contre l'infiny, & qu'elle doit eftre infini-
ment reparée, & que nulle creature, ny
d'entre les hommes, ny d'entre les Anges,
ne pouuoit reparer l'offenfe qui auoit efté
commife, & qu'elle auoit efté commife par
l'homme qui auoit efté innocent, & que fa
faute eftoit grande, qui meritoit la mort
eternelle, mais qu'elle paffera en peine
temporelle, & que la coulpe auoit efté cô-
mife au iardin, auffi elle feroit reparée au
iardin, & que la coulpe auoit efté commife par vn morceau de pomme, & qu'elle
feroit reparée dans le iardin de Marie. Car
Marie eft vn iardin clos, dans lequel le Fils

de Dieu a trouué la pomme de sa pureté,
laquelle auoit beauté, odeur, saveur, qui
signifient la saincte Trinité. Et ce iardin
estoit planté d'arbres tres-beaux de toute
forte, & les racines de ces arbres sont l'humilité: les feüilles, les bons desirs: le fruict,
les bonnes œuures qui pouuoient estre
seruies sur la table du souuerain Roy de
gloire. Et en ceste table sont incessamment toutes ces fleurs, qui signifient les
vertus d'icelle, lesquelles elle a conser-
uées par son humilité, disant que tout le
bien qu'elle auoit, elle le tenoit de son
fils, car d'elle-mesme elle n'auoit rien;
& en ceste maniere elle conseruoit ses
vertus, elle s'humilioit, & par mesme
moyen contribuoit.

Et le Verbe eternel estoit prest de reparer la coulpe par ceste voye, & vouloit
prendre sur soy toutes vos douleurs, &
les coups qu'Adam auoit meritez; si bien
que son obeyssance profiteroit plus au ge-
re humain, qu'Adam n'auoit causé de dó-
mage à la nature diuine, & que de la grandeur de la faute paroistroit dauantage sa
misericorde, & que sa bonté reluiroit és
creatures miserables, cóme ont esté Pierre,
Paul, Dauid, Mathieu, Iacques l'Hermite, & Magdelaine, & Pelagie, & Marie

l'Egyptienne , & Thaïs, & la Samaritaine,
& que sa bonté reluiroit si fort en eux, que
à leur exemple plusieurs se conuertiroient.

Et le Verbe eternel s'est offert au Pere,
disant qu'il estoit prest de subir toute sorte de tourmens : qu'il se coucheroit dans
vne creiche, au lieu de ce qu'Adam s'estoit
enorgueilly ; & qu'il se rendroit obeyssant
iusques à la mort (à cause de ce qu'Adam
s'estoit rebellé) voire iusques à la mort de
la Croix, & qu'il receuroit sur soy de grandes douleurs, pour les legeretez & des-
bordemens d'Adam ; & qu'il ieusneroit,
en contr'eschange de ce qu'il auoit delinqué par gourmandise ; & d'autant que le
peché auoit commencé par le bois, il le repareroit par le bois , & le repareroit à la
mesme heure qu'Adam auoit delinqué.

Et lors qu'il patissoit selon son humanité, il s'est escrié de grand amour qu'il vous
a aymez , *I'ay soif* : & ce qu'il auoit soif,
estoit du salut de vos ames, & tout à l'heure vn des larrons luy donna à boire, quand
il luy dit : *Seigneur , aye memoire de moy*. Le
semblable fit Longis , & tous ceux qui en
ceste heure là se conuertirent. Et il estoit
plus contristé de ce qu'il laissoit ses ennemis endurcis, cóme estoit Pilate, Caiphe,
Herode, & Anne, que de ce qu'il estoit ti-

ré d'auprés sa Mere, laquelle il aymoit si
fort, ou d'auec Marie Magdelaine, Iean
l'Euangeliste, & Marthe. Et cela est assez
apparent par la premiere parole qu'il a dite, *Pere, pardonne leur, car ils ne sçauent ce
qu'ils font.*

L'autre poinct, dont pour lors il estoit
contristé, fut de ce qu'il laissoit les Iuifs
ses enfans, endurcis en leur malice, & auoit
du desplaisir de les voir si ingrats à l'endroit de tous ses bienfaicts. Car iamais vn
pere naturel n'a tant enrichy ses enfans,
comme vostre Dieu a comblé de biens ses
siens enfans; & eux pource qu'ils n'ont
point esté obeyssans, sont deuenus rebelles, & se sont faits vn veau d'or, & ont
adoré l'Idole taillée, & n'ont point consideré tous les biens que Dieu leur auoit
fait: mais ont conuoité de concupiscence
au desert, & ont murmuré pour les aulx &
les oignons d'Egypte, tant ils ont esté subjects à leur gueule; & luy neantmoins
estant en la Croix, il a crié à haute voix:
Pere, pardonne leur.

LA COMMISSION DV
P. Fr. Francisque Domptius, de l'Ordre de S. Dominique.

LE mesme iour ie receus vne lettre du Reuerend Pere Michaëlis, escrite du seiziesme dudict mois, en ladicte année 1610. dont la teneur estoit telle.

La paix de Christ soit auec nous. Reuerend Pere, ie me suis resiouy d'entendre des nouuelles de vous, & de l'œuure où vous auez operé enuers ces deux possedées, que i'approuue volontiers, & pour le present, & pour le futur; & vous concede toute mon authorité, tant de premier Inquisiteur, que de Vicaire general. Expediez brauement ces diables, qui sont nos ennemis, & deuant toutes choses, de nostre Dieu: Ie vous laisse la disposition de tout cet affaire, comme ayant de la suffisance assez; & i'espere que ie vous verray, Dieu aydant, apres Noël. Et me recommande à vos prieres, & du Pere Vicaire, & du Pere Cadri; & dites au Frere Simon qu'il ne manque point à son deuoir. Nous saluons vostre Reuerence. Vostre tres-

affectionné en noftre Seigneur, Fr. Sebaftien Michaëlis, Vicaire General, Inquifiteur de la foy. A Aix 1610. le 16. de Decembre. Le Pere Billetot fe recommende
à voftre Reuerence, & à tous les autres.
Au Pere Vicaire, Pere Cadri, P P. R R.
Romillon, & François Billetot.

 Beaucoup d'autres chofes ont efté faites
& dites, afin d'appeller les Magiciens &
Magiciennes, defquelles on peut voir les
Actes de la fainctc Baulme, mis en lumiere
par le R. Pere Sebaftien Michaëlis. Que
ces chofes fuffifent pour l'intelligence de
noftre propos.

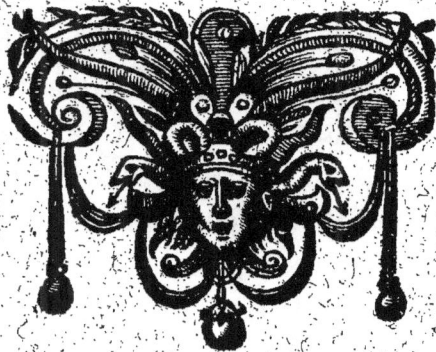

TRAICTE

TRAICTÉ

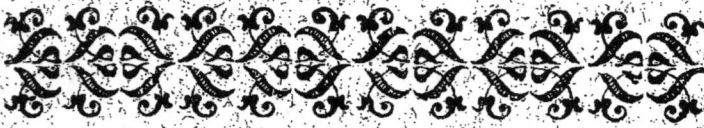

POVR FAIRE PAROISTRE
les merueilles de cét œuure.

PRAEFACE.

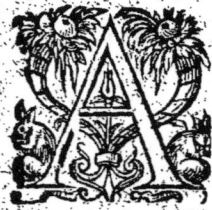

PRES le narré historic des
choses que l'õ voit auoir esté
dictes & faictes pour la vocation des Magiciens & Ma-
giciennes tant en la saincte
Baume, comme en Flandres, & ailleurs, Il
semble qu'il reste encor de reduire à certaines classes aucunes merueilles de cét
œuure, ou choses qui sont arriuées durant le cours de ce qui s'est passé, & les pro-
poser non pas côme choses que de prime
abord on doiue croire, mais afin qu'elles
soient examinées par la saincte Eglise de
Rome. Car ce sont les deffenses & le fon-
dement de nostre foy, & voix qui exhor-
tent à faire penitence. En icelles sont
confondus les Deistes & Atheistes mo-
dernes qui ne croient, ny confessent ny

ZZ

Dieu ny diable. Les Magiciens & Magiciennes y sont appellez à mener vne meilleure vie. Ceux qui mesprisent Christ, y sont instruicts par sa vertu, sapience, & bonté, & ceux qui reçoiuent le diable pour leur Dieu, de leur infirmité folie, & iniquité. La nouueauté de ceste proposition que l'Antechrist est né y est renduë comme toute asseuree : ce que (meritant bien d'estre concerté,) nous auons cy deuant monstré par six tesmoignages, qui toutefois ne sont pas tellement suffisans qu'ils facent vne conclusion certaine de foy touchant la chose pour laquelle ils ont esté proposez pour l'attester. Mais il est necessaire, que la saincte Eglise Apostolique & Romaine approuue premierement que se sont vrays tesmoignages de Dieu, faicts pour l'attestation de la verité proposée. Et pource que nostre Seigneur Iesus a prié pour elle, & qu'elle est seule la colomne de verité tres-certaine, laquelle aucun ne peut tromper; ie submets volontiers à sa censure, tant les choses qui ont esté cy deuant dictes, comme principalement celles cy que i'ay à dire touchant les merueilles de cét œuure.

Des Predictions.

CLASSE PREMIERE.

DOnc ſoubs cét œuure ont eſté predites pluſieurs choſes dés-deuant qu'il y euſt apparence qu'elles deuſſent arriuer: dont les vnes regardent le futur d'iceluy , & celle partie qui ſera accomplie en la gloire , & aura ſon progrez en la frayeur que l'on aura de Dieu qui exerce ſon chaſtiment: & vous auez vne notable partie de ces choſes au traicté vi. de l'Hiſtoire des trois poſſedées. Les autres regardent le paſſé touchant cét œuure, & celle partie qui a commancé par vn commencement bien bas auec beaucoup de contradiction, & a profité comme en reculant, & de ces reculemens s'eſt enſuiuy ſon propre acheuément. Or de ces predictions qui ont eſté verifiées , les vnes concernent les actes de Flãdres, deſquels pour le preſent nous ne dirons rien: quelques vnes les actes de la ſaincte Baume, deſquels il ſera icy parlé, afin que par les choſes qui ſe ſont paſſées, nous apprenions ce

ZZ ij

que nous deuons opiner des chofes futures, & lefquelles font encor à verifier:
car c'eft l'œuure d'vne mefme fapience, &
puiffance de predire & accomplir les chofes qui font defia verifiées, & celles qui
reftent encor à verifier. Or de ces Predictions cy les vnes concernent Magdelaine, comme font fa conuerfion, fes tentations, fa victoire, &c. Les autres Loys
& fa vocation, fa capture, fa confeffion,
fon fupplice, fa degradation, &c. Les autres regardent les demons, & leur diuifion
d'enfemble, & le miniftere qu'ils ont rendu en cét œuure. Les autres taxent l'ingratitude des hommes qui font appellez,
& leur incredulité. Les autres parlent de
l'Exorcifte & de Loyfe: les autres du liure qui en fera efcrit, & de l'impreffion
qui s'en fera, & de fon approbation, ou re-
probation.

　Le huictiefme de Decembre 1610. il fut
predit que les hommes appellez verroiét
la bonté de Dieu & fa puiffance, & que
neantmoins ils demeureroient ingrats.
Que Magdelaine fe conuertiroit, & ce
dedans la faincte Baume, & qu'elle quit-
teroit la Societé de faincte Vrfule.

　Le 9. de Decembre fut predit que
Magdelaine feroit tentée en diuerfes

manieres, mais que la victoire luy en de-
meureroit.

Le dixiesme de Decembre, que l'Enfer
s'esleueroit contre l'Enfer : que le diable
prescheroit le Royaume de Dieu, & blaf-
meroit l'Enfer, pour seruir au salut des
ames : qu'il desduiroit particulierement
comme Magdelaine ne meritoit pas d'e-
stre prise pour estre l'espouse de Christ.

L'onziesme de Decembre est predit que
par le ministere des demons les ames se deuoient conuertir sous cét œuure : que les
hommes seroient incredules, quant aux
choses qui se disoient par les demons.

Le treiziesme de Decembre, il fut dit
que plusieurs escriroient de cét œuure:
que ce qui s'en feroit, seroit imprimé, &
que plusieurs en disputeroient.

Le quatorziesme de Decembre, il est dit
que la Reformation de Michaëlis seroit
cause que plusieurs Monasteres se refor-
meroient : que plusieurs diroient que Romillon auoit instruit Loyse : qu'il y en auroit d'autres, à qui la simplicité du stile ne
plairoit pas : que Dieu par plusieurs fois,
& en beaucoup de manieres, attireroit à
soy ceux qui estoient appellez, & qu'ils de-
meureront endurcis : que Loyse seroit
examinée.

ZZ iij

Le seiziesme de Decembre, fut prediĉt que l'Eglise approuueroit le traiĉté touchant les Actes de ce qui s'estoit passé en la sainĉte Baulme : que les heretiques le reietteront, & aussi quelques enfans de l'Eglise, encor qu'il n'y auroit rien en iceluy contraire à Dieu, ou à l'Eglise : que Dieu accordera la vie à Magdelaine, pour faire sa penitence : que les hommes difficilement croiront que ç'ait esté le diable qui ayt conuerty Magdelaine : que Magdelaine acquerroit tous les iours nouuelles forces : qu'en elle apparoistroient de iour en iour nouuelles dispositions : que le peché de Loys le precipiteroit en des scandales (à sçauoir en sa capture, en son emprisonnement, sa condemnation, & mort) s'il ne deuenoit sage : cela veut dire, s'il ne prenoit bien l'admonition qui luy fut faiĉte pour la seconde fois.

Le dix-septiesme de Decembre, & le 18. 19. 20. 21. 22. 23. 24. 25. & 26. fut predit que Magdelaine s'humilieroit d'ellemesme : qu'elle seroit obeyssante : qu'elle laisseroit à Dieu la libre disposition de soy : que la comodité de pouuoir lire les Actes de cét œuure ne manqueroit point à ceux qui n'auroient point eu la commodité de les voir : que l'on apporteroit toute sorte

de diligence, pour faire que telles choſes
non accouſtumées d'eſtre ouyes, & vn miracle ſi noꝰueau, viennent à la cognoiſſance du monde: que iuſques au iour de Noël,
il diroit choſes belles, & loüables, quant à
ce qui touche en particulier la deliurance
de Magdelaine, & des autres auſſi en general : que Romillon gaigneroit tous les ſiés,
meſmement Pierre Barmont : que tres-
difficilement on adiouſteroit foy aux démons, encor qu'ils fuſſent exorcizez : que
le preſent miracle auroit ſes meſdiſans qui
en detracteroient : que Loys ſeroit bruſlé, ou qu'il ſe conuertiroit : que beaucoup
ſeront en doute du miracle qui s'accomplit
maintenant en l'œuure : que ſous cét œuure le diable annonceroit la verité : que
quelques vns diroient que Loyſe n'eſt
point poſſedée : les autres diront que les
diables ne peuuent dire verité : les autres,
que tout cecy ſont niaiſeries, & radotte-
mens : les autres, que c'eſt vne farce faite
à plaiſir : les autres obiecteront qu'ils n'ont
point veu aucun ſigne : les autres requer-
ront vne faculté de parler pluſieurs langues, & que Michaëlis examineroit tout.

Le 28. 29. 30. & 31. de Decembre, fut
predit que Loys à ſon arriuée ſeroit aueuglé : que Verin deſcouuriroit les ruſes de

ZZ iiij

Belzebub : qu'il estoit besoing d'vne grande patience deuant que l'on veist l'acheuement de l'œuure : que les non illuminez,
ne cognoissans point le Seigneur, voyans
le commencement de l'œuure, ne pense-
ront pas que de ces choses il en puisse arriuer rien de grand, pour l'ornement de la
maison de Dieu. Que Dieu sous cét œuure
donnera l'aduantage à son ennemy, & se reser-
uera toufiours le coup de maistre, auec lequel il
puisse se faire paroistre superieur, & monstrer, à la confusion de l'Enfer, vn eschan-
tillon de la grandeur de sa puissance. Que
le demon Verin ne diroit plus parole d'exhortation, comme il auoit accoustumé :
que la sixiesme Ferie estoit le iour de nostre Redemption, & le iour de la iustification de Loys, auquel il entendroit ces paroles ; *Tes pechez te sont remis*: &, *Va en paix.*
Que par le moyen de ce miracle, on reco-
gnoistroit que ce que Dieu tenoit, estoit
en main forte, & que l'Enfer ne le pouuoit rauir.

　　Le premier de Ianuier, & delà en auant,
fut predit que Dieu estendroit ses rayons
sur l'ame de Loys : que par le moyen de
cét œuure il triompheroit de l'Enfer : que
sous cét œuure, ils auront vn Prince de Magie, & ne croiront point, que Dieu atten-

droit l'espace de huict iours, Magdelaine
& le Magicien à penitence, lesquels estans
passez, & ne se tournans point à la penitence, ils seroient apprehendez, & brus-
lez: que le Magicien seroit bruslé, si dans
huict iours il ne se retournoit à Dieu, &
qu'il seroit liuré (pour estre degradé) entre les mains de Monsieur le Reuerendissime Euesque de Marseille. Que nonobstant toutes ces choses, ils diront encore
que Loyse n'est point possedée. Que le
Prince des Magiciens seroit pris, seroit lié,
& bruslé dans huict iours. Que l'on escri-
roit vn liure. Que le Magicien seroit reputé innocent, & qu'on le laisseroit s'en aller.
Que signes seront representez, qui pourront suffire à faire foy. Que le Dominicain
seroit derechef pris, pour seruir de Scribe
en cét affaire.

Ces choses & autres semblables auons-
nous recueilly des Actes de la saincte Baume, predites deuoir arriuer: parmy lesquelles il y en a plusieurs dignes d'admiration. Premierement, pource que l'Escriture ameine ceste sorte de preuues, comme
estans certains tesmoignages de Dieu.
D'où aussi Samuël, pour certifier Saül de
son eslection pour estre Roy, luy dit: *Cecy
te sera pour signe que Dieu t'a oingt pour estre*

Prince: Quand tu t'en seras allé auiourd'huy de moy, tu trouueras deux hommes ioignant le sepulchre de Rachel, és confins de Beniamin, vers Midy, &c. Dauantage, les Theologiens mesmes appellent telles merueilles, *les tesmoignages des tesmoignages:* & sainct Pierre les prefere au tesmoignage qui auoit esté donné en la montagne de Thabor, où il auoit entendu du Ciel Dieu le Pere, qui rendoit tesmoignage de son Fils: c'est pourquoy l'Escriture dit, *Dites-moy les choses qui sont à venir, & ie diray que vous estes Dieux:* d'autant qu'il n'y a que la Sapience diuine seule, qui puisse parler de ces choses auec vne certitude infaillible, laquelle d'vn seul & mesme regard void tout le passé, & tout le futur, comme le present. Secondement aussi, en ces choses est digne d'admiration, que les choses qui ont esté predites sous ces Actes-cy deuoir aduenir, ayans esté veuës, n'estre pas moins contingétes, que celles de Samuël cy dessus mentionnées: toutefois nous les auons veuës tres-euidemment verifiées par ordre, apres mille varietez, & oppositions, & contre toutes apparences. En troisiesme lieu, c'est chose admirable qu'elles estoient dites, non par vn Ange, mais par vn diable, & que leur authorité n'en diminuoit point;

& outre cela, que tout soupçon de tromperie en estoit hors : car si les choses qui
sont predites, arriuent, ce ne peut estre
œuure du diable ; que si aussi elles n'arriuent, ce ne peut estre de Dieu. Et la Prophetie de Balaam est d'autant de valeur,
comme est celle d'Isaye, encor qu'elle fust
du diable, & luy fust vn tres-meschant Magicien ; car la parole de Dieu ne prend pas
son authorité de celuy qui la porte, & elle
vaut autant quand elle est proferée par la
bouche de Caïphe, & de Iudas, comme
par la bouche de l'Apostre sainct Pierre.

Des Conuersions.

CLASSE II.

DAuantage, soubs cét œuure, Magdelaine s'est conuertie par le ministere
des demons. Or à peine pourroit-on raconter les gemissemens, les souspirs, les
larmes, & autres œuures de penitence, &
de vertu que l'on a veuës, au mesme temps
qu'il s'agissoit de sa conuersion. Semblablement il y en a eu vn bon nombre qui
ont esté touchez de compunction, & se
sont conuertis à la foy par la lecture de

l'hiſtoire de Gaufridy, deſquels il ſera parlé plus clairement en ſon temps. Mais la
verité de la conuerſion de Magdelaine ſ'eſt
fait voir en beaucoup de choſes: & premierement par l'effaceure de la marque du diable qu'elle auoit, laquelle ſe fit par le commandemẽt de Dieu, & le miniſtere du diable, le propre iour de Paſques, à la fin de la
Meſſe. Car tout ainſi que Dieu ne permettra point que le diable marque l'innocent,
auſſi ne le contraindra-il point de l'effacer
en vn qui ſera coulpable; & la beſte qui
change de maiſtre, change quant & quant
de marque. Secondement, la verité de ſa
conuerſion ſe recognoiſt par les tortures
& gehennes extremement horribles, que
luy faiſoient ſouffrir le Magicien & le diable, afin de la faire reuenir à eux: car on ne
contraint point de retourner, celuy qui n'a
point encor abandonné le party; & la torture ne ſe donne qu'aux fugitifs, ou à ceux
qui minutent leur fuite. C'eſt pourquoy
auſſi le demon diſoit qu'il n'affligeoit point
les Magiciens, tandis qu'ils ont la volonté
de demeurer ſoubs ſa ſeruitude. Tiercement, il en appert par la depoſſedation qui
luy arriua notablement le iour de la Pen-
tecoſte, quand elle fut deliurée d'Aſmo-
dée, & qu'il ne luy demeura plus qu'vn de-

mon, non plus pour la tyrannifer, mais
pour ayder à fa conuerfion, & pour deftruire en elle le mal qu'il y auoit bafty : car
toute deliurance qui fe fait par les oraifons
de l'Eglife, vient de Dieu, & Dieu n'a point
accouftumé de deliurer le corps de la poffeffion du diable, & laiffer l'ame foubs la
tyrannie d'iceluy. Quartement, le mefme
eft apparu par fa degradation, & par fon
abfence de la Synagogue, comme il en appert par la depofition des trois complices,
lefquelles ont toutes depofé, que non feulement elle n'auoit point comparu depuis
ce temps là en la Synagogue, mais encore
qu'elle auoit efté démife de fa principauté. Or elle fut depofée, & ne comparut
plus, parce qu'elle auoit ceffé d'eftre foubs
la puiffance & feruitude du diable ; & puis
qu'alors elle eftoit deuenuë vne des oüailles de Chrift, elle ne pouuoit plus comparoir auec les boucs, & leur commander.
Puis apres, fi les tefmoignages de ces perfonnes là euffent efté fuffifans pour l'accufer, à plus forte raifon doiuent ils valoir
pour fa iuftification. En cinquiefme lieu,
la verité de fa conuerfion s'eft apparuë en
beaucoup de changemens qui ont efté ob-
feruez à l'endroit d'elle, depuis le temps
qu'elle a eu renoncé à bon efcient au dia-

ble. Car depuis le huictiesme iour de Decembre, elle s'est mortifiée en diuerses manieres, elle s'est humiliée, & a satisfait pour
ses pechez, comme il se void par les Actes
de sa vocatiõ, & auec vne telle perfection,
qu'à bon droit elle peut estre cõparée auec
les plus renommez penitens qui ayent iamais esté, ou sont encore à present en l'E-
glise.

Son plus grand changement en mieux,
arriua apres la mort de Gaufridy, quand
presque par l'espace de quinze iours elle
demeura rauie en esprit, sans sentiment de
ses membres exterieurs, sans manger, ny
boire. Et en son rauissement elle vid les
tourmens d'Enfer, & l'ame de Loys condamnée pour tout iamais à ces tourmens-
là. Car estant retournée à soy, deslors elle
commença à bon escient à faire penitence
plus qu'elle n'auoit fait auparauant, & ceste
vision profita plus en elle, que toutes les
merueilles qui auoient esté auparauant à
l'endroit d'elle, ny de Loyse. Et cecy fut vn
changement venant de la dextre du Tres-
haut : car il ne se peut faire qu'vn mauuais
arbre eust peu produire tels fruicts, si nobles, & si exquis. De là en auant aussi, le
monde qui iusqu'icy auoit dissimulé auec
elle, commença à l'auoir en abomination,

la fuyr, & detefter, fi bien qu'elle fut contrainte, encor qu'elle fuft de noble famille, d'aller mendier fon pain à la porte des
Eglifes : car le monde ayme ce qui eft fien,
& pource qu'elle n'eftoit plus du monde, à
cefte caufe il la hayffoit.

La fixiefme marque qui fit paroiftre de
fa conuerfion, fut que le mefme iour les
deux Chefs de Magie furent appellez à penitence, & la vie donnée à tous deux de la
part de Dieu, & ne fut point impofée à
Loys plus griefue chofe en fatisfaction,
que ce qu'il auoit publiquement declaré
fes pechez en l'Eglife de fainct Sauueur à
Aix, & en l'Eglife des Acoules à Marfeille:
& leur furent octroyez huict iours, pour ferieufement penfer à leur falut.

Or pour le regard de Magdelaine, elle
n'attendit point la huictaine à fe mettre en
fon deuoir: mais quant à Loys, il demeura
obftiné, & quelques fepmaines apres, il
fut (contre l'opinion de tous) pris au
corps, mis en prifon, & bruflé vif. Ie dis
donc, Si Loys a perdu l'honneur & la vie,
pour n'auoir point accepté la grace qui
luy a efté offerte, & a differé fa penitence,
& que nous voyons Magdelaine auoir ef-
chappé d'eftre punie de mort, il y a apparence qu'il faut iuger qu'elle eft demeurée

fans auoir mal, au fujet de ce qu'elle s'eſtoit
miſe à faire ſerieuſement penitence, deuât
que les huict iours fuſſent expirez.

Or en la conuerſion de Magdelaine, ce
ſte conuerſion meſme d'vne ſi grande pe
chereſſe (le ſalut de laquelle ſembloit eſtre
defeſperé) eſt digne d'admiration. Car cô
me dit ſainct Auguſtin: *La iuſtification de
l'impie eſt vn œuure de Dieu plus grand, que
n'a eſté la creation du ciel & de la terre.*

Secondement, la maniere de ceſte con
uerſion eſt admirable, en ce qu'elle s'eſt fai
te ſans l'ayde des Sacremens, c'eſt pour
quoy nous admirons la conuerſion de la
bien-heureuſe Magdelaine.

En troiſieſme lieu, de ce qu'elle s'eſt fai
te, par maniere de dire, en vn inſtant, c'eſt
pourquoy on celebre la conuerſion de S.
Paul, comme miraculeuſe, pource que
Chriſt le fit tout ſoudain deuenir de loup
vne brebis, & de perſecuteur vn Predica
teur de verité.

En quatrieſme lieu, en ce qu'elle n'a pas
veu la lumiere eſclairante du Ciel, ains
Chriſt menaçant en bas. Car (comme elle
l'a rapporté) elle penſoit, lors que pour la
ſeconde fois on l'admonneſtoit, voir l'En
fer ouuert, & y eſtre comme pouſſée de
dans.

En

En cinquiefme lieu, cecy eft admirable en elle, qu'elle eftoit appelée non par la voix de Chrift, mais par celle du diable : car ce n'eft pas chofe nouuelle, fi la vie viuifie, que la lumiere illumine, que l'eau coule de la fontaine, mais c'eft bien mer-ueille quand d'vne pierre il en coule de l'eau, quand la mort viuifie, & qu'vn fe-ducteur rameine au bon chemin.

En fixiefme lieu cela eft encor admira-ble, que fon falut eftant defefperé, neant-moins il preuient le lieu auec certitude, & predit la maniere comment fe feroit cefte conuerfion.

De la tentation & victoire de Magdelaine.

CLASSE III.

EN outre, par les chofes precedentes fe voyent les grands combats & les affauts que le diable liura à Magdelaine. Ses obeiffances auffi, fes humiliations & mortifications font toutes apparentes, & que maintenant elle a quitté la focieté de fainte Vrfule, & qu'elle a la vie fauue par la grace de la Reyne Mere qui lors auoit la Regence du Royaume, efquelles cho-

AAA

ses il y en a de rechef beaucoup dignes d'admiration qui se peuuent considerer. Premierement la force du corps, à endurer: car c'est merueille comment vn corps humain, fragile & feminin ait peu subsister entre tant d'horribles tourmens, & apres que tant de tourmens, & tant de douleurs luy ont esté infligées, comment il soit tout en vn instant apparu sain & en bonne disposition. Les douleurs qu'elle souffroit n'estoient point ordinaires : car plusieurs fois en vn iour elle entroit au martyre, & à toutes ces fois là, les souffrances & tourmens se renouueloient en elle: & vn homme bien sage & robuste eust souhaitté plutost d'estre bruslé tout vif, que de souffrir vne fois seulement ce qu'elle enduroit le plus souuent par trois fois en vn iour, l'espace d'enuiron vne heure ou trois quarts d'heure. Secondement, la patience de son esprit n'a pas esté moins admirable que la force de só corps: car elle souffroit tres-patiemment tous ces maux là, sans pleinte ny murmure, attendant, sans dire mot, en son cœur le secours de Dieu. Le diable qui la tourmentoit, la menaçoit le plus souuent en la gehennant, & luy donnoit des assaux, luy disant par sa bouche mesme: Voi,

cy que tu as voulu me quitter, tu vois ce
que tu endure : apprens par l'experience
de toy mesme à estre plus sage : mais elle
ne se faisoit que rire de telles menaces &
vanteries. Tiercement, en ces choses il
se voit d'admirable la maniere, cóme elle
a triumphé admirablement de l'ennemi
sur lequel elle a eu la victoire : car il est
arriué que son corps qui auoit serui au
diable de palais d'asseurance & de gloire,
deuint sa prison à sa honte, & tellement
qu'elle le retint dedás elle captif & lié lors
qu'il eust bien voulust s'en aller, au lieu
qu'il l'auoit rendue captiue auparauant.
En quatriesme lieu, ceste victoire est admirable de la part de celle qui a vaincu :
d'ou viét que l'Eglise publie comme chose qui doit estre mise entre les autres miracles de la puissance de Dieu, quand il a
conferé la palme du martyre à vn sexe fragile : or le martyre de Magdelaine a cela
encor de plus admirable, que ce n'estoit
point vn homme, mais le diable qui la
tourmentoit : ce qui exerçoit contre elle
sa cruauté, n'estoit pas vn Tyran, mais vn
Magicien d'autant plus cruel qu'il estoit
encor plus meschant : & c'estoit vne
fille de 18. ans qui souffroit & enduroit,
mais qui supportoit volontiers telles vio-

lences pour l'amour de Dieu en remission
de ses pechez: si bié que appuyée de l'aide
de Dieu, elle a foulé aux pieds, surmonté & vaincu le diable & toute sa fureur.
En cinquiesme lieu, c'est encor vne merueille qu'elle soit maintenant en vie &
qu'elle ait peu rechapper: & ne croit on
pas que ce ne soit vne particuliere prouidence de Dieu qui y ait operé: car depuis le temps que les possedées du Monastere de S. Claire d'Aix eurent com-
mécé à l'accuser commme celle qui estoit
la motrice de toute leur misere selon
que Loyse l'auoit reuelé des le temps
qu'il n'y en auoit point encor le moindre indice ; les principaux de ce lieu,
dont la plus part estoient des filles, en
eurent vn tel ressentiment , que si de
bonne heure elle ne se fust absentée , ils
l'eussent bruslée toute vifue. Apres cela,
elle vescut en Auignon sur la terre du
Pape , ou l'Inquisition est. De là elle
se retira en vn autre endroit : quelques
vns ont opinion qu'elle soit à present
dans Paris à couuert. En sixiesme lieu
encor , ce qui vient à admirer en elle,
sont ses obediences , ses humiliations,
& ses mortificatious : tant pource
qu'en leur genre elles sont nouuelles &

non couftumieres, cóme auffi pource que
elles font telles, qu'il ne fe lit point que iamais pecherefle qui ayt efté poffedée, &
foit de nouueau conuertie, en ayt pratiqué de pareilles. En feptiefme lieu, cecy
eft digne d'admiration en cét affaire, que
chaque chofe de ce qui y eft arriué, a efté
dite, & predite deuoir arriuer, deuant qu'il
y en euft aucune apparence, & n'ont efté
verifiées qu'apres que beaucoup de chofes
fe font paffées, qui faifoient ofter le iugement de toute apparence, & apres beaucoup de diuerfitez de toute forte.

Il a predit fa retraitte de la maifon de
fainéte Vrfule, & fa conuerfion, & le lieu
où elle fe deuoit faire, en cefte forte. Que
cefte Baulme, ô Magdelaine, fera heureufe, & pleine de felicité pour toy! qu'elle fera heureufe, & pleine de felicité (ie dis verité) pour tout iamais! Benis, Magdelaine,
cefte grotte facrée de penitence. Et peu
apres: Tu feras vne autre Thaïs, vne autre Magdelaine, fi tu veux: humilie toy, &
obeys, & retourne à fainéte Vrfule, & ne
tarde point dauantage.

Touchant fes tentations, celuy qui la
deuoit tenter, fa victoire, & le vainqueur,
il en a parlé ainfi: Courage, Magdelaine,
monftre toy vertueufe, & fouftiens les de-

AAA iij

mons t'attacqueront en estranges & diuerses manieres, & feront tous leurs efforts pour te tirer dans le desespoir : mais
fies-toy seulement en moy des clefs de ton
ame, ce dit celuy qui sera auec toy durant
ton combat, & permets que ie gouuerne,
& ie combattray pour toy, & la victoire
demeurera pour toy.

Le quinziesme de Decembre 1610. il a
parlé de sa deliurace, iustification, & grande estime, en ceste façon. Estime toy, Magdelaine, vne miserable, & abominable pecheresse par dessus toutes creatures. Tu seras vne autre Magdelaine, & mourras en
saincte penitence, & seras Coadiutrice à
saincte Vrsule, & si tu n'és pas digne d'vn
tel honneur. Aux petits pecheurs petite
penitence ; aux grands pecheurs grande
penitence: Dauid en sert de tesmoing.

Mais le seiziesme de Decembre, il parla
ainsi. Toy, Magdelaine, feras penitence,
& Dieu te donnera la vie. Espere en luy,
car il peut plus ayder, que l'Enfer ne pourroit nuire. Et vn peu apres il a dit: Dieu est
assis tout lassé, Magdelaine, donne luy à
boire de tes larmes, & pour ce peu d'eau,
il te donnera à boire du vin de son amour,
& de l'eau de laquelle quand tu auras beu,
tu n'auras plus de soif, &c. Magdelaine, ie

te dis de la part de Dieu, qui a tiré Iſraël
par la mer rouge, que ſi tu t'humilies iuſques au profond d'Enfer, euſſe-tu commis
cent mille fois plus de pechez que tu n'as
commis, luy qui eſt miſericordieux, te fera miſericorde. Dieu ne peut mentir: *En*
quelque heure que le pecheur gemira, ie n'auray
point ſouuenance de tous ſes pechez. Et a comparé Magdelaine à yn malade qui recouure
ſa premiere ſanté, diſant, que de iour en
iour elle acquerroit nouuelles forces, &
que nouuelles diſpoſitions paroiſtroient
en elle.

De la capture du Magicien: ſon ſuppli-
ce, ſon aueuglement, ſon illumination,
& confeſſion d'iceluy, auec les predi-
étions.

CLASSE IV.

PAr les choſes cy deuant deduictes, il
demeure conſtant que deuant le iour
du Vendredy Sainct le Magicien n'auoit
rien voulu confeſſer des choſes qui luy
eſtoient miſes ſus, & y a apparence que cela procedoit de quelque aueuglement qui

venoit du diable, qui luy auoit arraché
l'œil droict, de peur qu'il ne veist, & euft
fouuenance de fes pechez, pour les confeffer, qui eftoit caufe qu'il difoit toufiours
qu'il ne fçauoit rien.

Or au iour du fainct Vendredy, fes yeux
furent ouuerts, fi bien qu'il commença à
voir qu'il eftoit iuftement accufé, ainfi que
il auoit efté predit; de forte qu'ayant appellé les Peres Capucins, qui auoient toufiours veillé aupres de luy, il leur dit : Les
demons ont dit que i'eftois Magicien, &
Prince de toute la Magie : ils ont dit vray,
car ie le fuis.

Vn autre iour de Vendedy, il ratifia
cefte premiere confeffion, laquelle il auoit
reuoquée, & fit auec beaucoup de larmes
vne profeffion de fa foy deuant vne compagnie de perfonnes notables, & fe recon-
cilia à l'Eglife, & abjura la Magie entre
les mains du Reuerend Pere Michaëlis,
qui le receut paternellement, luy donna
l'abfolution, & l'admit au baifer de paix.
Et dés lors il commença à fentir des an-
goiffes, & d'eftre grandement troublé de
l'apprehenfion de la mort; & toutefois il
confeffa, & depuis ne reuoqua plus, felon
qu'il auoit efté predit, en figne que fa confeffion eftoit veritable.

Il appert encore qu'au mois de Ianuier
mil six cents & onze, chacun s'estoit ren-
gé du costé de Loys, si bien qu'il sembloit
qu'il eust triomphé en ceste cause, & tous
trauailloient en toutes manieres pour sa
iustification, & la condemnation des choses qui s'estoient passées à la saincte Baulme; & lors qu'il s'en doutoit le moins, il
fut pris, mis en prison, & puny du dernier
supplice.

Or en ces choses, cecy est sur tout admirable, qu'il est paruenu à ceste extreme
misere, sans auoir eu contre luy la haine
d'aucun homme, ny auoir eu de partie aduerse: car tous le reputoient comme vn
Sainct, & les premiers de Marseille alloient à Confesse à luy, qui faisoit qu'ils
hayssoient ceux qui auoient permis que
les demons l'accusassent, en sorte qu'ils ne
pouuoient bien dire d'eux.

Secondement, cecy est encore admirable, que pendant qu'il a esté accusé, estant
beaucoup puissant de faueur & d'argent,
& sa partie aduerse foible; il n'a pas laissé
d'estre apprehendé, & mis en prison sur
l'accusation intentée: car Loyse qui l'accusoit, estoit vne pauure fille, & l'autre
estoit vne possedée, & complice de mesme faict.

Or les plus puiſſans de Marſeille, tant
hommes que femmes, tenoient ſon party;
& quelques-vns ont rapporté, que certaines Dames, qui eſtoient ſes filles ſpirituelles, auoient fait vne bourſe de quatre mille doublons, pour fournir aux frais de ce
procez, auec promeſſe que quand la bourſe ſeroit vuide, ils en fourniroient deux &
trois fois autant.

En troiſieſme lieu, cecy eſt encor admirable, qu'il ne fut point appliqué à la torture deuant que d'eſtre condamné. Puis en
apres, que la pluſpart des Conſeillers, &
Theologiens d'Aix tenoient l'affirmatiue,
que le diable pouuoit marquer quelqu'vn
qui ne ſeroit point de la Synagogue; &
neantmoins, ſans auoir eſté intimidé, ſans
auoir ſouſtenu aucun mal de torture, de
luy-meſme il confeſſa ſon peché le iour du
Vendredy Sainct, afin que ce qui auoit eſté
predict de luy, fuſt accomply.

En quatrieſme lieu, cecy eſt admirable,
qu'il confeſſa pour la ſeconde fois, & reite-
ra de luy-meſme ſa confeſſion, & l'a rati-
fiée iuſques à la mort : car tout chacun
eſtoit ſi enclin à le ſauuer, que s'il n'euſt
point eu confeſſé, ou n'euſt point perſeueré en ſa confeſſion iuſques à la mort, il
n'euſt point eſté ſi rigoureuſement puny.

En cinquiefme lieu, ç'a efté vne circon-
ftance admirable en cecy, qu'il fut apprehendé, lors que le monde penfoit donner
ordre a fa iuftification, qu'on trouua fur
luy les marques du diable, fur le poinct que
l'opinion de fon innocence fe renforçoit;
tiercement, qu'il ayt confeffé fon peché,
lors que la plufpart tenoit, que la marque
faite par le diable n'eftoit pas vn indice infaillible: quartement, qu'il vint d'abondant d'autres preuues & adminicules, lors
que l'on penfoit que fon accufation n'e-
ftoit pas affez forte, ny affez claire pour le
condemner: en cinquiefme lieu, qu'il ratifia fa premiere confeffion, & demeura
conftant en icelle, lors que l'on difoit que
c'eftoit vne condition requife en vne confeffion, qu'il falloit qu'elle fuft arreftée,
pour faire qu'elle feruift d'indice.

En fixiefme lieu, ç'a efté vne chofe admirable en cét affaire, que le feu print fi vi-
fte au bois & aux fagots, & que la corde
toute neufue, dont le bourreau le vouloit
eftrangler, felon la grace que les Iuges luy
en auoient faite à l'inftance des Capucins,
fe rompit, qui fut caufe qu'il fut bruflé vif,
felon qu'il auoit efté predit par cefte fen-
tence comminatoire qui luy fut dite à la
faincte Baulme, que s'il ne fe conuertiffoit

dans huict iours, il seroit bruslé tout vif.
Or ces choses auoient esté predites auant
qu'elles se fissent, & fussent accomplies,
en ces mots: Toy Loys, dis *Miserere mei,*
tu seras aueuglé à ton aduenement, & tu seras illuminé. Et le trente-vniesme de Decembre, il parla ainsi : Auiourd'huy est la
sixiesme Ferie, iour de vostre redemption,
& le iour de la iustification de Loys, s'il le
veut; & pourra entendre ces paroles: *Loys,
tes pechez te sont remis :* & cecy d'abondant:
Va en paix. Et le troisiesme de Ianuier il a
ainsi parlé: Si dans huict iours tu ne te conuertis, tu seras bruslé tout vif: & ie te requiers, ô Dieu, de la part de ta tres-saincte
Mere, de la part des Seraphins, de la part
de tes Martyrs, de la part des Vierges, &
de la part de tous les Saincts & Sainctes; &
ie vous prends tous à tesmoings, que si dedans huict iours Loys ne se conuertit, il sera mis entre les mains de Monsieur l'Euefque de Marseille: Et auec toutes ces choses, ils diront encor que Loyse n'est point
possedée. Et vn peu apres il a dit: Le Prince des Magiciens sera pris, il sera lié, &
bruslé das huict iours. Mais le quatriesme
de Ianuier il a dit: Ie proteste deuant toy,
Seigneur, que i'ay fait la commission dont
tu m'as chargé; & ne voyez-vous pas que

Belzebub eſt contraire à Verin ? Viens, le
plus meſchant de tous les Magiciens, viés,
car tu ſeras reputé innocent, & ils te laiſſe-
ront aller.

De la diuiſion de Sathan d'auec Sathan.

CLASSE V.

OVtre cela, ſoubs cét œuure Belzebub
le Prince des diables, faiſoit par ſes
menaces & furies enuers ſon ſubject, qu'il
n'euſt point à ſeruir à IESVS-CHRIST,
touchant la conuerſion, & la reduction de
Magdelaine : & l'autre meſpriſant toutes
ces choſes, la ſollicitoit ſerieuſement à ſe
retirer d'auec eux. Le neufieſme de Decembre, ce meſme Prince des diables menaçoit ſondit ſubject, à ce qu'il n'induiſiſt
point Magdelaine de renoncer à luy, & à
ſes complices; & toutefois il n'en fit rien,
Au veſpre du meſme iour, Belzebub voulut deſtourner par menaces ce ſien ſubject
de monſtrer à Magdelaine ſa conuerſion,
& l'empeſcher de l'exhorter de demeurer
en la reſolution qu'elle auoit priſe en ſon
cœur : mais luy ſans faire eſtat de ſes menaces, ny de ſa principauté, fut le plus fort,

& ne luy obeyt point. Outreplus, ce subjet deftruifoit les œuures de fon Prince.
Belzebub vouloit fe mõftrer deuant Magdelaine eftre efgal à Dieu : fon fubject mõftroit que c'eftoit vn miferable. Belzebub affeuroit que Magdelaine luy appartenoit : l'autre le nioit. Belzebub s'efforçoit d'amener Magdelaine en la foffe de defefpoir : l'autre l'en retiroit. Belzebub fe vantoit : l'autre le rendoit confus. Le douziefme de Decembre, vn des fubjects de Belzebub s'eft efleué contre luy, & cinq des Princes, & leur a reproché leur foibleffe, & leur commandoit des obediences contre l'Enfer, & demeura le plus fort contre eux, & tout l'Enfer. Le treiziefme de Decembre, ce mefme fubject defcouurit les rufes de Belzebub, fes embufches, & fon infirmité. Le quatorziefme de Decembre, ce fubject commanda à Belzebub, & à fon cõmandemét, il fallut qu'il fe couchaft, demeurár profterné contre terre, & il fe mocqua de luy, dequoy il eftoit ainfi abbaiffé, & ce Prince tant glorieux, & tant braue, fe recognoiffoit deuãt ceux qu'il s'eftoit vanté auparauant de la puiffance de fa gloire, eftre vaincu, & confus ; & au commandement de fon fubject, fe prefentoit pour eftre foulé aux pieds des hommes. Le

quinziéfme de Decembre, le moindre parla en la preſence du plus grand, & contre
ſa volonté ; & l'vn & l'autre conſeilloient
leurs ennemis d'humilier, & tourmenter
leurs compagnons. Le meſme iour, le ſubject de Belzebub luy commanda de faire
vn acte d'abjection, & le gaigna ſur luy ; &
apres cela, il deſpriſa ſon Prince, monſtra
comme il eſtoit peu de choſe, & luy reprocha ſes brauades, & conuia les ennemis de
l'Enfer d'auoir ſon Prince en meſpris, & de
le maudire, les inſtruiſant en quelle maniere, ils le deuoient faire.

De tout cecy il s'en void beaucoup d'exē-
ples par tout le progrez de l'œuure, à qui y
voudra prendre garde.

Il ſe void encor euidemment, comme les
principaux meſmes de la Synagogue ont
eſté les vns contre les autres, comme Magdelaine contre Loys, & Loys contre Magdelaine : Marie contre Simone, & Simone contre Marie : & l'vne & l'autre contre
leurs autres complices. Nous auons veu
auſſi ceux des coplices meſmes qui eſtoient
ſubjects, s'eſtre eſleuez côtre les premiers
de la Synagogue, pour les condemner, &
accuſer. Or ie dis qu'en ces choſes, l'Enfer
a eſté tres-manifeſtement diuiſé contre
ſoy-meſme, & confus : car il eſt indiuiſé,

& non confus, lors que tous les demons concourent en vne mesme entreprise, & qu'ils sont tous d'vne mesme affection, & quand les subjects ployent, & obeyssent à leur Prince, & luy portent respect.

Mais par les choses cy deuant deduites, il appert d'vne contrarieté de desirs, & d'vne rebellion & mespris du subject enuers son superieur. Car l'vn amasse, l'autre dissipe, l'vn milite pour Christ, l'autre l'oppugne. Or en ces choses, il s'en remarque plusieurs dignes d'admiration. Premierement, cela est admirable, qu'vn subject parle en la presence de celuy qui est plus grand que luy contre sa volonté, & qu'il le mesprise, &c. car en cela l'ordre naturel est troublé, & la subjection renuersée; & cecy est plus admirable, que de voir de la confusion en l'ordre, & en la dependance des parties de l'vniuers, ou en quelque Royaume bien pacifique. Dauantage, c'est merueille de voir les diables militer pour Christ, & estre contre Lucifer, car ils hayssent autant Christ, comme Michel fait Lucifer; & ce seroit vne grande merueille de voir vn Ange bien-heureux faire pour Lucifer contre Christ. Puis apres, la diuisió d'Enfer est de soy-mesme vne tres-grande merueille. C'est pourquoy dans le
liure

liure des Roys, la diuision qui arriua entre les filz d'Amon, & de Moab, & les Idumæens(nations qui estoient venues pour combattre contre Iosaphat Roy de Hierusalem pour l'exterminer) est rapportée comme vn grand miracle. Car Dieu diuisa & arma les vns contre les autres qui s'estoient d'vn accord assemblez : si bien que à l'heure qu'ils se preparoient de respandre le sang des enfans d'Israël, ils tournerent leurs armes contre eux mesmes, & s'estans entretuez, ils rendirent Iosaphat victorieux, & enrichirent de leurs despouilles leurs ennemis. Or ce que nous venons de rapporter est plus admirable beaucoup, à sçauoir la diuersité d'affections contraires, & les oppositions de l'Enfer contre l'Enfer, & de la Synagogue contre la Synagogue. Car en l'ancien Testament, l'esprit de diuision s'est fourré parmy les Nations que la haine cõmune auoit associées ensemble contre Israël, mais il n'y auoit pas vne haine irreconciliable : Mais soubs cét œuure, l'esprit de diuision a esté le plus fort contre vne haine inueterée & irreconciliable. Il a diuisé ceux qu'vne haine tres-grande, qu'vn amour tres-estroicte auoit associez. C'est pourquoy aussi, parlãt de ceste cho-

BBB

se par prediction, il disoit: Prenez garde à ceste chose qui est grande: c'est comme si vn soldat empoignoit son propre glaiue, & s'en tuë soy-mesme, ainsi en est il maintenant de nous. C'a esté le plaisir du Treshaut que les demons prennent leurs armes, & les tournent contre eux, & se desconfisent eux mesmes : qui a iamais veu choses semblables ? ou qui a veu Sathan diuisé contre soy-mesmes : & que le Diable soit repugnant au Diable & l'Enfer à l'Enfer?

Du ministere du demon Verin.

CLASSE VI.

DE ce que dessus encor il est tout euident que le demon Verin a faict beaucoup d'actions esquelles il a serui à Christ, a loüé les Saincts, & la B. Vierge, & a discouru beaucoup touchãt les vices & les vertus, de la vie eternelle, de l'Enfer, & des conseils Euangeliques qui enseignent à bien viure : en quoy deux choses dignes d'admiratiõ se rencõtroiét ensẽble. Premierement, que sa parole estoit ardẽte & viuue, & croy que si vn Ange du

Ciel ou quelqu'vn des Apoftres fuft defcendu, il n'euft pas fceu parler autrement:
car il parloit comme ayant puiffance : &
fes paroles eftoient côme des flambeaux
ardens qui euffent enflammé les cœurs les
plus refroidis. De forte que ceux qui l'entendoient parler, fe mettoient à pleurer
abondamment, oublians leur vie paffée:
les autres frappoient leur poictrine : les
autres rauis hors de foy fe mettoiét à crier,
Miferere Domine, Domine miferere (c. aye pitié Seigneur, Seigneur aye pitié) : les
autres en ont changé leur vie en vne meilleure : les autres ont renoncé au fiecle.
Ie puis dire que plufieurs ont ouy en l'E-
glife des Predicateurs faincts perfonnages
& fort illuminez, lefquels à comparaifon
de ceftuy-cy, on diroit auoir eu la voix
morte. Secondement, ce qui eft admirable en ces chofes, c'eft que ce qui fortoit
de la bouche de cefte fille par deux ou
trois fois le iour, duroit l'efpace d'vne
heure ou de deux: & les parolles qu'elle
difoit, n'eftoient point premeditées, &
eftoient parolles mefurées qui fortoiét de
fa bouche. Dauantage cecy eft admirable,
que le demon a donné louange à la Vierge
& aux Saincts, en la prefence de ceux deuant lefquels il auoit blafphemé:& exhor-

BBB ij

toit à penitence ceux qu'il auoit attirez
à pecher : aussi qu'il a descouuert ceux
qu'il vouloit tenir couuerts : qu'il a faict
peur de l'Enfer, & du Iugement à ceux
desquels il l'auoit osté : & qu'il a excité
à l'esperance du Paradis, ceux desquels il
en auoit esloigné l'amour, & le desir de
la vie eternelle : qu'il a rompu les liens de
ceux à qui il les auoit mis : qu'il a exhorté
à la vertu ceux qu'il auoit conduicts dans
le vice : qu'il a faict grande estime de la misericorde de Dieu deuant ceux qu'il eust
voulu qu'ils s'en fussent deffiez : qu'il ait
prié pour le salut de ceux qu'il desiroit
estre perdus : qu'il a faict des actes d'hosti-
lité côtre ceux qu'il eust voulu aider : de
ce qu'il a serui fidelemét à ceux côtre lesquels il eust bien voulu se rebeller : qu'il a
recueilly ce qu'il eust voulu estre espars, &
beaucoup d'autres choses sëblables. Outre cela, telles actiôs sôt d'elles mesmes en
leur gêre admirables : qui faict que l'Eglise
les a tousiours mises au nombre des plus
grandes merueilles. Car ce sont des opera-
tiôs qui se fôt par le diable côtre la volonté du diable, côme portans coup au preiudice de sô regne, & à l'aduâcemenr de l'E-
glise en laquelle Christ regne. Or il y en a
qui reputét telles & sëblables contraintes

qui fe font à l'endroit des demós, eſtre plus
admirables, que ne feroit de refuſciter des
morts : pource que pour refuſciter les
morts, Dieu cômande à l'ame de fe reünir
à fon corps ; & pource qu'elle a quelque
inclination naturelle à cela, il eſt aifément
obey. Mais aux contraintes qui fe font en
la vertu du fainċt Efprit, d'autant qu'elles
tendent au bien, & que le diable eſt im-
puiffant de bien faire, & refifte touſiours à
Dieu tant qu'il peut, il eſt neceſſaire que fi
Dieu veut en telles chofes eſtre obey, qu'il
releue l'impuiffance du diable, à ce qu'il
puiffe ce que de foy-mefme il ne ſçauroit.
Et dauantage, que par la crainte de tres-
grands fupplices il tire fon confentement,
& l'vn ne dépend pas moins que l'autre de
Dieu tout-puiffant: car c'eſt le propre de
Dieu d'operer chofes fortes à faire par les
foibles, & d'auoir la clef fur les playes de
l'abyfme.

BBB iij

De la manifestation du cœur, & de la pensée.

CLASSE VII.

EN outre, soubs cét œuure ont esté par plusieurs fois manifestées les choses cachées, comme sont les affections interieures, & les pensées. Vn venerable Pere de l'Ordre de sainct Dominique vint en vne certaine ville Catholique, pour quelques affaires de son Ordre, en laquelle il y auoit vne femme, de laquelle il estoit bruit qu'elle estoit possedée : les vns croyans qu'elle le fust au vray, les autres en estans en doute: luy estant present auec son compagnon, l'Exorciste pour s'asseurer si c'estoit vne vraye & reelle possession, conceut tacitemét en son esprit quelque chose qu'il commanderoit, & commanda à l'esprit immunde de faire ce qu'il auoit en la pensée; & tout à l'heure il se ietta aux pieds du compagnon de ce Pere, auquel il deschauffa les souliers, & baisa ses pieds. L'Exorciste luy dit: Fais selon mon intention; & cela dit, il vint vers ce venerable

Pere, auquel il ioignit les deux pieds l'vn
contre l'autre, sans les deschausser, & les
baisa tous deux ensemble. Or c'estoit (selon qu'il l'asseuroit) ce qu'il auoit conceu
en son esprit, & qu'il auoit commandé de
faire.

Le mesme iour, l'Exorciste, afin de rendre ces Peres encor plus certains de la verité de ce possedement, dit au plus ancien
des deux : Vous mesme, mon Pere, pensez en vous quelque chose : là dessus il fut
quelque temps à hesiter ce qu'il côceuroit
en son esprit ; & apres auoir demeuré ainsi
suspends quelque temps, en fin il dit en
soy-mesme, ie penseray quelque chose
qu'il aura horreur de nommer, & pensa
ces deux noms, Iesvs Maria : &
apres que ce Pere eut dit qu'il auoit pensé
quelque chose, l'Exorciste se mit à l'adju-
rer, & fut bien vne heure ou deux à l'adju-
rer, deuant qu'il vouluft rien declarer.
Mais en fin apres beaucoup d'adjurations,
il se mit à chanter : *Ils requierent de moy des*
noms, ils requierent de moy des noms que ie ne
veux pas nommer, ie ne les veux pas nommer.
Mais estant adiuré plus fort, il a respondu:
Ie nommeray les noms, pourueu qu'il me soit
permis de nommer le dernier, le premier. Et non
content de ceste response, il commença à

le preffer encor plus fort: alors le demon dit: Vous eftes curieux, & tentez Dieu: vous auez eu & veu tant de fignes, & outre, vous voulez que ie vous obeyffe en cét endroit. Puis il dit: En la Croix eftoit vn tiltre, & au tiltre il y auoit, *Iefus Nazarenus*, qui eftoit le fils de Marie. Voicy, ie vous ay nommé les noms; & cefferent de le plus preffer, eftimãs qu'il auoit fuffifamment obey au commandement.

L'an 1610. vn certain Pere du mefme Ordre, l'efpace de trois fepmaines deuant que de commencer l'Exorcifme, ayant acheué fon Rofaire apres l'heure de Complie, fe mettoit à lire trois Suffrages: l'vn à la bien-heureufe Vierge, l'autre à la bien-heureufe Magdelaine, & le troifiefme à S. Dominique. Pour le regard du Rofaire, il l'acheuoit auec la fragilité ordinaire: mais quand ce venoit aufdits Suffrages, fon efprit eftoit fenfiblement fortifié, & il s'efmerueilloit d'où cefte deuotion & attention luy venoit fi foudain, laquelle il s'efforçoit d'auoir ailleurs, & n'en pouuoit venir à bout.

Le demon interrogé par vertu de l'exorcifme, qui eftoient les Sainéts qui le tourmentoient le plus, il refpondit: Ceux que tu interpelles auec tant d'affeétion. Enquis ſi c'eſtoit vn Apoſtre: il a dit, non, mais que c'eſtoit la bien-heureuſe Vierge, la biē-heureuſe Marie Magdelaine, & ſainct Dominique: or eſt-il que le Pere n'auoit parlé à perſonne quelconque, que ce fuſſent ces Saincts là à qui il s'addreſſoit. Par les choſes precedentes, il appert encore euidemment qu'il a quelquefois manifeſté ce que Marie de Sains auoit de caché en ſon cœur, & notamment au chap. 1. Traicté 4. de l'hiſtoire des trois Poſſedées. Quant aux choſes qu'il a manifeſtées, contenuës en l'aduertence ſeptieſme du ſixieſme Traicté de ceſte hiſtoire, elles ſont telles, que celuy à qui elles ont eſté manifeſtées, n'oſeroit iurer le contraire; & combien qu'il ne s'en ſouuiendroit point bien certainement, ny bien nettement, toutefois tant plus il ſe met à y penſer, plus elles luy ſemblent eſtre vrayes. Loyſe auſſi eſtāt exorcizée en la ſaincte Baulme, a manifeſté pluſieurs choſes, cōme les Lecteurs pourront voir.

Or ces manifeſtations des choſes qu'on a dans le cœur, ſont du genre des choſes entierement admirables : qui fait que les Magiciens qui donnent au diable tout ce qu'ils peuuent, exceptent cela ſeulement, & ont eux-meſmes ouy que les demons

ont confeſſé, que deux choſes leur ſont cachées, & du tout impoſſibles à preuoir ; à
ſçauoir, és choſes contingentes, ce qui
n'eſt point encor, & voir dedans le cœur
ce qui y eſt. Et c'eſt pourquoy l'Eſcriture
dit : *Le cœur de l'homme eſt meſchant, & inſcru-*
table : & qui eſt-ce qui le cognoiſtra ? Moy qui
ſuis le Seigneur, qui ſonde le cœur, & les reins.
Et pource que ceſte cognoiſſance eſt propre à Dieu, à ceſte cauſe nous liſons auoir
eſté dit de IESVS-CHRIST, en teſmoi-
gnage de ſa diuinité, qu'ayant veu leurs
penſées, il dit : *Pourquoy penſez-vous mal en*
vos cœurs ? &c.

Des Actes de la ſaincte Baulme : De leur deſcription, impreſſion, examen, & diuerſe cenſure, &c.

CLASSE VIII.

OVtre cela, il eſt certain, quant à ce qui
regarde les Actes de la ſaincte Baulme, qu'ils ont eſté eſcrits, imprimez, examinez, & diuerſement cenſurez. Ils ont
auſſi eſté deſcrits par pluſieurs, & mis ſur
la preſſe par diuerſes perſonnes. Il eſt cer-

tain encore, que la façon comme ils sont
compilez (c'est à dire, la simplicité de leur
stile) a esté desagreable à beaucoup de gês:
d'où vient qu'vn Aduocat de la Cour,
apres auoir beaucoup dit contre ceste histoire, vn certain honneste homme luy
demanda modestement, pourquoy, & qui
le mouuoit de tant detracter de ceste histoire? Il respondit : Ie ne puis gouster
l'ineptie du stile, le François n'en vaut
rien.

Il est certain aussi par ceux qui ont veu
& leu les Actes de ce qui s'est passé en la
saincte Baulme, que quelques-vns les ont
examinez, & espluchez de pres, & fort
exactement; & ceux-là ont esté, qui les
ont disputez à Rome; & n'y ayans rien
trouué contraire à la foy, ny aux bonnes
mœurs, ils prononcerent de viue voix ce
Iugement, *Qu'il soit imprimé, & vendu.* Et
Monseigneur l'Illustrissime Nonce Apostolique fit entendre ce Iugement au Reuerend Pere Michaëlis, par son Auditeur:
les Censeurs aussi luy en escriuirent vne
lettre, ne l'aduertissans point d'autre chose, sinon qu'il corrigeast l'authorité de S.
Augustin mal cottée en marge. Apres eux
est venuë l'Vniuersité de Louuain, qui a
censuré ceste histoire en la mesme mani-

re comme l'on a accoustumé de censurer
les Bibles, & l'ancien Testament, auec ceste clause, qu'ils ne condamneroient point
le liure, comme contenant quelque doctrine contraire à la foy, ou aux bonnes
mœurs : mais parce qu'il contenoit beaucoup de choses qu'il n'estoit pas expedient
qu'elles vinssent à la cognoissance du vulgaire. Apres ceux de Louuain, il y a eu
deux ou trois Eglises du Pays-bas, qui ont
entrepris plus auant, ayans condamné le
liure, comme entierement scandaleux, &
mauuais; & ce à cause principalement de
deux articles, selon comme ie puis conie-
cturer. Premierement, pource qu'il dit
que le Roy de France Henry IV. est bien-
heureux. Secondement, pource qu'il dit
que l'Antechrist est nay. L'Eglise preten-
duë d'Angleterre est venuë apres, laquelle a reputé ce liure entierement plein d'ab-
surditez, & comme enuoyé du Ciel pour
confirmer ses heretiques, & confondre les
Catholiques: tellement qu'ils ont mis peine de le traduire de François en leur langue, & au deuant ils y ont mis vne exhortation soubs le nom du Roy, où il y a beaucoup d'attaques contre les Catholiques; si
bien qu'ils pensoient certainement enfon-
drer par ce moyen la nauire de sainct Pier-

re. Mais ils se sont trouuez entierement decheus de leur esperance, ayant veu que la lecture de ceste histoire a apporté des fruicts tous autres qu'ils ne se l'estoient imaginé : car il s'en est ensuiuy la conuersion de tant d'heretiques, & rendoit les Catholiques si encouragez, que ceux mesmes qui l'auoient mis en lumiere, ont esté contraints eux-mesmes de le supprimer, & ce auec tant de diligence, & auec tant de soing, qu'on ne pourroit pas en recouurer vn seul exemplaire. L'Eschole de Paris ne l'a ny approuué, ny reprouué. Or en ces choses il s'en presente plusieurs dignes d'admiration: car il semble que ce soit vne merueille que le liure de ces Actes ayt peu iamais estre escrit. Premierement, pour plusieurs & diuerses choses qui s'y sont opposées, lors que l'esprit le dictoit, & par ceux mesmes qui le pouuoient du tout empescher: car monstrans bien à descouuert qu'ils n'approuuoient point ce qui se faisoit, c'est vne merueille comment ils ne l'ont empesché, veu que celuy qui escriuoit, estoit vn homme qui n'auoit aucune authorité. Secondemét, à cause des grâds destourbiers que l'esprit apportoit en diuerses façons au Scribe, tantost en faisant despauses, tantost en nommant les choses

par maniere d'acquit, tantoſt l'irritant d'v-
ne autre façon : car eſtant coleré, & impatient de ſa nature, c'eſt merueille cốment
il ne quitta l'ouurage. Tiercement, pour
la ſeparation des cahiers : car ils ont eſté
diſtraits deçà delà , ſi bien que c'eſt vne
merueille comment ils n'ont point eſté
perdus, ou bruſlez, ou autrement ſuppri-
mez. Car vne fois fut, que tout ce qui en
auoit eſté eſcrit, fut iugé deuoir eſtre mis
au feu, & vne partie eſtoit tombée entre
les mains de celuy qui ſembloit approuuer
que cela ſe deuſt faire. Quartement, à cauſe de la retraicte du Pere Dominicain. Car
apres que par force on luy euſt oſté ſes eſcrits, il s'eſtoit retiré tout à fait ; & il n'y
auoit que luy ſeul qui peuſt rediger par ordre ce qu'il auoit tiré de la bouche de la
Poſſedée, tant à cauſe de la difficulté de
ſon eſcriture, comme auſſi à cauſe de la forme de dicter obſcure ; & encor pource que
il auoit emporté auec ſoy la troiſieſme partie des Actes. En quoy il arriua deux choſes qu'il n'eut iamais penſé deuoir arriuer,
à cauſe de beaucoup de choſes qu'il ſeroit
trop ennuyeux de raconter : l'vne, qu'il retourna à la ſaincte Baulme : l'autre qu'il accepta la charge d'eſcrire le liure. En outre,
c'eſt vne merueille comment le liure a ia-

mais esté imprimé, ny mis sur la presse: car
c'est vne merueille que ce Pere, de la main
duquel le Pere Michaëlis deuoit receuoir
les Actes qu'il en auoit descrits, ne les aye
point perdus; & les eut perdus, si en toute
diligence il n'en eust descrit vne copie:
car deux iours apres qu'il les eut transcrits,
l'original luy en fut demandé en iugemēt.
Puis apres, en ce qu'il differa pour quelque temps de les enuoyer au Pere Michaëlis, encor qu'il les luy eust plusieurs fois demandez; ce qu'il faisoit, pource qu'il luy
sembloit n'estre pas expedient de les faire
mettre sur la presse: mais en fin il les enuoya au subject de quelque action qui se-
stoit faite pour empescher qu'ils ne fussent
publiez. Puis apres, parce que le Pere Michaëlis estoit poussé à cela de son seul in-
stinct, contre le conseil de tous ses amis: si
biē qu'il a rapporté, que celuy qui operoit
en son interieur, l'emporta côtre tous ceux
qui exterieurement luy dissuadoient, encor qu'il leur deferast beaucoup, & que
d'ailleurs ce Pere estoit fort humain, & qui
ne se confioit pas à son propre iugement.
Outre cela, c'est merueille qu'il ayt esté approuué de viue voix à Rome: car il y en
auoit assez qui y faisoient toute l'instance
qu'ils pouuoient, à ce qu'il fust condamné;

& le liure n'y a point eu d'autre qui l'ayt
deffendu, que la prouidence de Dieu.
C'est merueille aussi, veu qu'il ne contient
rien qui soit contre la foy, ny les bonnes
mœurs, qu'il y ayt eu des enfans de l'Eglise qui l'ayent reprouué; & combien qu'ils
voyent qu'il est hay des heretiques, & des
meschans, ils ayment mieux l'improuuer
auec les heretiques, que de l'approuuer
auec l'Eglise Romaine: par lesquelles circonstances on ne peut rien voir sinon que
toute prouidence creée a esté forclose de
la description, impression, & examen, qui
se sont faits de ce liure, & que auec les diuerses censures qu'on y a apportées, il a
peu parler auec certitude. C'est pourquoy
aussi le demon a respondu à ceux qui luy
demandoient vn signe, que le liure seroit
escrit, de l'impression & examen duquel il
a ainsi parlé: Maudit qui premier a commencé d'escrire: maudit qui mettra ces
choses sur la presse: maudits les Docteurs
qui disputeront, &c. Touchant la diuulga-
tion de ces Actes, il en a parlé ainsi le dix-
huictiesme de Decembre. Dieu de sa pure
bonté, & principalement par sa misericorde, a choisi Loyse pour operer chose, que
ny moy, ny toy ne pourrions pas croire, si
nous ne le voyons par experience. Aux
autres

autres peut eftre ne manquera point la
cómodité de lire qui n'ont pas eu l'oppor-
tunité de voir : car on apporte toute diligence pour faire que chofes tant inouïes,
& vn miracle fi nouueau viennent à cognoiffance. Et ie te dis, fi tu fcauois le don
de Dieu, tu quitterois volontiers le boire
& le manger : ie dis dauantage que tu in-
termettrois tes eftudes pour ouir ce que
nous oyons, & voir ce que nous voyons.

Le 19. de Decembre, il a parlé de fon miniftere. Depuis le vefpre de la Côception
de la treffacrée Mere de Dieu, il a dit beaucoup de chofes belles & excellentes, & a
promis que cela dureroit iufques au iour
de Noel, quand a ce qui touchoit en particulier la deliurance de Magdelaine , &
auffi en general,

Mais le 16. de Decembre, il a parlé de la
caufe de cét œuure, & comment l'Eglife,
plufieurs de fes enfans, & plufieurs des heretiques s'y gouuerneront, en difant : Les
efprits d'auioud'huy font beaucoup curieux, & il eft befoing que Dieu fe change
en vn Iardinier, comme il s'eft monftré autrefois en cefte forme, tefmoing la Magdelaine; & qu'il ferue aux defgouttez
des laictues de diuerfe forte. Et faut que
Dieu face côme feroit quelque bon Pere

CCC

de famille qui aime tendremēt vn enfant
malade qu'il a. Car il luy dit tousiours,
mon enfant que veux tu manger: & l'enfant dit tousiours, Ie n'ay point de faim, &
rien ne luy reuiét qu'il estime estre bon &
sauoureux. Et quand au Pere, il mettra deuant son filz de bōnes viandes, bien bonnes, & bien assaisōnées, & toutes les meil-
leures qu'il soit possible de trouuer. Et le
filz dit tousiours, que tout cela n'a point
de goust: or cela ne prouient pas des viandes qu'elles ne soient bonnes, mais de ce
qu'il a le goust depraué. Mais que faict ce
pere : il ne bat point son filz: il n'vse point
enuers luy de menaces, mais prend soing
de luy faire auoir d'autres viandes nouuelles qu'il n'auoit point encor veuës, &
desquelles il n'a point encor ouy parler.
Ainsi faict vostre Dieu qui est pere de
l'ame & du corps, meilleur cent mille fois
que tout pere que la nature ait donné à
qui que ce soit. Si tost qu'il voit que les
ames sont degoustées de ces viandes tant
bonnes & si excellentes, dont il leur auoit
fait prouision : & d'autant qu'il aime
tendrement ses enfans, il va luymesme &
leur cherche des viandes toutes nouuelles, & des mets tous nouueaux par l'operation de nouueaux miracles, & l'espoux

veut touſiours honorer ſon eſpouſe de
quelque nouueau preſent. A ceſte cauſe,
ô Egliſe, recoy ce preſent que te faict ton
eſpoux: car tu es la chaſte Eſpouſe, & celuy
qui te ſuit, il ne marche point en tenebres,
car c'eſt le S. Eſprit meſme qui te viuifie &
te côduit par la main. Et ie ne m'eſtône pas,
ſi les Caluiniſtes te reiettét, car ils ſont ex-
cluds de ton girô, & n'ôt point la lumiere
pour cognoiſtre la verité, Mais ie m'eſ-
merueille dauâtage ſi les enfans de l'Egliſe
ne ſont point inſtruits par ces choſes cy,
veu qu'il n'y a rien contre Dieu, ny ſon
Egliſe.

Le 17. de Decembre, il a parlé de l'approbation qui ſe feroit des Actes de la ſaincte
Baulme, en ceſte façon. Ton cœur eſt triangulaire, ô Magdelaine, *Carreau* ne le ſcau-
roit remplir: la treſſaincte Trinité le rem-
plira. Et l'Egliſe approuuera le preſent
traicté, & en iceluy il n'y a rien de côtraire
à Dieu ny à ſon Egliſe: & il y en aura plus
de quatre qui ſeront illuminez: mais la curioſité & l'Orgueil ſont le puits de l'abyſme : & celuy qui conſiderera ces choſes
plus auant qu'en la ſuperficie, les approuuera aiſement.

De diuerses expulsions des demons qui ont
esté chassez hors des corps humains.

CLASSE IX.

DAuantage soubs cét œuure sont
arriuées plusieurs deliurances & admirables, de personnes qui estoient possedées. De cecy sert principalement de tesmoignages vn certain enfát aagé d'enuiron douze ans que le Prelat du lieu suiuant le conseil de plusieurs Maistres en la
saincte Theologie donnerent pour estre
exorcizé a vn certain P. de l'ordre de S.
Dominique. Or ce Pere à qui il auoit esté
baillé, fit premierement vn exorcisme pro-
batif pour cognoistre s'il estoit possedé:
puis quád il l'eut suffisamment recogneu
à plusieurs indices, il passa outre pour
chasser l'Esprit, lequel fit responce qu'il
auoit vne commission, & qu'il ne sortiroit
nullement qu'elle ne fust acheuée. Or sa
commission estoit, comme on recogneut
depuis, d'appeller les Magiciens & Magiciennes en general, & principalement les
deux chefs de Magie qui auoient succedé

à Loys & à Magdelaine en leur principauté:& de vray si tost que cela fut accompli,
ce qui arriua au iour de la feste de nostre
P.S.Dominique, il le laissa estre libre, ainsi
qu'il l'auoit promis, & l'enfant depuis ce
temps là se porta fort bien , & apprint le
mestier de Sauetier : tellemét que iusques
auiourdhuy il est sain,& a l'esprit bien ras-
sis & fort posé, gaigne petitement sa vie &
son entretien, & a grand desir de quitter
le monde,& seruir en quelque Monastere.
Outre cestui-cy, il se voit clairement par
les choses cy deuant rapportées comme il
y a eu d'autres possedées qui ont esté deliurées. La deliurance de Magdelaine : de
Marguerite de Burles: de Marthe Daqui-
ser : & d'autres filles de saincte Vrsule. Or
ces deliurances ne sont pas arriuées d'vne
mesme façon: car quelquefois ils ont esté
contraints de sortir des corps par la vertu
des Exorcismes : quelquefois au simple
commandement qui estoit faict aux esprits immódes de la part de l'Eglise; quelquefois en l'execution d'vn acte de Iustice, comme il arriua à la deliurance de
sœur Margueritte de Burles, & de deux
autres filles de saincte Vrsule à Aix: car les
demons auoient asseuré fort constammét,
lors qu'on les exorcizoit, qu'ils ne sorti-

roient nullement , que Loys n'euft efté
executé; & de fait , le propre iour qu'il fut
bruflé , Marguerite fut deliurée , & quelques iours apres les deux autres , qui iufques à prefent feruent à Dieu auec vne
grande tranquillité d'efprit ; & quelques-
vns ont efté d'opinion que Dieu ayt voulu qu'vn tel figne ayt accompagné le fupplice du Magicien, pour deux raifons : l'v-
ne pour honorer & approuuer l'acte de ce
iugement , par lequel fut efteint vn tres-
grand ennemy de l'Eglife , & du genre humain. Secondement, afin que l'on ne peuft
plus douter qu'il eftóit l'autheur de ce malefice : car on dit qu'ordinairement les malefices fe défont , quand ceux qui les ont
faits, ne font plus. Or entre ceux de qui les
demons font fortis , aux vns ils font fortis
pour toufiours, aux autres pour vn temps;
& d'entre ceux cy, les vns ont eu feulemét
allegeance du tourment paffé , aux autres
le palais d'affeurance que le diable poffedoit en paix auparauant, luy a efté vne prifon griefue, & penible , comme il a efté dit
de Magdelaine, hors de laquelle il eut bien
voulu fortir : mais elle le tenoit captif , au
lieu qu'il fouloit la tenir auparauant. Or
nous auons rapporté les expulfions des
demons entre les merueilles de cét œuure,

d'autant que ce font œuures qui procedét
vrayement de la puiſſance diuine. D'où
vient que l'Eſcriture, quand elle rapporte
les miracles de IESVS-CHRIST, elle
comprend auſſi entre les œuures de Dieu
ce qu'il a chaſſé les eſprits immundes hors
des corps humains. IESVS-CHRIST luy-
meſme auſſi prouue contre les Iuifs, qu'il
eſt le vray Meſſie, par l'expulſion legitime
qu'il fait des demons : *Car ſi* (dit il) *ie iette
les diables par le doigt de Dieu, certes le Royaume de Dieu eſt paruenu iuſques à vous :* Ce qui
ne ſeroit pas vray, ſ'il n'eſtoit vray que l'expulſion des demons, qui ſe fait en l'authorité de l'Egliſe par la force des Exorciſmes,
ne monſtroit la puiſſance de Dieu plus
manifeſtement, & auec plus de certitude,
que ne font les extaſes, les ieuſnes, & les
viſions. Car en ces choſes-cy, il peut y
auoir de la tromperie: mais il eſt impoſſible que le diable ayt part en l'œuure qui
eſt honoré de la faculté de pouuoir chaſſer
les demons.

CCC iiij

De ce que la chair viue reuint aux en-
droits que le diable auoit marquez.

CLASSE X.

OVtre cela, il eſt arriué pluſieurs fois
en cét œuure, que la chair qui eſtoit
deuenuë morte par l'operation du diable,
a eſté refaite chair viue. De cela il en appert par les choſes cy deuant deduites, &
comme la premiere arriua le iour de Paſques 1611. durant la Meſſe, lors de l'eſleuation ; & l'inſtrument public en fait foy.
Des autres il en appert par les Actes de ce
qui ſ'eſt paſſé à l'endroit de la forciere nó-
mée Didyme. De ceſte chair redeuenuë
viue, il en appert encor par vne léttre eſcrite par vne forciere au Pere Michaëlis, à
laquelle choſe ſemblable eſtoit arriuée. La
teneur de la lettre eſtoit telle. Mon Reuerend Pere, vous auez ma Confeſſion en
ces quatre feüilles, quant à ce qui regarde
ma propre conuerſion, & la manifeſtation
des ſecrets de la Synagogue : Ie vous prie
d'en croire le Pere qui vous les porte, non
moins que vous croiriez à vous-meſme, ſi

vous y auiez esté present, afin que vous te-
niez pour certain & indubitable tout ce
qu'il vous rapportera de ces choses ; & ie
me resiouys en moy-mesme de la benediction qui m'est arriuée, d'autant que le
soing de moy luy a esté commis pour le salut de mon ame. Ie vous prie, mon Pere,
de continuer en mon endroit la charité,
comme vous l'auez commencée. Ie sçay à
present, que par la grace de Dieu ie ne suis
plus soubs la tyrannie du diable : ie recognois par l'experiéce que i'en sens en moy,
que ie ne suis plus en sa puissance : car depuis deux iours (Dieu en soit loüé) ie n'ay
point esté à la Synagogue. Puis apres, ce
Pere a trouué que la chair, laquelle il auoit
veuë qu'il n'y auoit point de sang, est retournée à estre viue, dequoy ie suis grandement consolée; & ma ioye seroit parfai-
te, si i'auois recouuert ma cedule que le
diable a de moy, & si i'auois esté reconci-
liée à l'Eglise. Ie vous prie aussi & reprie,
mon Pere, par la puissance que Dieu vous
a donnée en icelle, que vous m'y receuiez,
& au plustost ; car à present ie ne souhaite
rien que cela, & le desire sur toutes choses.
Et vous remercie, mon Pere, de ce que non
par mes merites, mais par la charité de
Dieu, vous m'auez tirée des griffes de Sa-

than, qui iufques icy m'a tres-cruellement
feduite; & i'efpere auec la grace de Dieu,
& voftre ayde, que de bref ie feray entierement hors de fes mains. Et ie vous prie
qu'en toutes manieres vous vouliez hafter
cét affaire : car ce me fera vne ioye bien
grande de me voir eftre membre de l'Eglife, & auec l'ayde de la grace de Dieu, & la
voftre, eftre hors des mains de mes ennemis. Et vous mefme, mon Pere, vous ferez confolé au progrez de cét œuure: car
i'ay efperance que de bref vous ferez confolé en la conuerfion d'autres. Et ie fçay,
mon Pere, que nous ne vous fçaurions faire plus grand plaifir que de quitter noftre
peché. Ie vous prie, mon Pere, de faire
prieres pour tous & chacun de la Synagogue, & fpecialement pour moy, & pour la
femme qui eft la Princeffe, à ce qu'elle fe
conuertiffe : car fi elle s'eftoit conuertie,
vous iouyriez de la principale partie de
vos defirs.

Or nous mettons au nombre des merueilles de cét œuure telles reuiuifications:
car en icelles il y a deux chofes qui font admirables. Premierement, la marque mefme, qui n'eft autre chofe qu'vne petite partie de la chair qui n'a point de vie, ny de
fang, ny de fentiment, enuironnée de tou-

tes parts de chair viue, & fenfible, qui eft
chofe contre nature, tout ainfi comme fi
l'on voyoit au milieu de l'air qu'il y en euft
quelque endroit qui fuft tenebreux, & que
tout à l'entour il fuft enuironné de lumiere : mais que non feulement cét endroit
fuft tenebreux, mais aufli entierement in-
capable de receuoir la lumiere. Secondement, c'eft par deflus la nature que tel endroit reuienne à eftre chair viue: car le diable peut bien rendre morte la chair, mais
quand elle eft vne fois morte, il ne peut
plus la reuiuifier, car la puiffance n'eft pas
moindre de faire que telle chair retourne
à eftre vifue, que de faire fleurir la verge
d'Aaron, ou faire reuerdir vn rameau fec:
car il y a mefme puiffance de faire qu'vn rameau, qui eft vrayement fec, reuienne à
eftre vif, comme tout le tronc: celuy qui
peut rendre la vie à la main, la peut rendre
au bras tout entier.

De la contrainte en la volonté.

CLASSE XI.

SOubs cét œuure nous auons veu aufli
plufieurs fois les volontez des perfon-

nes determinées à vouloir ce qu'elles ne vouloient pas, & choisir ce qu'elles reiettoient, & consentir à ce qu'elles auoient à contre-cœur : lesquelles determinations de la volonté, nous appellons contraintes. Car nous n'appellons pas volonté contrainte, certaine operation totalemēt non volontaire, comme seroit si quelqu'vn blessoit vn autre au bras contre sa volonté, car telle action n'est pas de luy, ny ne luy est pas imputée : mais nous appellons à present volonté contrainte, vne operation à laquelle la volonté d'vne part contredit, & resiste tant qu'elle peut; d'vn autre costé elle y contribuë, & que ce qu'elle produit, c'est librement, & volontairement. Et premierement, telle determination libre & infaillible contre la determination propre de celuy qui est contraint, s'apparut en vn certain personnage de grāde authorité. Il estoit question de quelque congregation, si elle se deuoit faire pour confronter quelque personne contre vne autre qui l'accusoit en tel lieu, & en telle maniere. Le personnage qui presidoit à ceste action, estoit present à l'exorcisme qui se faisoit du demon qui accusoit le criminel de sortilege, lequel demāda au demon, si tost qu'il fut comparu, si ceste congrega-

tion fe feroit le lendemain. Le diable refpondit : Elle fera auffi vrayement, comme
eft vraye mon accufation. L'autre dit: afin
de faire voir que ton accufation eft fauffe,
elle ne fe fera point. Le demon refpondit:
Si elle ne fe fait, le Seigneur n'a point parlé par moy, & ce fera toy-mefme qui l'or-
donnera, & qui defirera qu'elle fe face ; &
ce ne fera point toy qui te determineras à
cela, mais Dieu fera que tu voudras ce que
tu ne veux point, & que tu commandes de
faire ce que tu voudrois qui fuft deffendu.
Es chofes de petite confequence, voftre
Dieu vous laiffe dans vos propres forces:
mais és chofes de grande importance, il
vfe de vos volontez, & fait qu'elles veulent ce qu'il veut, foit que vous y portiez
de voftre propre mouuement, ou de force. Mais l'autre, nonobftant ces chofes,
maintenoit affeurément qu'elle ne fe feroit point, voulant par cela faire voir le
diable eftre vn menteur, & vn pariure ; &
de fait, il employoit tout ce qu'il pouuoit,
afin qu'elle ne fe fift point ; de forte qu'il
n'y auoit point d'apparence qu'elle fe deuft
tenir, mais tout en vn inftant il enuoya le
iour d'apres, & manda à heure affignée
qu'on preparaft ce qui eftoit de befoing
pour cela: tellement que la congregation

se fit comme il auoit esté dit. Il appert encor par les choses qui ont esté cy deuant
deduites, que Marie de Sains, & Simone
ont côfessé des choses qu'elles eussent voulu taire; & ont accusé ceux qu'ils eussent
voulu deffendre, & ont asseuré constam-
mêt choses, dôt elles eussent bien voulu se
desdire; & il estoit en leur puissance de cô-
fesser, ou ne point confesser; de faire, & de
non faire : mais la determination de leur
volonté à vouloir ce qu'elles ne vouloient
point, ne venoit point de la part des creatures, car les creatures y resistoient de fait,
tant qu'elles pouuoient : mais il prouenoit
du Seigneur, qui est par dessus ceux qui
dominent, au commandement duquel la
volonté obeyssoit, sans regarder à son profit. Mais par les confessions de Didyme, il
se void plus manifestement encor comme
telles determinations de volonté estoient
irresoluës de sa part, ains plustost comme
elles estoient determinées à l'opposite; &
outre cela, comme elles estoient neantmoins volontaires, & libres, en tant qu'en
ses reuocations elle manifeste les motifs
qui causoient ses confessions. Or il y a
quelque difference és contraintes des demons, & des creatures, esquelles le liberal
arbitre est encor indeterminé, pour le re-

gard de ce qui eſt du bien & du mal : car
Dieu determine les volontez des demons,
en ſorte qu'ils veulent ce qu'il commande
à force de coups, & de gehenne, à la façon
que l'on contraint les eſclaues, & ceux qui
ſont condamnez aux galeres à faire leur
beſongne. Mais pour le regard des volontez des creatures, il les determine plus
doucement, & les induit à vouloir par des
motifs indifferens proportionnez à leurs
inclinations, & ſouuent d'vne mauuaiſe
inclination qu'ils auront, il en tire vn cō-
mencement de quelque bon œuure : mais
à ce que tant les demons que les creatures
ſoient contraints, il ne ſuffit pas d'vn mo-
tif externe : car ſouuent il n'auroit pas aſſez de force pour attirer, & mouuoir, cōme à ce qui attire de l'autre part à l'oppoſi-
te : mais il eſt neceſſaire que celuy qui veut
contraindre, donne à ſa voix vne voix de
vertu, & outre cela vne vertu à la volonté, afin qu'elle ayt le vouloir d'operer la
choſe, de laquelle elle eſtoit de ſoy faite
impuiſſante, & non volontaire. Or telles
& ſemblables contraintes nous les mettōs
au nombre des merueilles de cét œuure,
pource qu'il n'eſt pas au pouuoir du diable
de mouuoir la volonté malgré qu'elle en
ayt : mais ſelon qu'il void que quelqu'vn

est enclin, il le tente, & l'attaque par là,
Puis apres, pource qu'il est ainsi propre à
Dieu de tirer de la volonté vn vouloir,
combien que celuy qui a l'vsage de la raison ne le veüille point, en sorte que plusieurs tiennent que telle maniere de contrainte soit impossible à Dieu : mais en ce
qui a esté cy deuant discouru, Marie de
Sains a fait voir comment telles contraintes peuuent subsister auec la liberté du
franc arbitre : & sainct Thomas, & sainct
Augustin tiennent que Dieu le peut.

Des descouuertes, & des confessions diuerses & admirables qui se font faites des complices.

CLASSE XII.

EN outre, soubs cét œuure diuerses
complices ont esté descouuertes, lesquelles ont confessé. Il y auoit vne fille,
qui demeuroit en quelque ville qui n'est
point du Royaume de France, & en ceste
ville là le diable par la bouche d'vne Possedée accusoit quelqu'vn du crime de Magie, auec lequel elle auoit aussi fait faute:
d'où

d'où il arriua que finalement il eut peur
aussi d'estre accusé par le mesme esprit: &
pourtât luy mesme depuis recogneut qu'il
auoit esté iustement accusé, & ayant confessé sa faute, il fut puny du dernier supplice. Mais deuant que ces choses arriuas-
sent, il s'estoit retiré en quelques lieux es-
loignez en intention de requerir là d'estre
absoubz de son peché lequel il auoit
honte de confesser en son pais, & par ce
moyen euiter le dâger de l'accusation: car
il auoit ouy dire que le diable ne pouuoit
accuser quelqu'vn des pechez qu'il auoit
vne fois confessez. Comme donc il fut venu en ce lieu qu'il s'estoit choisi à cét effect, non seulement il s'accusa deuant les
Prestres, mais il accusa encor sa vie extremement miserable, en la presence de plusieurs seculiers. Il se voit encor par les
choses precedentes, comme beaucoup de
Complices ont esté descouuerts. Car c'est
vne merueille en Magdelaine, que n'ayât
point vne vraye volonté enuers son Dieu,
elle confessa neantmoins sacramentalement son peché & sa misere à ses Superieurs. C'est encor vne merueille de ce
que Loys a esté publié par le diable (qui
taschoit par tous moyens de le cacher) &
ce par la bouche de Magdelaine, qui de

DDD

cela en porta beaucoup d'ennuy, & voulut mal quelque temps à Loyſe qui coo-
peroit à la meſme publicatiõ. C'eſt encor
vne merueille en Marie de Sains, comme
d'elle meſme & de ſon mouuemẽt propre,
elle ſe deſcouurit au tẽps qu'elle ſe voyoit
eſtre plus admirée d'vn chacun. Simone
ſemblablement s'eſt accuſée ſoy meſme
lors qu'on ne penſoit rien moins d'elle, &
toutes les deux furent depuis admirablement accuſées par les demons, & auec
fruict, comme il ſe voit par l'hiſtoire precedente. Quelque autre fut accuſé par
deux cõplices encor qu'elles l'aimaſſent
plus qu'elles meſmes, & pour lequel elles
euſſent volontiers enduré toute ſorte de
ſupplice: & ſi elles euſſét eu à choiſir, elles
euſſent mieux aimé ſe ietter en vne fournaiſe ardente que de l'auoir accuſé, ainſi
qu'elles le confeſſerent deuant les Iuges.
Mais ça eſté vne merueille en la Confeſſion de Didyme, de ce que contre ſon propre ſcauoir & contre ſa volonté elle a confeſſé auec tant de ſainctes affections, &
a depoſé au ſeul & ſimple commandemẽt
qui luy fut faict de la part de Dieu, & a
prouué par tãt d'indices que ſa Confeſſion
eſtoit vraye, laquelle elle pẽſoit eſtre mẽ-
ſongere: & cõme elle l'a appuyée de tãt de

menſonges & cauillations, la reuocation
qu'elle en a faicte, laquelle elle ſouſtient
eſtre veritable. Outre cela, c'eſt vne merueille quand Maberthe fut deſcouuerte,
comme elle n'apperceut point la ſaincte
tromperie & la pieuſe diſſimulatiõ ny par
ſoy meſme, ny par le Diable, ains que au
lieu qu'elle penſoit tromper & ſeduire,
elle demeura deceuë & abuſée. Or à bõne
cauſe auons nous eſtimé deuoir mettre au
nõbre des merueilles de cét œuure telles
accuſations, confeſſions & publications.
Premieremét de la part d'icelles : car vous
deſchireriez pluſtoſt telles manieres de
gés en mille morceaux, que de tirer d'eux
vne parolle de confeſſion : en ſorte que
eſtans à la queſtion & à la torture, nous
voyons qu'ils dorment, & qu'ils s'endur-
ciſſent. Secondemét, il en eſt de meſme de
la part des demons : car ils les encouragét
à demeurer opiniaſtres, & les endurciſſét
par vn ſort qui a la faculté de faire taire, &
veulent qu'ils demeurét plus long temps
en vie, pour nuire dauantage, & faire qu'ils
cõmettent plus de pechez, afin qu'ils ſoyét
plus fort damnez, & ſur tous autres les
Chefs de Magie : à cauſe dequoy ils leur
donnét des marques inuiſibles afin qu'ils
ne ſoient pas ſi aiſez à deſcouurir. En troi-

DDD ij

siesme lieu, de la part des autres descouuertes qui se font faictes quasi de mesme
ordre: car nous nous esmerueillons comment Achaz fut descouuert: le crime duquel fut cogneu par le moyen du fort, &
par sa propre confession. Nous nous esmerueillons encor de la publication de
Iudas, qui de sa propre bouche descouurit son crime deuãt tous, & se condamna
luy mesme, & fut l'accusateur, le iuge, &
le bourreau de soy-mesme. Or dans les hi-
stoires nous lisons de plusieurs du crime
ou de l'innocence desquels on a eu la cognoissance par des voyes extraordinaires,
& la venerable & sage antiquité n'a point
faict difficulté de rapporter à Dieu autheur de la nature telles manieres de iusti-
fications ou d'accusatiõs. Et ne s'est point
encor trouué aucun de ceux qui ayent
esté accusez de la façon, lequel ayt puis
apres esté trouué innocent. Et le diable ne
peut estre l'autheur de vrayes accusations
non plus que S. Michel d'inuenter vne
calomnie.

Des Signes, & Prodiges.

CLASSE XIII.

EN outre, font encor apparus foubs cét œuure plufieurs fignes & prodiges au Ciel, lefquels nous monftrerons comment ils fe rapportent à cefte vocation des Magiciens & Magiciennes, & de tout le monde, en quoy confifte l'œuure prefent. Et en premier lieu, nous mettrôs les fignes & prodiges, qui depuis peu d'années fe font veus en Afie, & notammenc autour de la Lune, comme nous l'auons appris d'vn Pere Armenien de l'Ordre de fainct Dominique, & digne de foy, à qui le Roy de France a fait de magnifiques prefens, auec promeffe de dauantage encore. Or ce Pere difoit, qu'és parties de l'Orient commun il auoit couru vn bruit fans autheur, qu'apres le deceds de Paul V. fe verroit vn grand changement en l'Eglife, & que la reduction vniuerfelle de toutes nations f'accompliroit, & qu'il aduiendroit qu'il n'y auroit qu'vne bergerie, & vn pafteur. Six mois apres auffi ont efté veus par toute l'Europe plufieurs & diuers fignes

au Ciel. On a efcrit d'Italie, d'Efpagne, de
Rome, & autres lieux, les chofes qui fe-
ftoient apparuës en chaque endroit. qu'ils
iugent eux-mefmes fi cela eft ainfi ; certes
fur le Royaume de France en ces iours-là
parut vn Comete, & en plein midy f'eft
veuë à Paris vne eftoille. Or outre les meteores accouftumez, elle a eu cecy de particulier, qu'elle auoit fa fituation plus outre que la fphere de la Lune, felon qu'il a
efté obferué par vn tres-docte Mathematicien de cefte contrée, combien que tous
meteores foient engendrez au deffoubs de
la fupreme region de l'air. Outre cela, cecy a efté de fingulier en ces fignes, qu'ils
fe font veus par tout, mais non pas tout
d'vne mefme façon, ny tout d'vne mefme
figure. En quelques lieux (comme en Allemagne) l'on dit qu'il f'eft apparu vne
Croix au Ciel, de laquelle couloit du fang.
En d'autres endroits f'eft veu vn Comete
en forme de glaiue : en d'autres, en forme
d'vne faulx ; en d'autres, comme vne poul-
tre. Celuy qui a efté veu à Paris reffem-
bloit pluftoft à vne verge de fer, qu'à
vne eftoille cheuelue, & fon eftenduë n'a-
uoit point de fin. A grand peine pourroit-on raconter les prodiges, qui vn peu
auparauant, ou vn peu depuis, ont efté

veus deçà delà, la difquifition & defcription defquels ie laifferay aux autres, pour en rapporter quelque chofe de plus certain, à l'edification des ames. Or tous ces prodiges appartiennent à l'œuure prefent, parce qu'en faifant l'exorcifme de cét œuure, ils ont efté predits ; & la verification des chofes predites eft la certification de l'œuure ; ainfi que le fait de Iofias, quand il brufla les os des faux Prophetes fur l'Autel que Ieroboam auoit edifié en Bethel, fut la verification de la Prophetie de l'hôme de Dieu, qui l'auoit predit vn grand nombre d'années auparauant : *Autel, Autel, cecy dit le Seigneur : Voicy il naiftra vn fils à la maifon de Dauid, nommé Iofias, & il immolera fur toy les Preftres des hauts lieux, qui maintenant bruflent fur toy l'encens, & bruflera fur toy les os des hommes.* Secondemét, ces chofes appartiennent à cét œuure, d'autant que ce font auant-coureurs, & voix de l'ire de Dieu, qui nous eft teftifiée par l'œuure prefent, fi bien que la verification de la predi&tion eft la certification du refte, à fçauoir de l'ire de Dieu. Car Dieu a de tout temps accouftumé de faire voir de chofes qui preannoncent fon ire, & fon indignation. Auant la perfecution d'Antiochus, qui a efté la figure de l'Antechrift, apparu-

rent par quarâte iours des armées au Ciel.
Auant la desolation derniere de Hierusalem, qui fut soubs Tite, & Vespasian, plusieurs prodiges & signes furent veus au
Ciel, en terre, au Temple, & aux hommes. Et côme seroit-il croyable que Dieu
eust preparé le baston de sa fureur, & vne
persecution la plus cruelle de toutes, sans
en auoir enuoyé deuant aux siens vne si-
gnification, afin de se destourner de la face
de l'arc? Car celuy qui void de loing venir
le mal, le peut euiter aisément: mais celuy
qui y est enueloppé à l'improuiste, il luy
est autant difficile d'y resister, comme il
est aisé à celuy qui veille. Quand le Seigneur dit en l'Euangile: *Il y aura des signes*
au Soleil, & en la Lune, & és terres angoisses des
nations, &c. Et derechef: *Quand vous orrez*
guerres, & bruits de guerre, que vous ne soyez
point troublez : car il faut que ces choses aduien-
nent, mais encor ne sera-ce point tout incontin-
nent la fin, &c. Or quand ces choses commence-
ront à se faire, leuez vos testes, car vostre re-
demption approche : Sans doute il parle en ces
passages-là, des signes qui precederont le
iugement & l'aduenuë de l'Antechrist; &
non content de ces choses, il a voulu que
les mesmes fussent publiées de nouueau
soubs cét œuure; & pour monstrer que ce

font les mefmes, defquelles il a parlé dans l'Euangile, il a voulu derechef qu'elles fuffent publiées foubs cét œuure, afin de faire entendre la naiffance de l'Antechrift. Et pource qu'ils auoient à annoncer vne perfecution tres-grande & vniuerfelle, laquelle arriuera par tout l'vniuers, il a voulu auffi qu'en mefme temps ils paruffent en toutes les parties du monde.

De la guarifon, & deftruction des malefices.

CLASSE XIV.

EN outre, foubs cét œuure diuers malefices ont efté ou affoiblis, ou entierement efteints: car les malefices ne fe font point accreus, comme ils faifoient auparauant. Plufieurs cures auffi ont fuiuy l'exorcifme. En vne ville celebre eftoit vne Damoifelle cogneuë, & tenuë chere des Princes de cefte contrée, laquelle par l'efpace de vingt-quatre heures n'auoit peu ny manger, ny parler, & cependant elle eftoit accablée de conuulfions & douleurs démefurées, en forte que chacun com-

mençoit à n'auoir plus esperance de vie en
elle, & de fait on pensa de luy faire donner
l'extreme onction : mais par le mandemêt
du Legat Apostolique, qui pour lors estoit
en ces quartiers là, ayant esté exorcizée,
tout soudain en vne heure sa santé luy reuint, & commença à parler, à manger, &
boire comme auparauant. Or en vne autre ville non moins celebre, quelqu'vn qui
estoit à l'extremité auoit receu tous les Sacremens de l'Eglise, & les Medecins auoiét
recogneu en luy trente-deux signes de
mort. On auoit desia dit sur luy les Suffrages qu'on a accoustumé de dire pour ceux
qui sont en l'agonie de la mort, il auoit receu en la main la chandelle allumée, comme c'est la coustume des Chrestiens, &
sembloit à quelques-vns qu'il fust desia
passé, tellement que l'on commençoit à
prier pour le salut de son ame : mais ce que
l'art de Medecine n'auoit peu, l'exorcisme
le fit : car apres auoir esté exorcizé, il ietta
vne quantité incroyable d'excremens d'v-
ne façon extraordinaire, estans comme en
maniere de parchemin, & crottes de che-
ure, lesquels rendoient vne puanteur insupportable, de sorte qu'il n'y eut personne
ne qui peust durer en la chambre : mais
quand il eut ietté hors la matiere de son

malefice, il reuint en santé, contre les regles ordinaires dé la Medecine: car ayant
le corps tout percé en plusieurs endroits,
en sorte qu'il ne luy restoit plus rien que la
peau & les os, ces playes qui auparauant
faisoient horreur à voir, & estoient profondes, furent guaries deuant qu'il fust
deux ou trois iours, & ne fut presque pas
dauantage à recouurer sa santé:car sa chair
luy reuenoit quasi à veuë d'œil, & commença à prendre goust au boire & au manger, & prenoit des alimens solides, & presque continuellement, & tout ce qu'il prenoit, se tournoit en nourriture, si bien que
iusques à present il vit sain, & en bonne
santé.

Quelque autre personne auoit perdu la
souuenance de ses pechez : vne autre la faculté de les pouuoir declarer deuát le Prestre: vne autre auoit perdu tout en vn instant le pouuoir de dire vn seul mot, lesquelles estans exorcizées, recouurerent la
parole, la memoire, & la faculté de pouuoir declarer leurs pechez.

Quelque autre estoit detenu d'vne grande fiebure, tremblant cóme la feüille d'vn
arbre, & tous ses membres estoient agitez,
dont quelques-vns des assistans estoient
estonnez, mais quand on eut leu vn Euan-

gile, tout foudain il s'apparut en luy du
changement en mieux ; & à chaque fois
que la fiebure le reprenoit, on y apportoit
ce remede, ou quelque autre femblable, &
toufiours il s'en porta mieux. D'autres que
des defluxions violentes de cerueau auoiẽt
amenez iufques à l'extremité, & des cõ-
uulfions fortes, dont ils eftoient tourmen-
tez, monftroient qu'ils s'en alloient mourir : mais deuant que l'exorcifme fuft-ache-
ué, leur affliction & leur danger print fin.
D'autres eftoient trauaillez d'vne grande
inquietude d'efprit : d'autres auoient l'entendement troublé : d'autres eftoient de-
tenus en leur lict pour d'autres langueurs
& maux, dont on n'auoit point encor ouy
parler, lefquels-furent guaris par vertu de
l'exorcifme. Or eft-il que la nature n'eft
pas affez forte pour deftruire les œuures du
diable : mais celles qui fe deftruifent par
l'exorcifme, c'eft en la vertu de CHRIST,
qui eft venu au monde pour guarir les langueurs, & défaire les œuures du diable.

Des cedules qui ont esté renduës.

CLASSE XV.

APres ces choses, nous mettrons la reddition des cedules qui est arriuée soubs cét œuure. Vne fille de dehors vint en vne certaine ville Catholique, en intention de se deliurer du diable, & du Magicien qui l'auoit seduite, & commença à descouurir ses pechez à vn certain seculier homme de bien & d'honneur, lequel par hazard elle auoit rencontré sur le chemin. Elle disoit qu'elle auoit donné au diable vne cedule escrite & signée de son sang, par laquelle elle luy promettoit perpetuel, & fidel seruice, & qu'elle auoit aussi receu reciproquement du diable vne promesse, par laquelle il luy promettoit de la faire iouyr de toutes sortes de contentemens, & qu'elle auoit encor receu du Magicien vne autre cedule, & vn liure, pour inuoquer le diable, & l'appeller en prononçant seulement trois ou quatre paroles, ce qu'elle auoit esprouué par experience: car dés la premiere fois qu'elle auoit prononcé ces paroles là, il estoit comparu, difant, *Me voicy: que me veux-tu? Item*, que elle auoit receu du Magicien du froment enforcelé, pour faire que la terre où il feroit femé, deuint fterile; & auffi des grains de fuccre accommodez pour faire d'autre forte d'enforcellemēt, enfemble plufieurs autres chofes horribles, qu'il n'eft pas befoing de rapporter icy.

Or on trouua que ce qu'elle rapportoit, n'eftoient point chofes imaginaires: premierement en ce que pour preuue de la verité, elle ouurit fon coffre, où fut trouué ce froment dont elle auoit parlé, lequel eftant bruflé auec du feu que l'on auoit benit, rendit vne odeur que l'on ne pouuoit fupporter. Secondement encor, on trouua la promeffe reciproque du diable, auec lequel elle auoit contracté, & la cedule du Magicien; & comme ceux qui de fon confentement fouilloient dans fon coffre, euffent commencé à lire, il fe leua en vn inftant, & à l'improuifte les tira des mains de ceux qui les tenoient, & les defchira, & ietta dans le feu, difant : *Puis que i'ay fauué celles-cy, ie n'ay point cure des autres.* Outre cela, furent trouuez auffi quelques grains de fuccre. En outre, depuis ce temps-là le diable fe mit à l'affliger plus fort, & vn iour entre les autres quelques-vns entendirent

commeil luy donna vn foufflet ; & elle en
colere contre le diable, à haute voix luy
faifoit des reproches, difant : Miferable,
voicy qu'il y a trois ans que ie te ferts : tu
m'as excitée à commettre tels & tels crimes, i'ay efté tres-malheureufe auec toy,
& auec tout cela encor tu me viens frapper : va miferable, ie te promets que ce
foufflet là te couftera cher, voicy que dés
mes-huy ie ne veux plus adherer à toy :
mais ie veux feruir à Iesvs-Christ :
tu m'auois promis que tu viurois bien, &
amiablement auec moy : puis que tu n'as
pas gardé la foy, ie ne te la veux plus garder dauantage auffi. En outre, le diable
luy perfuadoit, & tafcha de l'induire par
beaucoup de manieres à fe faire mourir ; à
cefte fin il luy apporta vn iour vn licol,
qu'elle donna depuis à ceux auec qui elle
demeuroit ; & elle fe fit elle-mefme des
playes, & mangea des poifons & du venin,
qui n'eurent point de force fur elle, ains
pluftoft il fut contraint de cooperer pour
luy faire plainement reffouuenir de fes pechez, & luy ayder à fe confeffer, tantoft en
luy fuggerant fes pechez, tantoft les luy re-
mettant en la memoire, tantoft en la menaçant, & quelquefois en la frappant.

Il y eut auffi en la mefme ville vne certai-

ne autre femme, qui estoit grandement
affligée d'vn Incube, auec lequel elle auoit
contracté, luy ayant donné vne cedule escrite & signée de son sang; & en contr'eschange, elle auoit receu vne promesse reciproque, auec des arrhes, qui estoit vn
morceau d'argét de la valeur de deux sols,
duquel il auoit effacé la Croix qui estoit à
vn des costez. Ceste-cy, par le conseil d'v-
ne bonne Damoiselle, à qui elle auoit raconté sa misere, vint trouuer vn Prestre
Religieux, qui luy commanda d'apporter
ce qu'elle disoit auoit receu de la part du
diable; & qu'elle luy redemandast de la
part de Dieu & de l'Eglise, sa cedule. Elle
apporta la promesse reciproque, & l'arrhe
qu'elle auoit du diable : mais quand ce
vint à redemander sa cedule, l'Incube luy
dit : Ny toy, ny autre personne ne l'aura,
& tout à l'heure l'ayant representée, il la
deschira, & ietta dans le feu; & comme elle vouloit l'en tirer pour la rapporter, il
l'en empescha; & comme ie voulois (dit
elle) l'oster, il me donna vn soufflet, sans
me faire mal, & me sembloit, quand il s'en
alla, que les ioyes de Paradis entroient en
ma maison, & s'en alla de moy tout ainsi
qu'vne forte tempeste, & fus grandement
consolée, & s'en allant il me menaçoit qu'il
ne

ne viendroit plus à moy sans mander : & ie
luy ay dit que c'est ce que ie desirois le
plus : car dès mes-huy, mon Pere, ie le hay
six fois plus que ie ne l'ay iamais aimé. Il
m'est auis maintenant que ie suis renée,
& que ie iouis de la lumiere : i'ay receu plus
de consolation depuis deux iours, que durant tout le temps que ie luy ay adheré.
Dieu me donne de faire pœnitence : ie
veux sa Croix & mourir auec luy : *Donne*
moy seigneur, la force de luy resister. Mon Pere,
i'ay grand regret en mon cœur d'auoir offensé mon Dieu : il ne m'a point abandon-
née comme ie l'auois abandonné. Si il me
veut receuoir, pauure miserable, ie suis
preste de retourner, & de receuoir de luy
sa saincte benediction & la communion.
Ie voy que Dieu est tresfort pour les choses qu'il faict en moy : & d'autant qu'il est
si puissant, ie ne me separeray plus de luy
& ne le quitteray plus, soit pour maux qui
me puisset arriuer, soit pour toutes autres
considerations ie mettray peine à le garder mieux que moy mesme. Nous auons
encor par les discours precedens, d'vne
cedule qui fut renduë l'an 1617. Or nous
mettons telles restitutions entre les merueilles de cét œuure, pource que ceux
qui ont escrit la vie de S. Basile, rappor-

tent qu'il arriua de son temps quelque
chose de semblable, & bien memorable.
Or c'est pareille chose que de rendre la
cedule & renoncer à la creature à qui
estoit la cedule, & n'est point chose que
le diable fist de soy mesme.

CLASSE XVI.

IL est arriué encor vne autre merueille
en cét œuure pour la confirmation du
transport reel qui se faict. Vn certain Pere
estoit apres à examiner vne Sorciere, afin
de l'amener à vne vraye confession de ses
pechez & en auoir contrition. Ce Pere
estant vn iour de Pentecoste en son
Conuent à entendre les confessions, il
se presenta deuant luy vne certaine fille,
laquelle il renuoya sans luy donner l'absolution & luy demeura en l'esprit con-
fusement quelque soupçon de ceste
fille, pour les choses qui s'estoient passées entre luy & elle. Or comme apres
midy il rapportoit ces choses en la presence de ladicte sorciere & des demons qui
l'accusoient, elle ne fit pas semblant de
sçauoir rié de ce qui se disoit: Mais depuis
ceste mesme fille ayant receu du diable

quelque reprimende & quelque honte, elle vint raconter au Pere toute l'affaire par ordre, en disant. Les diables
ont tenu conseil auec moy, & ils ont ad-
uisé d'enuoyer Leuiathan vers vous, &
que pour faire cela ils se seruiroient de
mon corps, & feroit semblant de se vouloir confesser afin de se mocquer de vous
& vous esprouuer, & pour preuue que
cela est ainsi que ie dis, vous estiez soubs
la Chaire du Predicateur vers l'Autel
sainct Michel : & ie ne dis point le *Con-*
fiteor, & ie ne disois rien, & vous com-
mençastes à me dire ainsi : dites vos pechez, auez vous esté orgueilleuse, en-
uieuse, auaritieuse, gourmande, &c. Et
à tout ce que vous me demandiez, i'ay
respondu que non. Apres cela vous m'a-
uez demandé, auez vous point pensé à
choses vaines : auez vous point dit de
paroles oyseuses : & i'ay tousiours dit que
non. Et alors vous auez dit : Vous estes
donc sans peché : & i'ay dit, non suis. Et
vous auez dit : il n'est point d'homme qui
ne peche, le iuste mesme tombe sept fois
le iour : & cela dit, i'ay demandé l'absolution, & vous auez respondu, ie ne veux
pas dispenser inconsiderement le sang de
mon Sauueur, & m'auez renuoyée auec

quelque murmure d'indignation: & ie me
retiray de deuant vous, & me mis tout deuãt vos pieds faisant semblant de dire mõ
chappelet : & ie regardois d'vn costé, &
d'autre , & i'auois à ma main droicte vne
certaine ieune fille , & il y a eu quelques
hommes qui ont passé deuant moy, & tout
cela se fit auant qu'on eust commencé la
Messe. I'estois vestuë d'vne robbe qui sentoit en partie sa bourgeoise, en partie sa vi-
lageoise , & ie vous disois que ie demeu-
rois en vne telle parroisse, & le diable m'a-
uoit changé le visage, & i'auois sur la teste
vn Scoffion sans tortillons. Et ce Pere a
iuré que cela estoit vray & qu'il n'y auoit
pas vn seul mot à redire, & que ceste fille
se disparut subitement de deuant luy. Elle
a declaré encor que ce qu'elle s'estoit presentée deuant les pieds de ce Pere, non pas
en intention (dit elle) de receuoir l'absolution, car nous renonçons au Sacrement de
Penitéce, & voulõs que l'ire & l'indignation de Dieu descende dessus nous, & son
sang soit à nostre condamnation quand le
Prestre nous dõne l'absolutiõ. mais toute
la raison a esté afin de nous mocquer de
vous, & que nous vous fissiõs cõmettre vn
sacrilege par vne absolutiõ que vo° eussiez
dõné sans consideration. Et le diable a dit:

Voila là ſa parole, c'eſt la parole de verité.
Celle là meſme depuis eſtant interrogée
par des Cómiſſaires, de la maiſon, cham-
bres, & meubles de quelqu'vne de ſes có-
plices, en la maiſon de laquelle elle n'a-
uoit iamais eſté, elle dit par ordre tout ce
qui en eſtoit; & eſtans venus auec ceſte fille en la maiſon de ceſte complice, ils trouuerent que tout eſtoit comme elle l'auoit
deſigné, ſinon qu'elle s'eſtoit abuſée pour
le regard des feneſtres de ſa chambre qu'elle auoit dit plus qu'il n'y en auoit, & que
les feneſtres auoient veuë ſur le iardin. Et
eſtant aigrement repriſe par les Commiſſaires d'auoir calomnieuſement accuſé, elle a dit: Meſſieurs, ie n'accuſe point fauſ-
ſement ceſte complice; quant à ce que i'ay
failly au nombre des feneſtres, cela vient
que de nuict nous ne pouuons pas ſi bien
recognoiſtre les choſes, comme de iour;
& pource qu'il y a vne vigne aupres de ſa
feneſtre, ie penſois qu'elle fuſt contiguë au
iardin: & quant à toutes les autres choſes,
vous voyez que i'ay dit vray, & ne me
pouuez reprendre en rien. Or en ces choſes, il y en a beaucoup qui concourent,
leſquelles ſont dignes d'admiration, à ſçauoir qu'vne fille ayt reuelé ces choſes, qui
s'eſtoient dites & faites ſoubs le ſeau de la

Confeſſion. Apres, comme ce diabolique
conſeil a eſté tres-mauuais pour ceux qui
l'auoient donné: car ils n'ont point obtenu ce qu'ils eſperoient, & ont deſcouuert
le tranſport reel que l'on reuoque en doute, & qu'vne ſorciere peut eſtre tirée hors
des priſons, ſans que les geolliers puiſſent remarquer aucun changement au
lieu, ou en la creature, qui eſt ſe deſtruire
ſoy-meſme: mais on ne fait point telles
choſes de ſoy.

CLASSE XVII.

EN outre, il eſt arriué vne autre merueille ſoubs cét œuure, pour la reſtitu-
tion des Hoſties. Il y auoit en quelque ville vne certaine fille d'honneſte famille, que
pluſieurs recherchoient pour eſpouſer,
mais elle les deſdaignoit tous, meſmement
celuy que ſa mere luy auoit recommandé
d'aymer, à cauſe d'vn, dont elle eſtoit extremement paſſionnée: ce qui engendra
du mauuais meſnage entre la mere & la fille, à cauſe dequoy la ſeruante qui voyoit
ceſte fille eſtre triſte, luy tint propos d'vn
autre ieune Gentilhomme, duquel elle luy
faiſoit grand eſtat, & luy en diſoit beau-

coup de loüanges , difant qu'elle auroit
beaucoup de contentement auec luy , &
qu'en tout lieu qu'elle voudroit, il feroit
toufiours auptes d'elle. Elle luy en dit tant,
& en tant de façons, que la fille s'accorda
à ce que la feruante luy difoit; & voicy que
vne nuict le diable vint à fon lict , la ref-
ueilla , & luy dit : Ie fuis le Gentilhomme,
de qui voftre feruante vous a parlé, ie viés
vous offrir mon feruice, & vous donner
tout ce que vous me demanderez, & en cefte maniere ils conuerferét quelque temps
enfemble, excitant par belles paroles, &
par traicts d'amour l'efprit de la fille à l'aymer. En fin apres que quelques iours fe furent efcoulez, la fille s'enquit de luy qui il
eftoit, & l'amoureux refpondit: pourquoy
voulez-vous fçauoir cela de moy? mon
amour ne vous fuffit-il pas? voicy qu'il y a
tant de temps que ie conuerfe auec vous,
fans que voftre mere en fçache rien : mais
puis que vous voulez fçauoir qui ie fuis,
vous le fçaurez ; & demandez-le à voftre
feruante, & elle vous dira qui ie fuis. L'ayát
demandé à la feruante, elle luy dit que ce
ieune homme eftoit vn demon : mais pour
cela, dit-elle, vous ne deuez point eftre
fafchée de fa condition, ny vous en efpou-
uéter : car il eft de ce genre de demons, qui

font amis des hommes, & leur veulent du
bien, & mettent peine de les gratifier en
toutes choses, & non point à leur nuire.
Apres que par tels & semblables propos
elle eut gagné sur la fille de luy faire ratifier son premier consentement, depuis ce
temps la le diable commença de luy parler
de la Synagogue de Sathan, & peu de iours
apres il l'y transporta, & dés lors elle continua à y comparoir, tantost en vne façon,
tantost en vne autre. Et quand quelques
iours se furent escoulez, le diable luy parla
derechef, & luy dit: Vous iouyssez auec
moy de toutes sortes de plaisirs que vous
pourriez attendre d'vn legitime mariage:
mais pource qu'il ne feroit que vous oster
la liberté par la subiection que vous deuriez rendre à vn mary, & vous distraire
beaucoup apres le gouuernement de la famille, & les occupations necessaires de la
maison, ie penserois que ce seroit le mieux
pour vous d'entrer en vn Monastere, & ie
ne laisseray pas de couerser tousiours auec
vous, & recourez les contentemens dont
ie vous fais iouyr maintenant: proposez à
vostre mere que vous auez ce desir là. La
fille obeyt au diable, & la mere s'accorda
à ce que sa fille luy demandoit, & peu apres
le diable luy donna le malefice de posseda-

tion, qu'elle ietta sur plusieurs filles du
Monastere, de sorte qu'il y en eut dixhuiƈt
qui furent possedées, & le sont encor à present, hormis trois qui sont decedées soubs
ceste affliction là. Mais quelques cinq ou
six ans apres qu'elle eut donné ce malefice, elle descouurità son Pere Confesseur le
mal qu'elle auoit fait, à cause dequoy elle
fut fort reprimendée, & cruellement fla-
gellée deuant toute la Synagogue, & luy
enioignirent que pour satisfaction elle feroit quelque notable iniure au sainƈt & venerable Sacrement : ce qu'elle fit en ceste
maniere. Vn iour qu'elle auoit communié,
& receu en sa bouche la sainƈte Hostie, elle
la cracha en presence de tous, & se mit à la
fouler aux pieds, faisant semblant dellors
qu'elle estoit possedée du diable, afin de
n'estre point punie de sa meschanceté; &
n'y eut personne qui print garde de bien
pres à cela, tant pource qu'elle sçauoit
dextrement iouer son ieu, comme aussi il
n'y auoit personne qui peust tant soit peu
soupçonner qu'vne telle fille eust voulu
faire de sa volonté vne telle iniure à l'endroit du sainƈt & venerable Sacrement. Et
pource que l'on estimoit que c'eust esté le
diable qui eust fait cela par violence, &
qu'elle estoit vrayement possedée, elle fut

conduite dans le Monaſtere, au lieu où
l'on gardoit enfermées les autres poſſedées, où eſtant venuë, celle qui eſtoit plus
tourmentée que les autres, eſtant adjurée
en la preſence du ſainſt & venerable Sacrement, elle accuſa ceſte-cy qui auoit eſté
nouuellement amenée, diſant qu'elle n'e-
ſtoit point poſſedée, & que c'eſtoit elle qui
leur auoit donné à toutes le malefice de
poſſedation; & que ce qu'elle auoit fait à
l'endroit du venerable Sacrement, elle l'a-
uoit fait pour telle & telle cauſe. Eſtant interrogée, ſi cela eſtoit, elle confeſſa que
tout cela eſtoit vray. La cauſe fut agitée
premierement deuant le Iuge ſeculier, qui
ayant iugé qu'il n'y auoit en toutes ces
choſes rien de ferme, ſur quoy l'on peuſt
fonder vne apparente verité, n'ordonna
point de punition contre elle, ſinon qu'il
la condamna à eſtre deſpoüillée de ſon habit de Religieuſe : mais depuis, la cauſe
eſtant deuoluë deuant vn autre Iuge, par
commiſſion du ſouuerain Magiſtrat, elle
confeſſa (comme elle auoit fait auparaa-
uant) & fut trouué qu'elle auoit ſur elle vn
Agnus Dei, dans lequel il y auoit des cheueux enfermez, & quelques bois, & autres
choſes ſemblables, que le diable luy auoit
données, pour practiquer ſes malefices.

Furent aufli trouuées deux cedules , dont
l'vne eftoit eſcrite , & fignée de ſon ſang,
l'autre eſtoit ſeulement fignée de ſang,
tout le reſte eſtoit eſcrit d'encre. Elle de-
poſa encor, qu'elle auoit caché trois Hoſties ſacrées , & enſeigna les endroits, diſant qu'elle en auoit caché vne dans les la-
trines. Et comme le Clergé y fuſt allé en
proceſſion , l'Hoſtie y fut trouuée toute
entiere, ſelon qu'elle l'auoit rapporté, per-
cée neantmoins de coups de couſteau en
trois endroits. Et furent les Hoſties remi-
ſes reueremment à coſté de l'Autel ; &
pour le regard d'elle, elle fut condamnée
à tenir priſon perpetuellement enfermée
entre quatre murailles , où on la nourrit
de pain & d'eau iuſques auiourd'huy , que
ces choſes ont eſté rapportées par vn perſonnage de grande authorité , qui auoit
preſidé en ceſte cauſe.

CLASSE XVIII.

EN outre, il eſt arriué ſoubs cét œuure
vne merueille bien grande, en ceſte
maniere. Le ſeiziefme de Decébre, quand
le diable diſoit, Afin que vous ſçachiez
que ces choſes ſont de la part de Dieu, &

de son Eglise, qui ne veut point que les pecheurs soient diuulguez, que premierement ils n'ayent esté admonnestez, &c. selon que le Seigneur le commande en l'Euangile, disant : *Si ton frere a failly contre toy*, *&c.* est à noter qu'auparauant, pour tesmoignage de cecy, il auoit cité sainct Paul, & comme le Pere Romillon luy eust objecté que c'estoit dans sainct Mathieu qu'il y auoit quelque chose de cela, & non dans sainct Paul, le diable luy dit qu'il ne se ressouuenoit pas bien de tout ce qui estoit dans sainct Paul, & que c'estoit grãd pitié que les hommes vouloient estre plus aduisez que Dieu, & de le vouloir enfermer dedans le rien de leur memoire : mais considerez (dit il) la bienueillance de vostre Dieu, puis qu'il vous semble qu'il faille ainsi dire, & que tu és le Superieur de ceste compagnie, voicy que volontairemét il se retracte de sa sentence, & a fait effacer la premiere citation, & a fait escrire selon que le Pere Romillon iugeoit qu'il falloit escrire. Au demeurant, il y a vrayement dans sainct Paul chose equiualente à cecy, aux Gal. 6. & en la 2. aux Thessal. 3. & à Tite chap. 3. Et de vray ceste bienueillance de Dieu est plus admirable, que celle dont il est fait mention en sainct Luc 2.

où il est dit qu'il leur estoit subject : car il
obeyssoit à ses parens (selon la chair) en
choses iustes , & selon qu'il estoit homme :
mais icy la diuinité mesme s'est assubjettie
à l'arbitrage du seruiteur, & quant au premier, il l'a fait, pour nous laisser vn exemple d'obeyssance : l'autre pour condamner
nostre orgueil , qui aymons mieux le plus
souuent soustenir des choses mauuaises,
que d'embrasser ce qui est meilleur, en ce-
dant aux autres. Et c'est chose beaucoup
plus admirable , que Dieu ayt cedé, & obtemperé au iugement humain , que d'a-
uoir commandé aux demons : car en con-
traignant les demons, il commande aux
creatures. Or il est plus iuste que la creature face ce que son Createur luy commande , que luy , & le commandement de
Dieu qui veut quelque chose, est plus fort
que du demon qui y resiste. Mais en ceste
bienueillance, celuy-là s'abbaisse, qui ne
recognoist point de superieur ; & celuy
qui est la regle de tous les iugemens, cede
au iugement des autres.

CLASSE XIX.

OVtre cela, il est arriué soubs cét œuure vne autre merueille à l'endroit
de Loyse. Car depuis que le diable eut cō-
mencé par sa bouche d'appeller serieusement les Chefs de Magie à penitence, il
luy arriua souuent d'estre rauie hors de
soy, contre sa coustume. Or en ces rauissemens deux choses notables se rencon-
troient ensemble; l'vne, qu'ils dissipoient
les œuures du diable : car Magdelaine
auoit ietté sur elle le malefice de posseda-
tion, en intention de l'vnir d'vne confe-
deration tres-estroite auec le diable : mais
ces rauissemens l'vnissoient auec IESVS-
CHRIST; qui fut cause que le demon respondit à vn certain, qui estoit marry de la
voir en cét estat, quand elle souffroit cela,
à cause de l'intermission qu'il faisoit de dicter les choses qui auoient esté dites : I'ay-
merois mieux (dit-il) cent fois dicter, que
de faire vne pause à l'occasion de tels extases. La seconde chose notable en cecy a
esté, qu'elle estoit tousiours soubs l'obeyssance : car toutes les fois qu'il luy estoit
commandé de la part de Dieu, & de l'obe-

dience, de retourner à elle, tout à l'inſtant
ſe reſueillant de ſon ſommeil, elle pour-
ſuiuoit ſes premieres erres : mais pour le
regard des offices ſeruils, elle les rendoit
meſme durant ſon rauiſſement. I'ay entendu parler à perſonnes dignes de foy,
d'vn certain Pere Eſpagnol, de l'Ordre de
ſainct Dominique, lequel Dieu auoit ma-
gnifié par le moyen d'vn certain rauiſſement extraordinaire, & on dit que ce Pere
là quand il eſt en oraiſon, eſt eſleué de terre, & que en la feruéur de ſon eſprit, ſon
corps eſt par meſme moyen rendu ſi leger,
qu'il ſe pourmene par l'air comme feroit
vne plume, & reuient à ſoy au premier cō-
mandement de ſon Superieur : quand ce
ſont d'autres, il demeure comme inſenſi-
ble, qui ſont choſes vrayement admirables, & vrais indices de ſainctété, laquelle
eſt touſiours preſte d'obeyr. Or nous n'a-
uons pas moins dequoy nous eſmerueiller
en Loyſe : car encor que ſon corps n'aban-
donnaſt point la terre, ſon eſprit neantmoins penetroit iuſques au Ciel, & tels
mouuemens d'eſprit, qui autrement ne
ſont point ſubjects au commandement de
la raiſon, obeyſſoient en elle à la parole
d'obedience. Les entouſiaſmes auſſi de
Didyme emportoient auec eux ceſte mar-

que : car lors qu'en ses soliloques elle ploroit, gemissoit, & iettoit de hauts souspirs,
elle ne se pouuoit pas retenir d'elle-mesme, & ne cessoit point pour commandement que d'autres luy fissent ; mais aussi
tost que c'estoit la Prieure qui luy côman-
doit de se taire, elle ne disoit plus mot ; &
en la parole d'obedience, elle s'esleuoit par
dessus elle-mesme.

CLASSE XX.

DAuātage, il est arriué vne autre merueille soubs cét œuure, au soudain
changement qui s'est fait des volontez &
affections ; & telle chose s'est appariie en
Simone Dourlet. Car comme vn iour on
l'eust fait venir pour estre confrontée à
quelque personne qu'elle accusoit de Magie, elle dit auant que d'entrer en la chambre où Messieurs les Commissaires estoiet
assis : Ie ne cognois point ceste creature là,
ie n'ay rien à dire contre elle : ie ne diray
rien, car ie ne sçay rien. Et combien qu'elle parust dire cela d'vn courage obstiné,
neantmoins la premiere chose qu'elle fit
dés l'entrée de la chambre, ce fut de l'accuser en beaucoup de poincts, ainsi qu'il se
voit

voit par son procez. Marie de Sains aussi
l'auoit visitée à la grande instance que
Simone luy en auoit faite : car elle disoit,
Ie te prie fay moy comme ils t'ont fait à
Tournay, afin que ie sçache au vray, si ie
suis grosse comme les demons me le disent : & en fin par importunité Marie s'y
accorda, & ayant fait à l'entour d'elle tout
ce qu'on a accoustumé de faire pour se
rendre certain de cét affaire, & qu'elle
eut dit à Simone, Tu en as autant comme
il t'en faut, elle pria fort Marie de n'en rien
dire au Pere Dominicain : ce qu'elle pro-
mit, disant : i'aimerois mieux qu'on m'eust
couppé la langue en mille morceaux, que
d'en auoir dit vn mot à Domptius. Neantmoins, si tost qu'elle fust venuë deuant ce
Pere, oubliant tout ce qu'elle auoit promis, elle se mit à raconter tout ce qui s'e-
stoit passé entre elle, & Simone. Vne autre Sorcière deuoit estre confrontée par
le commandement de quelque Prince,
contre vn Magicien qu'elle auoit accusé.
Or sur le chemin, comme on la menoit
au lieu où il estoit detenu prisonnier, elle
se voulut par plusieurs fois faire mourir
par force (& se fut tuée, si par la prouidence de Dieu elle n'eust trouué à l'improuiste de l'empeschement à sa mauuaise vo-

FFF

lonté)tant elle auoit à côtrecœur d'accuser ce criminel qu'elle aimoit plus qu'elle
mesme. Quãd elle fut venuë au Chasteau
où estoit prisonnier celuy qu'on accusoit,
elle dit tout haut qu'elle n'auoit rien côtre
cét homme, & de rage ne voulut ny boire
ny manger, mais se retira en vn coing de la
chambre où disnoiét les Iuges qui estoiét
deputez à cét acte. Or l'vn d'eux dit en
disnant aux autres qui estoient là assis: I'ay
veu auiourdhuy nostre homme, & luy ay
parlé de ceste fille, mais il dit qu'il ne la cognoist point: Mais elle, si tost qu'elle eut
entédu ceste parolle, se leua tout soudain
disant: Quoy? il dit qu'il ne me cognoist
point? que ie sois amenée deuant luy, ie feray qu'il se ressouuiendra bien de moy. Et
tout à l'heure quittans la table, ils la mene-
rent deuãt l'autre qu'elle accusoit, auquel
les Iuges demanderent s'il cognoissoit
ceste fille ? Il respondit, ie ne la cognois
point, & ne l'ay iamais veuë que cela. Et
elle respondit: comment ne m'as tu point
veuë? Ne te souuient il point d'vne telle,
d'vne telle, & d'vne telle? L'autre respôdit:
Tu me semble estre vne sorciere. Elle respondit: En cela tu dis vray, ie suis vne em-
poisonneuse, & vne sorciere, mais c'est toy
qui m'as seduite. Et quelque autre iour

elle dit aux Iuges. Nous auons esté ceste
nuict à la Synagogue:& cestuycy que i'accuse de crime a esté auec may, lequel a esté
mal receu du diable, qui luy a donné plusieurs coups en ma presence : Et pour
preuue que mon accusation est vraye, vi-
sitez le, & vous trouuerez qu'il est ainsi
que ie l'ay dit:ce que firent les Iuges qui
trouuerent qu'il estoit blessé comme elle
auoit dit, en la mesme maniere, & és mesmes endroits.

Il est arriué aussi soubs l'anciē Testamēt
vn changement d'affectiōs, & de Iugemēs
non differēt de cecy à l'endroit des Princes
d'Israel. Car par cas fortuit ils estoient à
l'entour de Iehu quand vn des Prophetes
venant de la part d'Elisée luy dit : *i'ay vne*
parole à te dire, ô Prince: & luy s'estant retiré à part, il espancha sur sa teste vne petite phiole d'huyle disant : *Dieu t'a oingt*
pour Roy d'Israel. Et ayant ouuert la porte,
il s'enfuit. Et Iehu retourné vers les Princes
d'Israel, ils s'enquirent de luy, disans : *Ie*
te prie, qu'est-ce que ce fol t'est venu dire, est-ce
vn mensonge? dis nous la verité. Mais si tost
qu'il leur eut recité : Il m'a dit telle &
telle chose. *Ils se hasterent tous, & coniurans*
ensemble, ils s'escrierent, Viue le Roy. Et ce
changement venoit de la dextre du tres-

haut, & est raconté en l'Escriture saincte,
comme vne chose grandement admirable entre les œuures de Dieu. Mais le changement d'affections arriué aux nostres, semble estre encor plus admirable, car ils resistoient dauantage contre celuy qui les mouuoit, & changeoit.

CLASSE XXI.

IL est arriué vne autre merueille soubs ceste vocation des Magiciens & Magiciennes en ce qu'ils ont esté portez à la saincte Baume, & autres lieux où se faisoient des œuures pour les appeler, & les instruire de la puissance, bonté & sapience de Christ. Or voicy les verifications de ce portement & presence.

Premierement, la verité de cela s'est manifestée par la cognoissance mutuelle qu'ils monstroient auoir l'vn de l'autre: car c'est merueille que des personnes qui iamais ne s'estoient veuës, se soient si bien cogneuës, iusques à les representer auec toutes sortes de marques, comme si quelqu'vn vouloit depeindre de toutes les couleurs son plus grand ami & son plus familier.

Secondement, la mesme verité s'est faict recognoistre par diuerses realitez qui ont

esté remarquées par le R. P. Michaëlis, &
monstroient la presence de la Synagogue,
touchant quoy on peut voir ses actes.

Tiercement, la mesme verité est apparuë non seulement par plusieurs déposi-
tions, tant des complices que des demons,
mais aussi par le bruit des suruenans: car
vn certain iour comme l'exorcisme se fust
continué iusqu'à minuict, ceux qui estoiét
presens, entendirent tout soudain vn siffle-
ment d'air poussé par la rapidité de plusieurs corps, comme quand on iette des
fusées, & quelqu'vne de celles qui estoient
presentes, tomba de peur à la renuerse.

En quatriesme lieu, la mesme verité s'est
apparuë par du pain qui fut apporté à vn
enfant aagé d'enuiron onze ou douze ans,
lequel estoit possedé: car comme beaucoup de choses se disoient aux Magiciens
par la bouche de cét enfant, seruans à leur
vocation, il arriua vn iour qu'il en appella
vne par son nom, disant: *Marie, apporte moy
du pain:* & cela dit, il vint à luy vne main
pleine de pain, duquel il mangea en disant: *Pour ceste fois ie ne communieray point.*
Le iour d'apres on fit vne grande perquisi-
tion, & vne grande diligence à l'entour de
l'enfant: & premierement, ils fouillerent
ses habits, & ses pochettes, pour voir s'il y

FFF iij

auoit du pain caché: apres ils luy comman,
derent d'ouurir les mains, pour voir s'il
n'y auoit rien qu'il peust manger, & l'Exorciste, auec le pere de l'enfant, & autres
qui estoient presens, prenoient garde si
on apporteroit quelque chose à l'enfant,
pour le preuenir, afin d'empescher qu'il ne
receust la Communion, & voicy comme
ils estoient attentifs à y prendre garde,
l'enfant cria: Loys apporte-moy du pain,
& cela dit, la bouche de l'enfant se trouua
pleine de pain, & l'enfant en tira vn morceau, & dit: *Voila comme encor auiourd'huy ie*
ne communieray point: & puis il remit le morceau en sa bouche, & le mascha, & mangea, & auala ce pain qui luy auoit esté apporté. Or ces verifications nous doiuent
suffire, qui n'auons pas tant de cognoissance de ceste verité en elle-mesme, comme ont les Magiciens, tant qu'à eux elle a
esté esmerueillable : premierement de la
part des demons, que voyans qu'ils estoiēt
contraires à ceste gloire, & qu'ils la vouloient offusquer & esteindre, neantmoins
ils y cooperoient, entant que ceux qu'ils
auoient aueuglez, & endurcis, & qu'ils
eussent voulu les voir tousiours aueugles,
& obstinez, ils les portoient en ce lieu,
pour y estre instruits, & y auoir de la com-

punction. Secondement, par le moyen
comment ils y ont esté portez; car ce que
ils ont esté portez à cét exorcilme, n'est
pas moins admirable, comme ce que Aba-
cucq fut porté par l'Ange en la folle aux
lyons. Car cét Ange portoit vn feruiteur
de Dieu, pour fecourir vn autre feruiteur
de Dieu : mais icy les diables portoient
leurs confederez, pour eftre fpectateurs
de chofes qui eftoient pour les faire fe retirer d'eux, & les rendre fpectateurs de
leur propre honte. En troifiefme lieu,
par le moyen comme la chofe a efté veri-
fiée: car c'eft vne merueille comment ce
tranfport a efté verifié par eux, & à ceux à
qui ils euffent voulu, qu'elle euft efté cachée.

CLASSE XXII.

IL eft encor arriué foubs cét œuure vne
autre merueille digne d'obferuation, à
l'endroit de quelques pecheurs & pechereffes. Il y auoit vn certain ieune homme
d'enuiron dix-huict ans, lequel auoit grandement peché, & notamment s'eftoit donné au diable, & s'eftoit pariuré; & vn iour
il auoit propofé de noyer vn certain en-

fant, pour luy oster quelque peu d'argent
qu'il auoit sur soy. Or les parens de ce ieune homme qui estoient possedez, l'auoient
amené, afin qu'il les soulageast, car le diable les tourmentoit fort, & violemment.
Or pendant qu'il est apres eux à leur seruir, le diable commença à luy reprocher
tous ses pechez, & de le menacer fort, s'il
ne faisoit penitence, disant : Voila vn Prestre, va, & confesse ton peché. Et à ces paroles là, le ieune hôme reuenu à soy, commença à se troubler, & interrogé par quelqu'vn des assistans s'il estoit vray ce que le
diable luy objectoit ? Iettant abondance
de larmes, il dit en plorant : Ouy, il est
vray, & tout fondant en pleurs, il se ietta
aux pieds du Prestre qui faisoit l'exorcisme, & confessa humblement son peché.
Apres qu'il eut receu l'absolution, le diable ne luy reprocha plus rien : mais bien
plus, car il disoit qu'il ne le cognoissoit
point.

Il y auoit vn autre enfant d'enuiron douze ans, qui auoit esté desobeyssant à sa mere, auoit ioüé aux cartes & aux dez, auoit
iuré, & s'estoit donné au diable. Le diable
aussi, comme l'exorcisme se faisoit, luy reprocha son peché, & il recogneut que le
diable auoit dit vray, tellement qu'il s'en

accufa deuant le Preftre, & en eut l'abfolution. Vn autre iour, il luy reprocha qu'il
auoit defrobé vn douzain à fa mere, &
qu'il l'auoit defpendu à cela & cela; & l'enfant le nia en prefence de tous, pource que
il auoit honte de le confeffer publiquement, & dit au diable auec certaine auda-
ce, qu'il mentoit : mais vn iour ou deux
apres, en ayant compunction, il fe ietta
aux pieds du Preftre qui faifoit l'exorcifme, & confeffa le peché qui luy auoit efté
reproché par le diable, & dit qu'il l'auoit
nié, non pas que cela fuft faux, mais pource qu'il auoit eu honte de le recognoiftre.

Vn autre ieune homme eftoit venu de
cinq lieuës en la ville, où demeuroit cét
enfant qui eftoit poffedé du demon, & deuant que de partir de la maifon de fon pere, il auoit defrobé à fondit pere quarante
fols : or comme il paffoit par deuant la
maifon du poffedé, il l'appella, & luy dit :
Voila que tu as defrobé quarante fols à ton
pere : ne le nie point, car il eft bien vray :
rends l'argent, où ie t'emporteray dans les
Enfers. Ce ieune homme entendant cela,
fut bien eftonné, tellement que tout ef-
pouuenté, il s'en retourna le mefme iour,
& rendit ce qu'il auoit pris.

Vne femme en la mefme ville auoit efté au deuin, & cet enfant la reprint de ce peché là, & elle entendoit bien que c'eftoit à elle que s'addreffoit ce qui fe difoit; tellement qu'elle fe leua du milieu des autres, & dit: Ie confeffe que i'ay efté au confeil au deuin, & recognois mon peché; & tu n'auras point de puiffance fur moy, comme tu dis, car ie le confefferay, & ie n'offenferay plus Dieu de cefte façon.

Le Reuerend Pere Michaelis rapporte encor quelques autres chofes de mefme cecy; d'autres encor qui ont defcrit les Actes des poffedez & poffedées; & tous en chaque temps ont remarqué, & rapporté chofes femblables, comme eftans vrayement efmerueillables.

CLASSE XXIII.

IL eft arriué encor vne autre merueille foubs cet œuure, en la deliurance d'vne certaine perfonne que la Synagogue tafchoit de faire mourir. Ils auoient pris confeil contre vn certain qui s'employoit pour l'extermination de la Magie, comment ils le feroient mourir: car ils craignoient que fi on le laiffoit faire comme il auoit commencé, qu'en fin ils seroient declarez deuant le monde. Il fut donc enioint à quelques-vns de la Synagogue de suborner des hommes, moyennant certain prix, pour tuer cét ennemy de la Synagogue. Or il y en eut quatre qui promirent de faire cela, & pour l'executer, ils prenoient garde quand il entreroit, ou sortiroit, afin de s'en despescher, soit de iour, soit de nuict, deuant tout le monde, ou en cachette. Mais il fut aduerty en diuerses manieres du danger où il estoit de sa vie, & eut cognoissance en plusieurs sortes de la conspiration de ses ennemis, & neantmoins il ne laissa pas de sortir en public, comme il auoit accoustumé, & vaquer à ses affaires accoustumées. La Synagogue s'estonnoit de ne voir point acheuer ce qu'ils auoient resolu, tellemét qu'ils firent venir ceux qui auoient eu commission de l'affaire, qui dirent qu'ils en auoiét attiltré quatre, de la diligence & fidelité desquels ils ne se deffioient nullement, & qu'eux aussi cognoissoient fort bien cét ennemy commun, & qu'ils auoient espié diligemment s'il sortiroit de la maison, où pour lors il prenoit ses repas, mais qu'ils ne l'en auoient iamais veu sortir: à ceste cause ils pensoient, ou qu'il se tenoit clos

en sa maison, ou qu'il sortoit par quelque
porte secrette. Or ceux de la Synagogue
entendans cela, & estans bien informez
qu'il n'y auoit qu'vne porte ordinaire en
ceste maison, & qu'il ne s'y tenoit point
enfermé, ils iugerent que pour certain il
estoit fait inuisible toutes les fois qu'il passoit par le milieu d'eux. Et celuy aussi contre qui ils auoient conspiré, a creu que cela estoit vray-semblable, car il estoit plus
que suffisamment aduerty de la conspiration : puis apres, celuy qui a tiré sainct
Paul des embusches que ses ennemis luy
auoient brassées, a peu aussi en tirer cestuy-cy. Et CHRIST aussi luy-mesme
s'est rendu inuisible à ses ennemis, & passoit par le milieu de ceux qui cherchoient
son ame ; & la mesme puissance qu'il a
monstrée en la conseruation de soy-mesme, qui empesche qu'il ne l'ayt aussi monstrée en la conseruation de son seruiteur?
Car Dieu est admirable en ses seruiteurs. Puis
apres, il a voulu par ceste nouuelle sorte de
miracle, faire foy à la Synagogue des choses qui s'estoient passées.

CLASSE XXIV.

IL est arriué vne autre sorte de merueille soubs cét œuure, en ce que ceux qui ont esté affligez pour la cause de Dieu, n'en ont point senty de douleur. Vne certaine sorciere auoit doné à quelque personnage vne maladie, & vne langueur tres-mauuaise, afin qu'il ne peust poursuiure l'œuure qu'il entreprenoit contre la Synagogue. Or il a esté malade sans infirmité, & langoureux sans langueur : car tout le têps qu'il en fut au lict, il se pensoit estre sain, & se bien porter. Les autres ploroient sa calamité & sa misere ; & luy pensant n'auoir point de mal, ne le sentoit point, & n'auoit point d'apprehension de ce qu'il enduroit. Sitost qu'il eut esté guary de sa maladie, & qu'il fut reuenu à soy, il luy fut aduis qu'il estoit comme resueillé d'vn profond sommeil, & n'eut pas creu auoir esté malade, si les autres ne luy eussent asseuré, & qu'il se fust veu couché au lict, fort foible, & desnué de ses forces. Les gehennes aussi de Magdelaine luy ont esté sans douleur : car si Dieu n'eut osté du mal la faculté de causer de la douleur, elles n'eussent

peu souffrir ce qu'elles enduroient. Nous
auons veu aussi par les choses precedentes,
comme Didyme receuoit d'vn cœur alle-
gre les corrections qui luy estoient données, sans qu'elle eust sentiment de douleur, & sans que sa chair en receust du
changement: car apres auoir esté foüettée,
elle paroissoit tout comme auparauant. Il
n'est pas malaisé à Dieu, qui a osté du feu la
force de brusler, d'oster du mal le sentiment de la blessure qu'il fait. Ce fut vne
merueille qu'il opera en sainct Tiburce,
qui marchant dessus des cailloux aigus,
pensoit passer par dessus des roses & des
fleurs. Il a renouuellé le mesme icy, afin
d'oster à ceux qui estoient appellez, la
crainte du diable qui les menaçoit, & de la
persecution qui estoit toute preste de venir.

CLASSE XXV.

IL est arriué encor vne autre merueille
soubs cet œuure, pour le regard du don
des langues. Car à la saincte Baulme le diable parloit en langue vulgaire par la bouche de Loyse, & protestoit publiquement
qu'il parloit de la sorte par le commande-

ment de Dieu. Quelques-vns aussi qui
estoient presens, ayans esté interrogez de
cela, ont tesmoigné que cela estoit vray.
Quelques-vns aussi ont pensé que les
Actes n'estoient pas bien correctement escrits, pource qu'ils sçauoient que le Scribe n'auoit pas cognoissance de la dialecte,
& que Loyse parloit selon la dialecte du
iargon de son pays. Les autres estoient
d'aduis qu'il en falloit mettre quelque autre en la place du Scribe ordinaire, &
neantmoins le Scribe sçait que comme il a
escrit, c'est tout ainsi comme il l'a entendu de la bouche d'elle. Or ces manieres
de langages sont bien differens entr'eux,
& celuy qui en entend vn, n'est pas à dire
que pour cela, il entende l'autre. De toutes
gens, de toutes nations, & de toutes langues, venoient à la saincte Baulme voir ce
qui s'y passoit, & les œuures de Dieu qu'il
faisoit pour la conuersion de ceux que le
diable a seduits. Ainsi il est vray-semblable
qu'en ceste derniere assemblée des peuples
en vnité de foy soubs vn Pasteur, que d'v-
ne seule bouche, qui seule parloit pour la
conuersion de tous, deuoient couler toutes sortes de langages. Et quant à ceste
premiere varieté de langues qui s'est faite
en ceste sorte, l'Eglise en fait mention

commé d'vn miracle singulier; d'où vient
qu'en l'office du iour de la Pentecoste elle
prie ainsi, & dit: *Veni sancte Spiritus, &c.*
c'est à dire : *Sainct Esprit, viens remplir les
cœurs de tes fideles, & allume en eux le feu de
son amour, qui par la diuersité de multitude de
langues as assemblé les gens en vnité de foy.* Et
aux Matines elle dit ainsi: *Spiritus sanctus
procedens a Throno, &c.* c'est à dire: *Le sainct
Esprit procedant du Throsne a penetré inuisible-
ment les cœurs des Apostres: ç'a esté vn nouueau
signe de sanctification, qu'en la bouche d'iceux
sont nées toutes sortes de langues.* La mesme
merueille est encore promise pour l'aduenir.

CLASSE XXVI.

IL est arriué vne autre merueille à l'endroit d'vn enfant, qui ne sçachant que
c'estoit de peinture, fut changé tout soudain, & deuint peintre en vn instant. Le
pere de cét enfant estoit vn homme des
champs, & fort simple, lequel vn iour vid
en esprit plusieurs choses touchant l'estat
de l'Eglise. Car il vid la ressemblance d'vne
tres-belle femme, & vn monstre horrible,
la gueule beante, qui menaçoit de la perdre,

dre, & auec ce monſtre la terre ſe remplir de grenoüilles & animaux ſemblables, & tous qui conſpiroient contre ceſte femme, diſant, que cela ſignifioit que
l'Egliſe dans peu de temps deuoit ſouffrir vne grande perſecution ſoubs l'Antechriſt. Il veit dauantage en eſpr it, Dieu
le Pere, tout enuironné de fleurs & de
fruiǎs, & de ſa bouche ſortit vn fleuue de
feu qui inondoit toute la terre : par leſquelles choſes il diſoit, qu'eſtoit ſignifié
le renouuellement de l'vniuers par le feu
de la charité : & que par les fruiǎs & les
fleurs eſtoient entendues la multitude
des bonnes œuures. Il veit dauantage vne
mer remplie de nauires, & diuerſes enſeignes en ces nauires, & que autant de nauires qui n'auoient point les enſeignes du
Roy de France perirent : & qu'il paſſoit
la mer, & ſe rendoit maiſtre de la terre
ſainǎe : qu'il ſe conioignoit d'affinité auec
l'Eſpagne : que Dieu prenoit vengeāce des
ennemis d'iceluy : que le Turc ſe conuer-
tiſſoit à la foy : qu'en toute la terre il n'y
auroit qu'vne loy & vne Religion, & autres choſes ſemblables. Or il communi-
qua ſa viſion à ſes domeſtiques, & vn petit qu'il auoit qui ne faiſoit que commencer à hanter les eſcholes luy dit : Mon Pere

ie vous representeray voſtre viſion:& prenant de l'ancre & du papier, il la repreſen-
ta ſi naïfuement qu'vn tteſ-bon Peintre
ne l'euſt ſceu mieux:Et Dieu en vne heure donna la ſcience à cét enfant, comme
ſoubs l'ancien Teſtament à quelques Ar-
tiſans pour l'edification du Tabernacle:&
le pere fit voir ceſte peinture à diuerſes
perſonnes,& leur en donna l'interpretation,& ſon eſprit n'eſt iamais demeuré en
repos,& eſt demeuré en luy vn continuel
deſir de la communiquer,tant qu'il eſt en
fin venu à Paris , & en l'abſence du R. P.
Michaelis ayant rapporté cela à vn certain
Pere du meſme Conuent,auquel il monſtra auſſi l'Image que ſon fils en auoit de-
peinte:ce qu'eſtant faiſt, il dit : Voicy que
vous auez oüy ce que i'ay veu & cogneu:
vous y aduiſerez : & dés lors le deſir luy
ceſſa de plus parler de ces choſes.

CLASSE XXVII.

V Ne autre merueille eſt encor arriuée ſoubs eét œuure à l'endroit
d'vne Sorciere qui ſe vouloit iuſtifier. En
vne certaine ville de Flandres eſtoit de-
tenuë priſonniere és priſons Royal es vne

certaine fille aagée de quelque 25. ans:car
elle auoit confeſſé deuāt les Commiſſaires
deleguez pour l'ouïr, qu'elle eſtoit for-
ciere:en outre, elle en accuſa d'autres par-
ticipās au meſme crime. Or tandis qu'elle
perſiſta en ſa confeſſion, & en ſon accuſa-
tion, elle fut fort durement traictée : mais
ſi toſt qu'elle eut reuoqué ſa confeſſion &
ſon accuſatió, on la traicta plus doucemēt.
On luy permettoit aux iours de Diman-
che & aux feſtes de ſortir auec la femme
du Geolier pour aller ouyr la Meſſe , &
chacun la pouuoit aller voir, de ſorte que
pluſieurs ieunes hommes de la ville la vi-
ſitoient, dont vn entre les autres luy teint
propos de mariage, & luy dit qu'il la vouloit eſpouſer, à quoy elle s'accorda: mais,
dit elle, deuant que nous contractions, ie
veux eſtre iuſtifiée : car ie ne veux point
qu'vn iour perſonne me puiſſe reprocher
vn crime que ie n'ay iamais commis, & duquel ie me ſuis moy meſme fauſſemēt accuſée. Ce futur eſpoux trouua fort bon la
propoſition de la fille, laquelle dés la premiere occaſion requit le Magiſtrat de luy
donner audience qu'elle obteint, & ne
voulut point parler par procureur, ains de-
duire elle meſme tout ce que de longue
main elle auoit penſé qui faiſoit pour ſa

iuftification. Le iour eftant venu , lors
qu'elle voulut fe iuftifier & deffendre fa
caufe, Dieu renuerfa tout fon propos , fi
bien que au lieu de fe deffendre, elle s'ac-
cufoit elle mefme,& confeffoit fes pechez
auec vne fi grãde apparéce, que ce qu'elle
en difoit eftoit vray,que tous efprits d'admiration furent contraints pour les chofes qu'elle auoit dites d'elle mefme, de la
referrer plus eftroitement , induits par la
verité du faict. Ainfi elle demeura con-
fufe, & le mariage auquel elle auoit penfé
fut retardé, & demeura fans eftre acheué.

CLASSE XXVIII.

IL eft arriué foubz cét œuure vne autre
merueille à l'endroit du venerable Sa-
cremét de l'Autel : carChrift s'apparut en
forme vifible àMagdelaine pour fa confolation. Loyfe auffi l'a veu foubz l'efpece
d'vn enfant. Par les chofes precedétes on
recognoift encor cóment il a faict venir
confeffer fon faict celle qui n'auoit point
volonté d'en rien faire, & qu'il a deflié les
liens de la bouche deSimone.Marie,&Si-
mone ont auffi rapporté d'vn certain Magicié, qu'en celebrãt il auoit veu Iefus
Chrift foubz l'efpece de fon humanité, &
auec fes playes en la mefme maniere qu'il

auoit esté pendu en la Croix, àfin de luy
amolir le cœur:mais que nonobstant cela,
il ne l'auoit point voulu entendre. Choses semblables se disent estre arriuées
du regne du Roy S. Loys comme estans
grandement admirables : & tient on
que depuis peu cela est arriué à vne Damoiselle heretique, qui pensoit d'abjurer
son heresie : car estant venuë en l'Eglise
pour entendre la Messe, & pensant en elle,
il est impossible que CHRIST soit là, cela
ne se peut aucunemét faire; alors elle veid
vn petit enfant entre les mains du Prestre,
& cela luy arriua par deux fois, dont puis
apres elle abjura publiquement son heresie, & deposa, & afferma publiquement ce
qu'elle auoit veu.

CLASSE XXIX.

IL est arriué soubs cét œuure encor vne
autre merueille en l'element de l'air : car
auant que lés merueilles de la saincte Baulme commençassent, vn certain Pere fut
quelques iours auparauant qu'il pensoit
ouyr vne harmonie composée de quantité de voix, & iamais en sa vie il ne se trouua espris de la façon, & n'entendoit ces
accords qu'à certaines heures du iour, &

au temps qu'il estoit en meditation. Nous
auons aussi par les choses precedentes, que
sœur Catherine la Coadjutrice entendit
par trois fois en l'air vne tres-grande harmonie, au temps que Magdelaine faisoit
en la saincte Baulme vne Confession generale de tous ses pechez. Aussi vn peu auparauant ces Actes, à saincte Brigite en
Flandres, vn certain entendit vn concert
de plusieurs voix, comme si c'eussent esté
chants de resiouyssançe, qui s'estendoit en
loing, & ce concert harmonieux se for-
moit en ses oreilles au temps de la meditation, combien qu'il fust homme du tout
ignorant de la musique. Et ne se faut esba-
hir si tant de merueilles ont precedé choses si admirables : car nous lisons en diuers
endroits, que Dieu a fait entendre telles
melodies, quand il a voulu estre honoré.
En la Natiuité de nostre Seigneur, les Anges chantent à Dieu : il n'est pas croyable
qu'il se soit teu en son triomphe de son ennemy. Il y a ioye au Ciel sur vn pecheur
qui fait penitence; & l'Enfer mesme a ma-
gnifié Dieu en cét œuure. Il est donc encor
plus vray-semblable que le Ciel se soit resiouy de ces choses, & qu'il ayt fait cognoistre aux hommes sa ioye, au profit, & pour
le bien desquels ils se resiouyssent.

CLASSE XXX.

IL eft encor arriué foubs cét œuure vne
autre merueille aux apparitions. Vne
certaine Abbeffe, au Monaftere de laquelle vne partie de cefte gloire deuoit arriuer,
auant que les maux fuffent apperceus, qui
depuis font parus, veid vn iour de Vendredy fainct, I E S V S-C H R I S T en vifion manifefte, & fut inftruite par luy de beaucoup
de chofes qu'elle deuoit fouffrir pour fon
nom, & lefquelles deuoient tendre à la
reformation de l'Eglife; & que pour fa deliurance, & fa confolation, il luy pouruoi-
roit d'vn homme feculier & religieux de
petite ftature. Cefte vifion fut examinée
par diuerfes perfonnes, & reprouuée, à
caufe qu'elle difoit que l'Eglife deuoit
eftre reformée, laquelle ils difoient auoir
efté reformée depuis dix ans. Quant aux
vifions de Marie, il en appert par les chofes precedentes, en partie auffi de celles de
Magdelaine. Par deux fois les peines d'Enfer luy ont efté monftrées : premierement
lors que le diable l'admonnefta pour la feconde fois à faire penitence : car elle les
veid en telle façon, qu'elle ne fçauoit fi fa
GGG iiij

dānation eternelle ne fuiuroit point apres
la vifion. La feconde fois qu'elle les veid,
ce fut pour fa cōfolation, apres la mort de
Loys; & la vifion opera en elle les fruicts
d'vne ferieufe penitence. Or ces vifions
femblent faire à la loüange du Createur,
plus que celles qui fe lifent en la vie de faincte Catherine, & autres femblables. Car
ce n'eft pas merueille fi CHRIST fe monftre vifiblement à ceux, defquels il dit:
Mes delices font d'eftre auec les fils des hōmes: Mais icy il fe manifefte à fes ennemis,
pour attirer ceux qui ne vouloient point
de luy, afin de monftrer les richeffes de fa
bonté, & la profondeur de la malice des
hommes. Ce n'eft pas auffi merueille que
cefte Abbeffe ayt efté diuinement aduer-
tie, veu que nous lifons qu'il a enuoyé deuant fes aduertiffemens à plufieurs autres,
pour chofes & euenemēs de moindre importance. Celuy a peu faire cela, qui a dit
à fes Apoftres, quand il leur eut parlé des
aduerfitez preftes à venir:Ie vous ay dit ces
chofes, afin que vous ne foyez point troublez: Ils vous ietteront hors des Synagogues, &c. Et ailleurs: Ie vous ay dit ces
chofes auant qu'elles fe fiffent, afin que
quand elles feront arriuées, vous croyez,
&c.

CLASSE XXXI.

IL eſt arriué ſoubs cét œuure vne autre merueille en la iuſtification d'vn certain qui hayſſoit la Synagogue, lequel fut accuſé par trois fois. La premiere, par vne qui luy objecta en face, mais puis apres au meſme téps, & au meſme lieu vint à grandes ſupplications luy en demander pardon. La ſeconde fois, par vne autre qui l'accuſoit de choſes legeres : mais depuis elle s'en excuſa, ains meſme elle nia l'auoir dit. La troiſieſme fois, par vne, qui interrogée, nioit auoir rien penſé ſur cét homme là; qu'elle auoit bien dit telle & telle choſe, mais que c'eſtoit d'vn autre qu'elle auoit parlé. Or le meſme perſonnage ſe veid en de grands dangers, tant de ſa vie, que de ſon honneur, & de ſa liberté, dont contre toute apparéce humaine, il eſchappa ſans auoir mal. Sainct Athanaſe auſſi ſe veid en pluſieurs & grands dangers, dont il fut guaranty par des moyens extraordinaires. Par aduenture que quelques-vns iugeront que les choſes que la prouidence de Dieu a operées à l'endroit de ce perſonnage, non pour ſes merites, mais pour fai-

re cognoiftre fa puiffance, fapience, &
bonté, ne font pas moins dignes de confideration : car Dieu a accouftumé d'operer
chofes hautes, aux hauts fubjects, & aux
plus bas.

CLASSE XXXII.

IL eft arriué foubs cét œuure encor vne
autre merueille par l'operation, & la lecture de l'Euangile, *In principio erat Ver-
bum.* En vn lieu celebre eftoit vne certaine
fille, qui eftoit eftimée de plufieurs eftre
prudente, pieufe, & deuote enuers Dieu.
Apres qu'elle auoit communié, elle eftoit
fort fouuent rauie hors de foy d'vn rauiffement tres-doux : Elle paroiffoit auoir du
contentement à l'aufterité, & aux œuures
de vertu les plus rares. Elle confera quelquefois auec vn certain Pere, touchant fes
vertus, & fes confeils, & de premier abord
elle laiffa à ce Pere vne opinion de parfaicte fainéteté qu'il eut d'elle. A la feconde
communication, elle dit certaines chofes
de ce Pere, lefquelles il recogneut (pour le
fçauoir bien) qu'elles n'eftoient point en
luy, qui fut caufe qu'il commença à rab-
battre quelque peu de la premiere opinion

qu'il auoit eu d'elle. Or il arriua quelques
iours apres qu'elle deuint malade, & le Pere fut appellé pour receuoir fa Confeſſion,
apres laquelle il fe mit à lire fur la malade
l'Euangile, *In principio*, comme il auoit accouſtumé d'en faire ainſi, quand il viſitoit
les malades. Or il arriua que quand il fut
vers le milieu, tout en vn inſtant celle-cy,
qui fembloit eſtre malade, fe mit à fon
feant, & d'vne voix rude elle dit au Pere,
que veux-tu ? ie fuis Belzebub. Il fut fort
eſtonné d'entendre cela, & quand il eut
acheué l'Euangile, il fe mit à l'interroger
en Latin; & il refpondit pertinemment à
chaque chofe. Et pour figne que ceſte fille
eſtoit vrayement poſſedée, il dit: Qu'on
aille viſiter la layette d'vne telle Dame, &
vous y trouuerez des inſtrumens de malefice: ce qui fut fait, & l'on y trouua trois
malefices tous differens, que ceux à qui on
les monſtroit, ne pouuoient dire de quelle
forte de chofe c'eſtoit. Depuis ladite fille
fut exorcizée, & furent mifes deuant elle
deux enueloppes de papier, où il y auoit
des reliques, auec deux autres, où il n'y
auoit rien; & interrogée du premier, elle
dit, ce font des reliques d'vn tel endroit.
Interrogée du fecond, elle refpondit de
mefme; & il eſtoit ainſi. Interrogée du

troifiefme, elle dit : c'eft la peau d'vne befte enforcelée. Interrogée du quatriefme,
elle a dit : c'eft vn os d'vn Magicien qui a
efté bruflé en Italie. Du cinquiefme, elle a
dit auffi ce qui en eftoit, tellement qu'elle
difcerna entre ces inftrumens de malefice
qu'elle n'auoit iamais veus, defquels auparauant on n'auoit fceu iuger ce que c'e-
ftoit.

CLASSE XXXIII.

IL eft encor arriué foubs cét œuure vne
merueille au rauiffement de Magdelaine : car, comme il a efté veu au precedent,
elle n'a pas efté, comme fainct Paul, trois
iours fans boire ny manger, mais trois fepmaines. Sainct Paul fut ce nôbre de iours,
fans auoir l'vfage de fes fens : qui eft-ce qui
luy a fait dire qu'il auoit efté rauy, foit en
corps, ou hors du corps, qu'il ne fçait :
mais Magdelaine a efté autant de iours,
fans auoir l'vfage d'aucun de fes membres
exterieurs, & fut rauie, non iufques au
tiers Ciel, mais dans le profond de l'abyfme, afin que par la crainte des fupplices elle fuft attirée à mieux faire, puis que l'a-
mour & la douceur la faifoit eftre reftifue à

venir. Si bien que nous pouuons parler de
ces chofes comme admirables en cefte pe-
chereffe & pénitente, comme nous admirons les mefmes chofes en fainct Paul , &
publions femblables chofes qui font arriuées à Catherine de Sienne, & autres femblables.

CLASSE XXXIV.

IL eft arriué foubs cét œuure vne autre
merueille en la deliurance qui fut faicte
d'vne poffedée, du danger où elle eftoit de
fe pendre. Elle en a raconté elle-mefme
l'hiftoire en cefte maniere. I'eftois dans le
grenier, & auois fermé toutes les portes
par où l'on y pouuoit venir, & tous les
verroüils ; cela fait, n'ayant point de corde, ie pris mes iartieres, que ie noüay l'vne à
l'autre, & pour les faire mieux tenir, ie ferray les deux bouts tant que ie peus de mes
mains, puis j'attachay ce qui reftoit à vne
foliue ; & afin qu'ils tinffent plus fermes, ie
tiray, & ferray les iartieres auec mes deux
mains, & apres cela peu s'en fallut que ie ne
fuffe eftranglée : mon cœur s'en alloit
mourant, & ma bouche eftoit toute pleine d'humeurs : mais deuant que de me

pendre, j'auois dit vn *Aue Maria* : & puis
apres ie priay de cœur en moy-mesme, disant : *Vierge bien-heureuse, saincte Brigite, &*
toy sainct François, ayde-moy : Ah ah, Mere de
Dieu, personne ne viendra-il à mon ayde ? Et
iamais ie ne souffris tant de mal. Et dedans
moy il y auoit vne voix qui me demandoit, si ie voulois consentir à ma mort ; & ie
respondis que non : alors vint Peronne à
mon secours, & c'est tousiours elle ; & Peronne a dit que cela estoit vray, & que ce
n'estoient point songes.

CLASSE XXXV.

IL est arriué soubs cét œuure vne autre
merueille à l'endroit des muets, aueugles, & sourds spirituels. Les Magiciens &
Magiciennes sçauent fort bien que le diable leur oste la memoire, afin qu'ils n'ayĕt
point souuenance de leurs pechez, & leur
appesantit les oreilles, de peur qu'ayans
entendu la parole de Dieu, elle ne paruien-
ne iusques à leur interieur : il lie leur langue, qu'elle ne puisse former parole qui
serue à leur salut ; & leur creue l'œil dextre
de l'entendement, qu'ils ne puissent considerer les choses diuines pour leur conuer-

fion. Et toutefois il eſt tout certain par les choſes precedentes, en quelle maniere quelques vns de la Synagogue ont parlé de leurs pechez, ſans auoir memoire, ny cognoiſſance de ce qu'ils diſoient, & que par le moyen de leur confeſſion & depoſition, ils ont recouuert la memoire que le diable leur auoit oſtée, & la faculté d'oüir, & de voir, & de parler des choſes qui eſtoient de leur ſalut. Or c'eſt choſe plus grande, & plus admirable, que tels ſourds, aueugles, & muets ſelon l'eſprit, parlent, entendent, & voyent; que de faire parler, ouyr, & voir ceux qui ſont tels ſelon le corps. Car le plus ſouuent c'eſt quelque imbecillité naturelle qui les empeſche d'auoir la fonction libre de leurs facultez: mais là, c'eſt la malice du diable, laquelle il eſt plus malaiſé de ſurmonter, que de guarir toute infirmité naturelle que ce puiſſe eſtre. Dauantage, vous voyez icy bien parler ceux qui n'auoient point de langue, & ceux qui n'auoient point d'ouye entendre, & les aueugles voir, qui auoient les yeux fermez. Et cela eſt admirable; c'eſt pourquoy on a fait eſtat comme d'vn miracle, de ce qui arriua en Afrique ſoubs la perſecution des Vvandales, que quelques Confeſſeurs du nom de CHRIST, à qui l'on

auoit couppé la langue, ne laiſſoient pas
de parler comme ils auoient accouſtumé,
ſelon qu'il eſt rapporté par Victor d'Euti-
que. Et aux choſes ſpirituelles cela n'eſt
pas moins admirable, que de voir quelqu'vn qui n'auroit point appris, ioüer des
orgues ſelon l'art, & vn arbre produire du
fruict. Car en ces choſes nous voyons les
creatures ſans ſcience parler de ſcience:
parler certainement ſans certitude, & ſe
rememorer ſans memoire.

CLASSE XXXVI.

IL s'apparoiſt encor ſoubs cét œuure vne
merueille és voyes par leſquelles il a che-
miné, par leſquelles il a commencé, &
qu'il a fait ſon progrez iuſques à ce iour.
Car nous nous eſmerueillons en l'Egliſe,
de ce qu'elle a commencé par les petits,
comme le grain de mouſtarde, & eſt deuenuë vn grand arbre, de ſorte que les oy-
ſeaux du Ciel viennent de tous les bouts
de la terre pour habiter en elle: puis apres,
de ce que ayant eſté plantée par des petits
& abjects, elle s'eſt accreuë parmy les eſpines des tribulations, des perſecutions, &
des contradictions: bref, de ce que ayant
eſté

agitée de tant de tépeftes, elle n'en a poinc
efté rompuë ny eſbranſlée, ains eſt demeurée permanente en vnité de foy & en l'ob-
ſeruance du culte d'vn vray Dieu parmy
vne ſi grande diuerſité de nations. Tout
de meſme ſoubz cét œuure, les commencemens ont eſté bas : & ont eu beaucoup
de contradiction : Il ſembloit que chacun
ſe vouluſt bander à l'encontre, & meſpri-
ſoient le tout comme choſe vaine, ſotte,
ou diabolique : & cependant, il a touſiours
faict progrès & a pris racine d'année en année ſoubs diuerſes perſonnes, & en diuers
lieux. Outre cela (qui eſt ce qu'il y a de
plus admirable) le Ciel, la terre, & l'Enfer
ont contribué à l'acheuement de cét œuure. Le tref ſainct Sacrement de l'Autel,
les demons, la Synagogue de ſathan, l'E-
gliſe de Chriſt, & les miniſtres de l'Egliſe:
les prieres communes, & l'authorité tant
eccleſiaſtique que ſeculiere : & tous en diuers lieux & diuers temps, ont eu vn meſme concours à diuerſes œuures ſeruans à
l'aſſertion d'vne ſeule ſouueraine intelligence & miſericorde, & de la puiſſance
de cét œuure pour l'vnion de toutes nations de la terre ſoubs vn ſeul Paſteur : car
la conformité & la conſonance de toutes
les parties l'vne auec l'autre eſt telle, que

HHH

lon iugeroit qu'elles ont esté faictes non
seulement par vn mesme autheur, mais en
vn mesme temps & en vn mesme lieu.

CLASSE XXXVII.

Ous auons encor veu soubs cét œuure vne merueille en la magnifica-
tion de la grace de Dieu. Car par les choses qui sont arriuées, il est tout euidét que
les choses quelques grandes qu'elles soiét
ne sont de nulle efficace sans la grace de
Dieu, & les plus petites & les plus ineptes,
ont vertu de faire auec l'ayde de la grace
de Dieu. Dieu auoit appellé les Chefs de
Magie en toutes les manieres qu'il a accoustumé d'appeller les pecheurs ordinaires, comme par liures, par aduertissemens,
par personnes illuminées, par sainctes inspirations, & par plusieurs miracles, qu'ils
ont bien sceu qu'il a faict en la Synagogue:
& hors de la Synagogue il y a adiousté diuerses visions, soit d'Anges, soit des Ames
bien-heureuses, soit de sa Mere, ou de
soy mesme, & tousiours ils se sont reculez,
& n'ont point voulu venir ny prendre
garde à soy : car encor que ces choses fussent suffisantes pour faire que les demons

mesmes se conuertissent, neantmoins l'infirmité de la liberté qui est aux hommes,
n'a pas consenti à la vocation qui estoit
faicte d'eux pource qu'elle les tiroit en
dehors, mais la grace ne les excitoit ny esmouuoit en l'interieur. Apres cela, il a destiné des diables pour appeller les mesmes,
& quelques vns d'eux n'ont pas voulu
s'en remuer d'vn pas : quelques vns sont
paruenus iusques au premier degré de
pœnitence, qui est la confession des pechez, & n'ont point passé plus auant, pource qu'ils ne se confessoient pas de bonne
volonté : d'autres ont passé plus outre,
côme Magdelaine: qui est ce qui discerne
entre ceux cy? ce n'est pas le ministere du
diable, car il a ministré pour le salut de
tous: quoy donc? c'est le secours de la grace. C'est pourquoy Marie disoit : Nous
auons cogneu Dieu, & nous scauons que
nous faisons mal, & nous ne nous en desi-
stons point, & nous aimôs plus le diable
que le Createur : il faut qu'il change nostre cœur, & qu'il nous oste nostre cœur.
Et le mesme se faict voir en beaucoup
d'autres aux discours precedens.

CLASSE XXXVIII.

NOus remarquous foubs cét œuure
encor vne merueille en la croyance
des tefmoignages. Car les Magiciens
voyent bien clairement qui eſt celuy qui
leur rend tefmoignage, qui eſt celuy qui
les appelle. Car ils ſçauent tref-certaine-
ment que ce qui s'eſt faict foubs les exorciſmes ne procedoit point d'eux (car ils
ſentoient actuellement vne contrarieté
en ſoy aux choſes qu'ils faiſoient) ny auſſi
du diable. Car celuy-là meſme qui parloit à eux foubs l'exorciſme, apres l'exorciſme leur perſuadoit le contraire: qui a
faict que quelquefois ils ont reproché au
diable ſa trahiſon. Et eſtans interrogez ſi
en ces choſes, ils cognoiſſoient pas la tou-
te-puiſſance de celuy qui les appeloit, ils
ont reſpondu, beaucoup plus qu'ils ne le
feroient pour la reſuſcitation des morts.
De la meſme euidence nous voyons que
les tefmoignages touchant l'Antechriſt
non ſeulement ne ſe côtrediſent point,
ains qu'ils ſe rapportent admirablemét: &
qu'ils ſôt to⁹reueſtus de telles circôſtáces,

& de telles actions, qu'ils font affez fuffifans pour faire foy de fa perfonne. Tellement que fi ceux qui font appellez, n'ont
point d'excufe de leur retardement, nous
auffi n'en pourrons point trouuer enuers
Dieu, d'auoir negligé cét examen. Ceux
que l'on peut interroger, font viuans. On
promet des fignes, qui peuuent eftre fuffifans. Et fi l'Autheur de cét œuure a faict
chofes fi grandes, pour commencer cefte
renouation de l'vniuers, que croirons-
nous qu'il ne face pas pour parfaire & rendre accomply ce qu'il a commencé?

CLASSE XXXIX.

IL eft arriué foubs cét œuure vne autre
merueille en la vocation de Didyme,
pour affeurer les appellez contre le defefpoir. Car eftant vne forciere, elle apprit en
vn inftant à bien faire; & qui plus eft, ce
fut auec allegreffe d'efprit qu'elle fe mit à
bien faire; & ce qui eft de plus grand encore, c'eft que ce fut parmy les efpines des
tribulations & des difficultez qu'elle fit
bien. Outre cela, elle qui auoit accouftumé de paffer le temps à des penfées vaines
& mefchantes, elle prefta l'oreille premie-

rement aux propos d'edification : puis
apres d'elle-mesme elle se mit à penser aux
choses bonnes, & les mediter à part elle.
Derechef, elle qui incessamment faisoit
mal, elle cessa apres s'estre confessée de
mal faire, & oublia toute sa premiere vie.
Dauantage, elle qui auoit esté tres-impa-
tiente; & l'esclaue miserable des passions
deprauées, elle commença auec sa Confession premierement à patir sans murmure;
puis apres à souffrir auec allegresse de
cœur, puis apres à aspirer apres les croix &
les tribulations, puis apres à chercher les
lieux de la Croix, puis apres du fiel d'a-
mertume succer le laict de douceur, & de
consolation, & trouuer és prisons la liberté, en la solitude la vie, és disciplines la
ioye & l'indoleance. Bref, celle que nous
auons veuë superbe, elle a commencé en
vn instant à viure non seulement contente
de sa condition, mais encore se despriser
soy-mesme, & se plaire au mespris de soy,
& auoir agreable de se voir mesprisée des
autres, & de receuoir les corrections & les
mespris, comme estans benefices tres-
grands, procedans de la charité, & pour
iceux en rendre graces à Dieu, mourir en
elle-mesme, & s'esleuer au dessus de soy,
assaisonner tous actes de vertus de la sa-

ueur de l'humilité, & par actes tres-abbais-
fez diftiller le miel de la fcience & fapience
célefte. Voyans donc cefte creature lors
qu'elle eftoit tant efloignée du pied de la
montagne de perfection, auoir non feulement monté le premier degré de patience
& d'humilité, mais auffi eftre paruenuë en
bref par tous les degrez iufques au plus
haut; ceux qui font appellez, n'ont point
raifon de dire, comment y pourrons-nous
paruenir? Il eft preft de faire en vous ce
qu'il a fait en Didyme. Ayez bon courage, & n'entrez point en defefpoir de fa
bonté & puiffance.

CLASSE XL.

IL eft arriué vne autre merueille, en ce
que cefte penitente eft deuenuë relapfe:
car lors qu'il fembloit qu'elle fuft paruenuë au comble de la perfection, & que non
feulement elle ne fe laiffoit point aller aux
tentations, ains les furmontoir, & leur
auoit denoncé la guerre iufques au bout,
& qu'elle fe fut inftruite & munie des chofes neceffaires, & que defia par diuers
combats elle auoit appris à rompre le mal,
& qu'elle auoit remporté le fruict de fa vi-

HHH iiij

ctoire à sçauoir les illuminations, la loüange, la paix, & la charité: qu'en ses medita-
tions elle s'esleuoit defia aux choses hautes: qu'en ses communications elle faisoit
paroiftre toute sorte de vertus; si bien que
l'on euft dit qu'en vne heure elle estoit deuenuë vn Ange : ce iour fut changé en
nuict, & deuint plus opiniaftre, & plus im-
pudente que deuant. Apprenez par là de
confentir aux choses humbles, & n'eftre
point trop fages, ains pluftoft d'operer voftre falut auec crainte & tremblement.

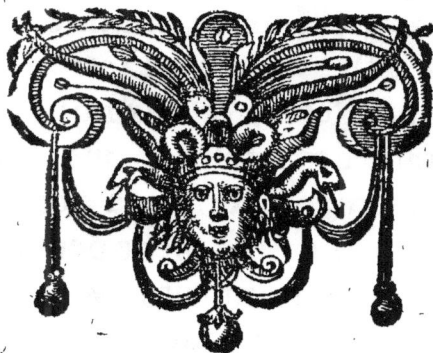

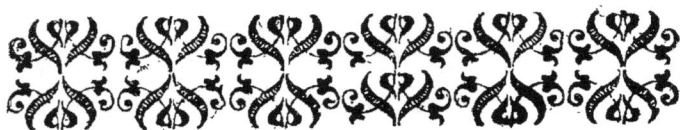

DE LA CONFORMITE'
DE CET OEVVRE AVEC LES
Efcritures, doctrine des Peres, &
les notions communes, tant des
fideles, que des infideles.

CHAPITRE I.

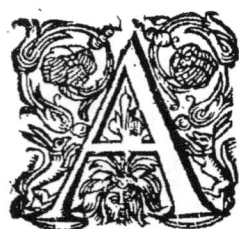

APRES auoir confideré les merueilles de cét œuure, il eft à propos de faire voir en fuitte comme il eft conforme aux Efcritures, à la doctrine des Peres, & aux notions communes, tant des fideles, que des infideles. Premierement, afin que l'on foit affeuré que probablement on ne peut pas qualifier les chofes qui ont efté cy deuant rapportées, du nom de refueries, ou de chofes de neant : car on ne peut pas mettre entre les refueries & chofes friuoles, celles-cy qui ont de la correfpondance auec les plus grandes, & les plus ferieufes. En fecond

lieu, afin que l'on cognoiffe combien il eſt
neceſſaire de les examiner & diuulguer:
car elles font telles, que l'examen qui en
fera faict, ne fera pas de petite vtilité pour
pouuoir dés maintenant, & au temps à venir, eſtre prudemment pourueu aux choſes de l'Egliſe. Or celuy à bon droict meriteroit d'eſtre reprimendé, qui ne rappor-
teroit à la fouueraine authorité les choſes
que probablement, il eſtime concerner la
choſe publique.

La premiere conformité donc apparoiſt
entre cét œuure, & vne certaine malediction côtenuë dans Iſaye, chapitre 10. Les
paroles du Prophete font telles : *Maledi-*
ction fur Aſſur: Il eſt la verge de ma fureur, &
mon baſton : mon indignation eſt en ſa main. Ie
l'enuoyeray à la gent fauſſe, & luy manderay
contre le peuple de ma fureur, qu'il oſte la deſ-
poüille, & qu'il pille la proye, & qu'il le mette
pour eſtre foulé comme la bouë des ruës. Mais il
ne l'eſtimera pas ainſi, & ſon cœur ne le penſera
pas ainſi : mais ſon cœur ſera pour deſtruire,
voire iuſques à la mort de beaucoup de gens. Car
il dit: Mes Princes ne ſont-ils point auſsi Roys?
Calanno n'eſt-il pas ainſi que Carchamis ? &
Emath comme Arphad? Samarie n'eſt-elle pas
comme ... mas? Ainſi que ma main a trouué les
Royaumes de l'Idole, ainſi a elle fait les ſimula-

chres de Ierusalem, & de Samarie. *Ne feray-ie*
pas ainsi à Ierusalem, & à ses simulachres, com-
me i'ay fait à Samarie, & à ses Idoles? L'œuure present se rapporte auec la malediction icy rapportée, & auec sa cause. Le
sens est tel : Malediction sur Assur (c'est à
dire sur le diable, duquel le Roy d'Assyrie
estoit la figure) laquelle viendra sur luy.
Et il en rend la raison : Car estant la verge
de ma fureur, & mon baston, pour frapper
ceux qui ont merité ma fureur, & mon indignation : & il s'est preualu à l'encontre
des reprouuez, qui est dite la gent falla-
cieuse, parce qu'ils abandonnent l'image
de son eternité, & le peuple de la fureur de
Dieu, non par sa puissance, mais par la
force de la permission de Dieu, qui l'a destiné à ce, afin de les mettre pour estre foulé comme la bouë des ruës : & supposé
que ie luy ay permis de despoüiller, & de
destruire; quant à luy toutefois, il ne l'esti-
mera pas ainsi, & ne rapportera pas à ceste
cause la perdition, & la proye qu'il fera des
reprouuez, ains se l'attribuera pour l'ampliation de son Royaume (car il a eu son
cœur à destruire, & à mettre à mort beaucoup de gens) & à ses Princes, & à sa sapience, & à la force d'iceux, ne mettant
point de difference entre les esleus, & les

reprouuez, tout ainſi que faiſoit Sennacherib, qui ne faiſoit point de diſtinction
entre nations & nations, & entre Ieruſalem, & Samarie, lequel attribuoit les victoires à ſon induſtrie, & à ſes forces. Or
les paroles de ceſte Prophetie ſe rapportent auec cét œuure: car le preſent œuure
eſt vne vraye malediction ſur le diable, &
vne confuſion de ſon arrogance, pareille à
celle qui eſt touchée en ceſte Prophetie.
Nous diſons que c'eſt vne malediction
contre le diable: car par iceluy il eſt contraint de deſtruire l'œuure qu'il ayme le
plus, & ſe combattre ſoy-meſme de ſes
propres armes, & l'exterminer; & loüer ce
qu'il hayt, & hayr ce qu'il ayme. Or ces
choſes vont à la confuſion de ſa vanterie,
& de ſon arrogance: car par icelles ſe cognoiſt ſon infirmité, & qu'eſtant comparé
à Dieu, il n'eſt qu'vne mouſche, ſans la permiſſion duquel il n'a pas le pouuoir de
rien faire, ny de nuire, ny d'oſter ſeulemét
vn cheueu de la teſte.

Il ſe void encor par l'œuure preſent, que
noſtre Seigneur peut oſter au diable ce
qu'il penſe poſſeder bien ferme, & en telle
ſorte, qu'il s'eſtime ne le pouuoir perdre;
& qu'il peut ſauuer ce qu'il penſe eſtre entierement perdu, & conſeruer ce qu'il vou-

droit perdre. Par le mesme œuure il appert
encor, que Dieu peut resusciter les Laza-
res, c'est à dire, les pecheurs, ausquels il y
a moins d'esperance; & que personne ne
peut arracher des mains de CHRIST ce
que le Pere luy a donné. Bref, que Dieu
peut se seruir de la volonté de ses creatures, & faire qu'elles veulent, eslisent, &
operent tout au rebours de leur intention
ce qu'elles ne veulent point, ce qu'elles re-
iettent, & ont à contre-cœur : car elles
font toutes ces choses à la gloire de Dieu,
& à la confusion du diable.

Or côme les choses susdites furent leuës
deuant trois possedées, sœur Peronne a dit
en Latin : N'en dites point dauátage, mon
Pere, vous serez vous-mesme tesmoing de
ces choses, & elles s'accompliront toutes,
& faut que toutes les Propheties soient accomplies : mais elles ne s'accompliront
pas toutes ceste année, & la parole de Dieu
demeure eternellement. Depuis que l'E-
glise a commencé d'estre, elle n'a point veu
chose semblable à ceste-cy.

CHAPITRE II.

OVtre cela, à la fuitte de ce mefme chapitre eft predite vne certaine vifitation, par laquelle Dieu vifitera quelques-vns qu'il appelle, le fruict de la grandeur du Roy d'Affur, & fur la gloire de la hauteffe de fes yeux; & cela ce fera vers la fin du monde, quand il aura accomply toutes fes œuures en la montagne de Sion, & en Ierufalem, à la confufion de la vanterie du diable. Les paroles du Prophete font telles: *Et aduiendra, qu'alors que le Seigneur aura accomply toutes fes œuures en la montagne de Sion, & en Ierufalem, ie vifiteray fur le fruict de la grandeur du cœur du Roy d'Affur, & fur la gloire de la hauteffe de fes yeux. Car il a dit: Ie l'ay fait par la force de ma main, & l'ay entendu par ma fapience: & i'ay ofté les limites des peuples, & ay pillé leurs Princes, & ay tiré hors, comme puiffant, ceux qui refidoient en fublimiïé. Auffi ma main a trouué comme vn nid la force des peuples: & ainfi que l'on recueille les œufs qui font laiffez, ainfi ay-ie affemblé toute la terre, & n'y a aucun qui ayt remué vne plume, ne qui ouurift la bouche, ou qui grondaft. La coignée fe glorifiera-ell' contre celuy qui en couppe? ou la sie se glorifiera-elle contre celuy qui la tire? Ainsi comme si la verge s'esleuoit contre celuy qui l'esle-ue, & le baston s'esleuast, lequel certainement est bois.* Or les choses qui sont dites icy se rap-portent à cét œuure. Car cét œuure est vne vocation des Magiciens & Magiciennes, & il s'accomplit sur la fin du mode, & c'est à la confusion de la vanterie du diable, la-quelle est touchée dans ceste Prophetie, comme s'il disoit : *Et il y aura :* c'est à dire, il arriuera aux derniers iours, sur la fin du monde, lors que le Seigneur aura accom-ply toutes ses œuures, lesquelles il a pensé de faire pour le salut des esleus, par les voyes ordinaires de sa grace, en son Eglise & au Siege Romain, qui est designé par le mont de Sion & Ierusalem, qu'il visitera sur la Synagogue de Sathã, par les œuures de sa puissance, & sa misericorde, qu'il les appellera, & les sauuera, qui est propremét cé qui est appellé le fruict de la grandeur du cœur du Roy d'Assur, & la gloire de la hautesse de ses yeux, parce que c'est la plus principale partie du corps du diable, la-quelle il ayme par dessus les autres, estant celle par laquelle il s'esleue, & se glorifie contre Dieu, comme de l'œuure de sa ver-tu, & de sa sapience. Or la cause & le mo-tif de ceste vocation, & pourquoy il leur

oftera ceux qu'il ne penfoit pas iamais deuoir perdre, il la touche quand il dit : Il a
dit comme Sennacherib Roy des Aſſyriẽs,
l'ay defpoüillé le peuple de Dieu, les Princes du peuple de Dieu, & ceux qui eſtoient
conſtituez en hauteſſe d'authorité & de
ſcience, & ie les ay attirez à moy en la force de ma main, & en ma ſapience, & n'ay
trouué non plus de reſiſtance en ce peuple
que i'ay dépoüillé, qu'à piller vn nid d'œufs
abandonné, quand on les prend; & n'y a
perſonne qui remuë la plume, ou qui ouure ſa bouche pour grommeler. Afin qu'il
ſçache qu'il s'eſleue, & ſe glorifie contre
Dieu, comme feroit la coignée contre celuy qui en couppe, ou comme la ſie contre
celuy qui la tire, &c. Et ainſi il appert que
le temps de la viſitation & des mouuemés
de cét œuure, ſe rapportent auec ce qui eſt
icy predit. Or comme les choſes ſuſdites
ſe liſoient en Latin deuant les poſſedées,
Peronne a dit : mon Pere, tu voids que ces
choſes arriueront ainſi.

C H A-

CHAPITRE III.

Vtre cela dans le mefme chapitre d'Ifaye il eft predit que Dieu fera les gras du diable deuenir maigres, que la gloire d'iceluy allumée par deffous ardera comme la chofe bruflée par le feu: que la lumiere d'Ifraël fera en feu, & fon Sainct en la flamme : que fon efpine fera allumée & deuorée, & les ronces tout en vn iour: que la gloire de fa foreft, & de fon Carmel, tant l'ame comme la chair fera confumée, & fera fuitif par terreur: que les demeurans de fa foreft feront faciles à nombrer à caufe du petit nombre. Voicy les paroles mefmes du Prophete.

Pource le Seigneur Dominateur des armées, fera fes gras deuenir maigres: & fa gloire allumée par deffoubs ardera comme la chofe bruflée par le feu. Et la lumiere d'Ifraël fera en feu, & fon Sainct fera en la flamme : & fon efpine fera allumée & deuorée, & les ronces tout en vn iour. Et la gloire de fa foreft & de fon Carmel fera confumée, tant l'ame comme la chair : & fera fuitif par terreur & les demeurans du bois de fa foreft feront faciles à nombrer à caufe du petit nombre, & vn enfant les efcrira. Or ces notes de vifita-

I I I

tion qui font predites en ces paroles,
font totalement les mefmes que celles
qui font promifes par cét œuure : car par
cét œuure il nous eft promis, premierement, la conuerfion des Magiciens &
Magiciennes. En fecond lieu, l'extermination de tout erreur & vice. En troifiefme lieu, la reformation de toute l'E-
glife. En quatriefme lieu l'abfolution generale à tous pecheurs. En cinquiefme
lieu, la fuite de l'Antechrift & de fes
complices. En fixiefme lieu, l'annotation
& la publication des Actes, & l'euene-
ment de cét œuure. Or il appert que
toutes ces chofes font fignifiées par les
chofes fufdites : car il dit, *Pource* : c'eft à
dire, afin de repouffer la fufdicte vanterie du diable, le Seigneur Dominateur
enuoyera premierement du ciel à ceux
qui font de la Synagogue (qui font la
gloire de Sathan, & les gras de fon trou-
peau ou de ceux qui font de fon corps,
tout ainfi que les Saincts & les efleus font
dicts la gloire de Chrift) le don de pœnitence, par le moyen duquel ils deuiendront abiects, humbles, & mortifiez,
comme auparauant ils auoient efté fuperbes & hautains. Secondement, de par
le mefme Dominateur le Seigneur des

armées, sa gloire, c'est à dire la Synagogue
du diable , sera exterminée totalement,
ne plus ne moins qu'vne maison qui est
bruslée depuis les fondemens. En troisiesme lieu , afin que l'Eglise soit vrayement & purement reformée, le Dominateur, le Seigneur des armées fera par le
moyen de ceste visitation, que la lumiere
d'Israël , c'est à dire la foy qui est celle
qui nous illumine & nous conduit , sera
en feu à cause de l'ardente charité qui
luy donnera sa forme : & Iesus Christ,
qui est la sanctification de nos ames, sera
en feu, pource qu'en maniere de feu, il
illuminera les ames dés nouuellement
conuertis , & enflammera leurs cœurs
de l'ardeur de son amour diuin. En quatriesme lieu, par l'œuure de ceste visitation, l'espine de leurs pechez sera bruslée,
c'est à dire sera notifiée ou magnifiée par la
publication des Actes, & sera deuorée par
l'absolution generale qui leur sera donnée en vn iour : ce qui semble estre dir,
attendu que le peché d'iceux sera presque manifesté tout ensemble & en mesme
iour, & sera effacé par vne abondante
infusion de grace, & vn renouuellement
de la creature, & vne absolution generale. En cinquiesme lieu , par cét œuure

sera aussi exterminé tout vice, parce que
quand la racine est seiche, les rameaux
aussi deuiennent sees : or la racine de toute iniquité c'est la Synagogue des Magiciens , laquelle par le moyen de cét œuure sera exterminée : & elle est appelée la
forest de Sathan , pource que c'est là
qu'il faict toute sorte de maux en cachette : & elle est appelée la gloire & le Carmel du diable , parce que c'est la partie la
plus noble de son regne, où sa puissance
infernale se manifeste le plus : & sera totalement consumée, tout ainsi comme si
quelqu'vn estoit consumé tant en corps
comme en ame. En sixiesme lieu , par les
œuures de ceste vocation , le diable &
l'Antechrist cederont à Iesus-Christ qui
sera victorieux : & par la frayeur des merueilles qu'il operera pour vaincre ses aduersaires, & ceux qui luy resisteront, il sera
mis en fuitte tout de mesme que Sénache-
rib: & les restes du bois de sa forest, c'est à
dire de la Synagogue, seront en partie mises en cendre par vne vraye pœnitence,
l'autre partie prendra la fuitte auec l'Antechrist : & ils seront en si petit nombre, qu'vn enfant les pourroit nombrer:
or est confus celuy qui pouuant com-
pter vn grand nombre , comme Senaa-

cherib, s'enfuit auec la dixiesme partie seulement, le reste demeurant mis en cendre
par l'Ange. Et ainsi il est euident, que les
marques de l'vne & de l'autre visitation se
correspondent. Or comme les choses susdites furent leuës en Latin deuant les trois
possedées, sœur Peronne a dit : Tout ieu
ne me plaist pas ; & toy, mon Pere, tu le
verras.

CHAPITRE IV.

EN outre, au mesme chapitre il est predit : Premierement, que ceux qui doiuent estre conuertis, ne s'appuyeront pas
derechef sur celuy qui les frappe. Secondement, que ce sera veritablement qu'ils
se conuertiront. En troisiesme lieu, qu'elle
sera generale, entant que les restes seront
conuertis, encor que le peuple de Dieu fust
comme le sablon de la mer. Voicy les paroles de la Prophetie : *Et aduiendra en ce*
iour-là, que le residu d'Israël, & ceux qui s'en se-
ront fuis de la maison de Iacob, ne s'appuyeront
pas derechef sur celuy qui les frappe : mais s'ap-
puyeront sur le Seigneur, le Sainct d'Israël de ve-
rité. Les restes seront conuerties : la reste, dis-ie,
de Iacob, au Dieu fort. Car, ô Israël, combien

*que ton peuple fera comme le fablon de la mer, fi
fera le refte d'iceluy conuerty.* Or les marques
de la conuerfion qui font icy touchées,
font les mefmes auec les marques de la cô-
uerfion qui eft propofée par cét œuure,
car il dit : Et aduiendra en ce iour là, à fçauoir, quand le Seigneur fera la conuerfion
fufdite, le refidu d'Ifraël, & ceux qui s'en
feront fuis de la maifon de Iacob, c'eft à dire, les Magiciens & les forciers, lefquels à
bon droit il appelle, le refidu d'Ifraël, &
ceux qui s'en feront fuis : car ils ne font
point de l'Eglife, iaçoit qu'ils viennent de
l'Eglife, tout ainfi que ce qui refte de deffus
vne table, n'eft point compté entre les
mets des viandes que l'on fert fur table, encor qu'il vienne des mets defdites viandes;
& font dits s'en eftre fuis de Iacob, pource
qu'au moyen des renonciations, & des pactions qu'ils ont faites auec le diable, ils
s'en font fuis hors de la maifon de Iacob:
ils ne s'appuyeront plus, dis-je, derechef
fur le diable, qui les auoit frappez de la
playe d'aueuglement, & d'endurciffement
incurable. Outre ce, non feulement leur
conuerfion fera permanente (qui eftoit vne
des marques) ains fera auffi vraye, & par-
faite, fans fimulation, ou hypocrifie, à
Dieu, lequel ils ont cogneu fort & puiffát,

En outre, il donne à entendre qu'elle sera
aussi vniuerselle, en sorte que par tout le
monde il n'y aura qu'vne bergerie, & vn
Pasteur, quand il dit : que combien que le
peuple d'Israël seroit sans nombre, côme
est le sablon au bord de la mer, neatmoins
le reste des hommes qui resteront, seront
conuertis. Et ainsi il appert que les mesmes
marques de l'vne & de l'autre conuersion,
tant celle qui est icy predicte, que celle qui
est promise soubs cét œuure, sont les mesmes. Or comme ces choses se lisoient en
Latin, en la presence des trois possedées,
sœur Frãçoise a dit : Ouy, mon Pere. Mais
sœur Catherine a dit : Si tu ne prouuois ces
choses pour estre veritables, tu ne les eusse
pas reseruées si long temps, c'est vne inspi-
ration qui vous a esté faite. Sœur Peronne
a dit : Il n'est pas bon de s'appuyer sur son
propre iugemét. Catherine a dit : On void
les apparences de ceste conuersion, & n'est
point necessaire de te les rapporter : pour-
suis, la verité n'est point trompeuse.

III iiij

CHAPITRE V.

EN outre, en ce mesme chap. est predicte vne certaine consommation, qui
sera abregée : qu'il fera abondamment venir, la Iustice : que Dieu la fera au milieu
de la terre : & que par elle il fortifiera son
peuple contre la crainte d'Assur. Voicy le
texte : *La consummation abregée fera abondam-*
ment venir la Iustice. Car le Seigneur, le Dieu
des armées, fera consûmation, & abreuiation au
milieu de toute la terre : Pource, telles choses dit le
Seigneur Dieu des armées : Mon peuple qui habi-
te en Sion, ne craint point Assur. Il te frappera
de la verge, & leuera son baston fur toy en la voye
d'Egypte. Or ceste Prophetie se rapporte à
cét œuure : car par cét œuure est promis
vn renouuellement de l'vniuers, & la reformation de l'Eglise, qui dans peu de téps
doit estre accomplie, laquelle sera grande,
& se fera en la ville de Rome, & les Chrestiens seront fortifiez contre les persecutions de l'Antechrist : toutes lesquelles
choses l'on void estre predictes par ceste
Prophetie ; c'est pourquoy elle dit, que la
reformation & le renouuellement qui doit
arriuer, sera vne consummation abregée :

vne consummation, entant qu'en icelle
prendra fin la malediction qui est icy predicte contre le diable: ou bien, pource que
par icelle sera accomply le nombre des esleus, pour reparer les ruines. Or elle sera
abregée, pource que dans peu de temps elle se fera, & aisément, Dieu y operant, qui
rompra soudain l'aiguillon du peché. Ou
bien elle est appellée consummation abregée, d'autant que ceste renouation sera de
peu de durée, comme vous pourriez dire,
qu'elle ne durera que durant l'espace de
temps qu'il y aura entre l'extermination
de la Magie, & le Royaume de l'Antechr.
Il est dit aussi que la consummation abregée fera abondāmēt venir la Iustice, pource que tout ainsi qu'vn fleuue rapide, &
grand, fait descendre auec impetuosité
quantité d'eaux, & en abondance: ainsi la
grace de Dieu descendra d'enhaut en telle
affluence, que la iustice & les bonnes œuures regorgeront. Mais quand il est dit que
le Seigneur Dieu des armées fera ceste cō-
sūmation & abreuiatiō au milieu de toute
la terre, il semble que cela veut dire, que tel
renouuellemēt se doit accomplir à Rome,
qui est appellée le milieu de toute la terre,
pource que toutes les Eglises la regardent,
tout ainsi que les parties d'vne circōferen-

ce regardent leur centre; ou bien, pource
qu'elle est au milieu, entre les deux Indes,
Orientales & Occidentales, entre le Midy
& le Septentrion, selon que la Religion
Chrestienne s'estend. Et pource que ceste
consummation sera preparatoire contre la
persecution de l'Antechrist, à ceste cause,
cecy dit le Seigneur Dieu dés armées : O
mon peuple qui habites en Sion, n'aye pas
crainte d'Assur, c'est à dire, du diable : car
en la verge de ma correction il te frappera,
& leuera sur toy le bastô de sa persecution:
en la voye d'Egypte, c'est à dire en ce môde, où nous sommes viateurs, & pelerins:
mais il ne pourra nuire, à cause de l'abondance de grace que ie donneray pour vous
fortifier.

CHAPITRE VI.

OVtre cela, en la suitte du mesme chapitre il touche plusieurs voyes, &
plusieurs moyens, desquels Dieu se seruira, pour susciter la malediction, dont Sathan est menacé qu'elle doit venir sur luy;
& premierement, il dit que son indignation & sa fureur sera dans peu de temps sur
leur peché, & encor vn petit, il suscitera

sur luy vn fleau, selon la playe de Madian
en la pierre d'Oreb : qu'il ostera le fardeau
du diable de dessus les espaules du peuple
qui doit estre deliuré : qu'il fera pourrir le
ioug, pour la presence de l'huille : qu'il viëdra en Aioth, &c. Les paroles du Prophete sont telles : *Car encor vn espace de temps, &*
vn petit, mon indignation sera consommée, &
ma fureur sera sur leur peché. Et le Seigneur des
armées suscitera sur luy vn fleau, selon la playe de
Madian en la pierre d'Oreb, selon sa verge sur la
mer, & l'esleuera en la voye d'Egypte. Et aduien-
dra en ce iour là, que son fardeau sera osté de ton
espaule, & son ioug de ton col, & le ioug se pour-
rira pour la presëce de l'huyle. Il viëdra en Aioth,
il passera en Magron, & en Machmas laissera ses
vaisseaux. Ils sont passez legerement, Gabaa est
nostre siege. Rama a esté estonnée : Gabaa de Saul
est fuye. Fille de Gallin henni de ta voix, Laïza
escoute, pauure Anathot. Medemena s'est escar-
tée : vous qui habitez en Gaben, soyez confortez.
Encor est-il iour pour s'arrester en Nobé. Il esleue-
ra sa main sur la montagne de la fille de Sion, &
la montagne de Ierusalem. Voicy le Dominateur,
le Seigneur des armées rompra la bouteille par
terreur : & ceux qui sont de haute stature, serõt
couppez, & les hautains seront humiliez. Et les
espesseurs de la forest seront subuerties par le fer :
& le Liban cherra auec les lieux hautains. Or

toutes ces choses ont rapport auec cét œuure, qui s'appelle l'extermination de Sathan, & de son regne; à cause dequoy il ef-
facera le peché, il diuisera l'Enfer, il annul-
lera les contracts, il fera que le diable s'en-
fuye des Magiciens, il les tirera de la gueule de leur iniquité, il les mettra en la voye
de penitence, il les conduira au comble de
la perfection, il resiouyra en eux le Ciel.
Et à ceste fin il prendra vne fille bien pauure, & obeyssante, laquelle il fera parler
pour le salut des ames, à la voix de laquelle
il s'ensuiura que les Magiciens quitteront
le party du diable, pour se renger du costé
de Dieu, s'ensuiura le confort des hûbles,
la predication, & la penitence, &c. Or il se
void euidemment, que tous les moyens
susdits, auec diuerses circonstances, sont
proposez soubs ces paroles. L'extermination du peché de la Synagogue, & le téps,
& la maniere, sont touchez quâd il est dit:
car encor vn espace de temps, & vn petit,
mon indignation sera consumée, & ma fureur sera sur leur peché. Car la fureur du
Seigneur & son indignation est consumée sur la meschanceté des pechez, quand
il l'efface, & le reduit à rien, & ceste indignation sur le peché de la Synagogue est
iuste, & pieuse: elle ne sera pas accomplie

tout aussi tost que l'œuure aura esté commencé : mais il y aura vn petit d'interualle
entre le commencement & le progres , &
entre le progres & la fin de l'œuure. Voila
pourquoy il dit: encor vn espace de temps,
& vn petit , & mon indignation sera consumée. Mais quant à la diuision de l'Enfer côtre l'Enfer, auec ses diuerses circonstances, semble qu'elle est denotée quand
il dit : Et le Seigneur des armées suscitera
sur luy le fleau , selon la playe de Madian
en la pierre d'Oreb , & sa verge dessus la
mer, & l'esleuera en la voye d'Egypte. Car
ceste diuision se peut proprement appeller
la playe de l'Enfer, car par le moyen de ceste diuision, l'Enfer est confus outre mesure, & a de la ressemblance auec la playe de
Madian : car tout ainsi que les Madianites
furent diuisez contre eux-mesmes , & que
leur diuision fut cause de donner la victoire à Gedeon : ainsi la diuision de l'Enfer
têd à la ruine manifeste de la Magie, si bien
que I E S V S-C H R I S T triomphe de l'Enfer, & s'enrichit de leurs despoüilles. Nous
voyons aussi soubs cét œuure, que Dieu est
tousiours appellé le Dieu des armées, pour
faire entendre que le party contraire à Sathan, sera renforcé soubs cét œuure, soubs
lequel il suscitera la playe de diuision con-

tre l'Enfer, en la pierre d'Oreb, c'est à dire
en la saincte Baulme, qui est vrayement
pierre, & la pierre d'Oreb, qui selon son
interpretation signifie *vn corbeau*, pource
qu'en icelle le peché qui est noir comme le
corbeau, y a esté destruit par les armes
d'vne vraye penitente. Outre cela, nous
voyons que Dieu par ses Ministres a sus-
cité contre l'Enfer ceste playe de diuision,
par la vertu de l'exorcisme, en la mesme
maniere que par son seruiteur Moyse, en
la verge d'iceluy il a fait des merueilles en
la mer rouge, & en la terre d'Egypte; en
sorte que tout ainsi que Pharao fut lors
submergé dans le profond des eaux, & pe-
rit auec tous les siens : ainsi Belzebub le
Prince des demons, auec tous les siens par
cét œuure-cy descendra en Enfer, pour
tousiours sans iamais en reuenir. Nous
voyons aussi ceste playe de diuision susci-
tée aux Magiciens & sorciers, estans encor
en la voye d'Egypte, à sçauoir lors qu'ils
estoient encor vnis, & confederez dedans
l'Enfer. Or ce que les contracts & les cedules ont esté mis à neant, & l'effacement des
marques du diable (qui estoit encor vn autre moyen pour deliurer la Synagogue de
la tyrannie du diable) semble estre signifié,
quand il est dit : Et il aduiendra en ce iour là

que fon fardeau fera ofté de ton efpaule, &
fon ioug de ton col, & le ioug fe pourrira
pour la préfence de l'huile. Car les marques
du diable, & les cedules des contracts fe
peuuent veritablemét appeller, le ioug du
diable, pource que en confideration de ces
chofes, il les retient foubs fa captiuité; &
nous auons veu foubs cét œuure ce ioug
auoir efté ofté de deffus leurs efpaules, par
la renonciation que l'Enfer a fait folem-
nellemét à tout le droict qu'il pouuoit pre-
tendre de ce cofté là; & auons veu femblably-
blemét comme les marques du diable ont
efté effacées, & ont efté pourries pour la
préfence de l'huile de la diuine mifericorde, & la grace de noftre Seigneur. Or ce-
pendát que ces chofes fe lifoient en la prefence des poffedées, en Latin, fœur Catherine a dit: Tu as eu cognoiffance de ces
chofes par infpiration. Et Peronne a dit:
Et elles ne t'ont pas efté dites en Latin; &
encor vn peu, & les paroles que i'ay dites
feront verifiées; & ce ne font point des filles babillardes qui ont dit ces chofes, ains
ces chofes t'ont efté exactement, & clairement expliquées, & en icelles il n'y a, ny
aura erreur, ny tromperie. Outre cela, on
void qu'il eft fignifié que noftre Seigneur
IESVS auant toutes chofes fera que le dia-

ble s'enfuira des Magiciēs & forciers, quầd
il est dit : Il viendra en Aioth. Car Aioth
signifie *vn vautour*, qui se destourne. En
outre , ce qu'il les tirera de la gueule de
leurs iniquitez, est signifié, quand il est dit:
Il passera en Magron, car Magron signifie
autant que gosier de tristesse. Outreplus,
ce qu'il les doit mettre au chemin de penitence, semble estre signifié, quand il est dit:
En Machmas il laissera ses vaisseaux: car les
vaisseaux du diable , ce sont les Magicienś
& forciers, lesquels I E S V S - C H R I S T luy
emportera par cét œuure; & les laissera en
Machmas, c'est à dire , au lieu de penitence : car Machmas veut dire, celuy qui touche, ou petit tribut : car en la penitencé
nous sommes touchez de Dieu., & nous
luy payons le tribut de satisfaction, encor
qu'il soit bien petit. En outre, que de bref
il les doit conduire au comble de la perfection, cela est signifié , quand il est dit : Ils
sont passez legerement, Gabaa est nostre
siege : car Gabaa signifie, enclinemēt à seruitude. Or les penitens seruent. Mais il les
fera passer vistement cét enclinemēt de seruitude, pour venir au haut de la perfectió,
où est nostre siege, c'est à dire, le repos, &
la retraicte des Saincts; & que pour cela, le
Ciel, c'est à dire l'Eglise, tant la militante,
que

que la triumphante, fe refiouira, & l'Enfer
en aura defplaifir, il le donne à entendre
quand il dit, *Rama a efté eftonnée*: car par Rama nous entendons fort conuenablemét
les citoyens des cieux: car il fignifie autant
comme qui diroit en haut, qui eft le lieu
où ilz font & viuent. Or ilz font dits auoir
efté eftonnez, à fcauoir en l'admiration
qu'ils ont euë de la bonté, & de la mifieri-
corde diuine qui fera le motif de leur ioye.
Par Gabaa de Saül, nous entendons fort
couuenablemét les habitans d'Enfer, d'autant qu'ilz demeurent en la pente de tout
le monde: or heurlement & trifteffe eft de-
monftrée en ce qu'ilz ont fuy, ou font dits
auoir fuy, entant que foubs cét œuure ils
ont efté, & feront repouffez en Enfer. Outre cela, il eft môftré que à cefte fin il prendra vne pauuré fille qui fera obeiffante, laquelle dira courageufement toutes les
chofes qui luy feront fuggerées, & ce auec
fruict pour le falut des ames, quand il eft
dit: Henny de ta voix fille de Gallim: Laiza
efcoute, pauure Anathoth. Car Laiza fignifi-
fie autant que fille du lyon, ou pour le falut. Gallim fignifie en fon interpretation
autant comme tranfmigration, ou Gaule:
& ces chofes fe peuuent affez propremét
accommoder à Loyfe qui a parlé foubz

cêt œuure. Car elle peut estre appelée fille
du lyon , c'est à dire de Christ qui est appelé le lyon de la Tribu de Iuda , & a icy
parlé comme vn lyon : & on dit qu'elle a
parlé pour le salut des ames, & principalement de deux: Et, selon qu'il m'en souuiét,
le demon là souuét appelée Laiza & non
point Loyse : & depuis elle fut ainsi appellée par les Possedées de l'Isle , qui aussi
l'appellerent la pauurette : & vrayement
pauurette estoit elle de condition , de va-
cation , & d'humilité. Elle a aussi obey, &
s'est submise ce que signifie ce mot Anathot. Elle peut aussi estre appelée fille de
Gallim , c'est à dire de transmigration,
entant qu'elle a passé de l'heresie à la foy,
de l'estat seculier à la Religion , ou bien
elle est ainsi appelée, pource qu'elle est
originaire de la Gaule de France , estant
d'aupres de S. Remy. Bref c'est chose constante qu'elle a comme henny de sa voix:
car de l'animosité de ses declamations, elle
a espouuété & troublé les partis côtraires,
& de la voix de sa bouche elle a faict ce
que faict vn genereux cheual par son hen-
nissement en vn combat. Il est dit, qu'elle
a esté attentifue, pource qu'elle a creu à
Dieu, & a ployé soubs luy, & n'est point
allée en arriere. Or ce pendant, les choses

fufdictes ayans efté leues en Latin deuant les trois Poffedées, fœur Peronne a dit: Iuge toy-mefme fi tu l'as trouuée telle. C. Et toy-mefme cognois bien que toutes ces chofes veritablement luy conuiennent. P. Et nous ne pouuons contredire à ce qui eft manifeftement vray. Il a defigné les autres chofes qui font enfuiuies apres la voix, & le henniffement de la fille de Gallim, comme font les deflogemens des Magiciens & Magiciennes de la part du diable, pour fe rédre du cofté de Dieu, la confortation des humbles : la predication, & la penitéce qui fe fera par le moyen de ces difcours auant le regne de l'Antechrift: la côfufion du regne de Sathan, &c. La premiere de ces chofes eft fignifiée ou il eft dit: Mademena s'eft efcartée. Car Mademena fignifie autant comme des eaux qui faillent hors des entrailles mefmes : l'eau fignifie la grace: le faillement fignifie l'abondance: or la tranfmigration ou departement que feront les Magiciens & Magiciennes, doit eftre attribuée à l'abondance de la grace qui faillira & ruiffellera des entrailles de la mifericorde de Dieu. Quand il eft dit : *Vous qui habitez en Gabin, foyez confortez,* eft monftrée la confolation des humbles: car par Gabin font entendus

les humbles qui ferôt inſtruits en ces choſes & ſeront confortez:car Gabin ſignifie
vne valée : or par la valée nous entendons
conuenablement les humbles,comme par
les montagnes font entédus les ſuperbes.
Mais quãd il eſt dit:Encor eſt il iour pour
s'arreſter en Nobé:cela ſignifie autãt comme qui diroit : Il y a encor du temps & de
l'interualle pour ſe tenir à la predication
auant que la perſecution vienne : car Nobé veut dire autant que abbayemét,par ou
nous entendons la voix de la predication,
cóme par le iour eſt entendu vn interualle
de temps. Au reſte du texte eſt demóſtrée
la confuſion & la deffaicte de Sathan, en
ce qu'il ruinera toute ſa valeur,& toute la
force de ſon Royaume,& tout ce qui faiſoit à ſa grandeur.Or pendãt que ces choſes ſe liſoient en la preſence des Poſſedées,
Peronne a dit : Il y en aura peu qui pour
cela viendront à reſipiſcence,& tous ceux
de la Synagogue ne ſe conuertiront pas,&
tous ceux qui ne ſe conuertiront point,
periront. Dieu procedera par vn autre
moyen. Celuy qui ſera viuant en ces iours
là, verra la preuue de ces choſes,& verra
choſes grandes & fort admirables. C. le
temps eſt proche, & plus preſt que beaucoup ne le penſent : & peu ſeront viuans
ſur terre lors que toutés ces choſes s'ac-

côpliront, & le nombre des hômes ne sera
point si grand, côme il est maintenant. Par
lesquèlles choses il appert, que côbien que
les paroles, desquelles le S. Esprit s'est seruy pour predire la malediction, laquelle il
auoit preordônée dés l'eternité de la susciter dessus le diable, ne sont pas les mesmes
que ceux dont nous auôs vsé pour signifier
& racôter la malediction d'iceluy, laquelle
a commencé sous cét œuure, & qui luy est
reseruée: neantmoins ce sont des manieres
de parler, & des phrases de l'Escriture, par
lesquelles elle a accoustumé de faire entédre & prefigurer telles choses. Et de toutes
les œuures de Dieu qui sôt arriuées depuis
le temps de ceste Prophetie, il ne s'en est
point encor presenté aucune qui ayt tât apporté de lumiere à ceste Prophetie obscure
en toutes ses parties, comme fait l'œuure
present; si bien que les lueurs des tenebres
deuiennêt pasles en la presence de la vraye
lumiere. La Lune luit durant la nuict, aussi
font les estoilles : mais leur lumiere n'est
pas suffisante pour illuminer le iour, & lors
que le iour luit, elles s'obscurcissent. Or la
verification de cét œuure est vne lumiere,
laquelle estant iointe auec la lumiere de ceste Prophetie, rend vne lumiere plus claire,
& accroist la vraye lumiere, & l'illumine.

CHAPITRE VII.

EN outre, S. Iean au dixiefme de l'A-
pocalypfe parle d'vn Ange, auquel il
affigne diuerfes proprietez, l'interpretatió
defquelles nous declarerós felon Hugues,
& Ribera, & apres cela nous ferons voir
que toutes les fignifications de ce myftere
font verifiées en l'œuure prefent. Les paroles de fainct Iean font telles : *Ie veids vn*
autre fort Ange defcendant du Ciel, ēnuironné
d'vne nuée, au chef duquel eftoit l'Arc du Ciel:
& fa face eftoit cōme le Soleil, & fes pieds com-
me des colomnes de feu. Et auoit en fa main vn
liuret ouuert: & mit fon pied dextre fur la mer,&
le feneftre fur la terre. Et cria à haute voix, cō-
me quand vn lyon bruit; & quand il eut crié,
fept Tonnerres profererent leur voix. Ribera fur
ce paffage dit : Que Dieu en ces iours là,
lors que ces chofes s'accompliront, parlera à fon Eglife, non point par vn Ange, qui
foit habillé, ny couuert de la façon, mais
qu'il nous annoncera, & nous donnera à
entendre par quelque autre moyen, les
chofes qui nous font données à entendre
foubs le myftere de cét Ange, de fes paroles, & de fon veftement. Le Cardinal Hu-

gues, par cét Ange entend I ESVS-CHRIST.
L'opinion encore de quelques Docteurs
est, que Dieu és derniers temps honorera
son Eglise d'vne Escriture nouuelle. Or cét
Ange, selon Ribera, est dit parler à la maniere d'vn lyon qui bruit, pource qu'il parlera auec terreur: Il est veu enuironné d'v-
ne nuée, pource que l'on ne croira point à
ses paroles: Il est dit de sa face, qu'elle estoit
comme le Soleil, pource qu'il annoncera
choses de resiouyssance: En son chef l'Arc
du Ciel, pource qu'il publiera la reconciliation entre Dieu & les hommes. Il est dit
auoir son pied dextre sur la mer, & son se-
nestre sur la terre, pource que sa voix, &
ce qu'il annoncera, serót publiez par tout.
Par les sept Tonnerres, Hugues entend
l'vniuersité de tous les Predicateurs, qui
annonceront, & prescheront les mesmes
choses que le premier Ange a annoncé. Or
toutes ces choses, suiuant ceste interpretation, se rapportent auec cét œuure. Car
l'œuure present, & la vocation de la Synagogue, peut estre appellé le triomphe de
I ESVS-CHRIST à l'encontre de Sathan,
mais mesme estre dit l'Ange, & le Messa-
ger de Dieu, entant qu'il annonce, & de-
monstre ce que I ESVS-CHRIST a preordonné de faire, pour la recóciliation secon-

KKK iiij

de de son Eglise. Et l'Ange est dit icy estre
fort, entant que la publication des choses
qui doiuent estre annoncées, se fait par le
ministere des demons, & des complices,
qui y doiuent estre contraints par la main
tres-forte de Dieu. Mais il est dit estre descendu du Ciel, pource que l'autheur de
ces choses qui sont annocées, n'a peu estre
le diable, & aussi que ce ne sont point resueries de filles. Il est dit, enuironné d'vne
nuée, pource que difficilement il sera entendu, & les hommes auront tousiours
quelque chose à obiecter à l'encôtre. Il est
dit auoir en son chef l'Arc du Ciel, pource
que le principal de ce ministere, designé
par le chef, emporte la reconciliation de
l'Eglise, laquelle est signifiée par l'Arc
du Ciel. Mais sa face est dite estre comme
le Soleil, pource que les choses par lesquelles il aura à estre cogneu, & iugé (côme on cognoist l'homme par la face) serôt
claires & euidentes côme le Soleil; & ceux
qui ne le contempleront que par derriere,
comme font ceux qui cherchent des difficultez où il n'y en a point, ains prendront
garde à ce qu'il faut prendre garde, le cognoistront aisément, & verront que son
tesmoignage est grandement digne d'estre
creu. Il est dit auoir des pieds, car l'œuure

ne s'acheuera point en vn iour, mais fuc-
ceffiuement. Et fes pieds font comme colomnes de feu, pource qu'il marchera en
auant, auec fermeté & clarté, en forte
qu'il fera aifé de voir qu'il n'a rien de commun auec Belial. Il eft dit auoir vn liure
ouuert en fa main, pource qu'à la fin de
l'œuure fera publié le liure qui rapportera
les Actes d'iceluy ; & eft appellé liuret,
parce que ce ne fera pas quelque gros vo-
lume. Et ce qui eft dit qu'il eft ouuert, c'eft
à caufe qu'il parlera clairement : ou bien
pource qu'il defcouurira, & publiera les
abominations de la Synagogue, qui iufques icy auoient efté incogneuës au móde.
Il eft dit auoir vn pied deffus la mer, & l'autre fur la terre; pource que les Actes de cét
œuure feront publiez par tout. Il parlera à
haute voix, & tout ainfi qu'vn lyon qui
bruit: car il fera entendu par tout; & par
la clameur de fon rugiffement, il refueille-
ra les petits chiens de l'Eglife, endormis
du fommeil de la mort, & donnera de la
terreur aux autres qui ne feront point du
corps de l'Eglife. Mais apres qu'il aura parlé, il eft dit que fept Tonnerres profererót
leurs voix; pource qu'apres que cét œuure
aura efté approuué, l'vniuerfité des Predicateurs publiera ce miracle, & que l'Ante-

chrift eſt nay. Mais les vapeurs qui mon-
tent de l'Abyſme obſcurciſſent l'air, & empeſchent les rayons du Soleil de ſe faire
paroiſtre ſur la terre; & ſont tenebreux, &
eſpais, & ne peuuent apporter de ſplen-
deur & de clarté; ainſi en eſt-il de toute interpretation, qui n'eſt regardée que par
derriere.

CHAPITRE VIII.

EN outre, il eſt parlé de trois beſtes en
l'Apocalypſe : d'vn certain dragon
roux, lequel eſt dit eſtre tombé du Ciel, &
auoir fait la guerre auec la femme qui deuoit enfanter vn fils maſle, qui gouuerne-
roit les Nations auec vne verge de fer, &
qu'il a entraiſné auec ſoy la troiſieſme partie des eſtoilles. En outre, il eſt parlé là meſme d'vne certaine autre beſte, qui eſt dite
eſtre montée de la mer, à laquelle il eſt dit
que le dragon a donné ſa vertu, & grande
puiſſáce, laquelle receuroit playe de mort,
& que puis apres elle ſeroit guarie de ſa
playe, & apres ſa guariſon ſeroit admirée
de toute la terre, & ſeroit adorée, & glori-
fiée comme le Tout-puiſſant, laquelle blaſ-
phemeroit contre Dieu, & ſon Taberna-

cle, & ceux qui habitent dans le Ciel : laquelle feroit la guerre contre les Sainĉts,
& les vaincroit, & auroit ceste puissance
l'espace de quarante-deux mois, le nom de
laquelle rendroit le nôbre de 666. & que
icy il estoit besoing de sapience, & de consideration. En outre, il est là mesme faiĉt
mention d'vne certaine autre beste, laquelle est descrite auoir deux cornes semblables à l'agneau, & auoir fait toute la puissance de la beste precedente au nom d'elle, & auoir fait que tous adorassent la premiere beste; & est dite qu'elle a fait signes
& prodiges, & auoir seduit toute la terre
vniuerselle par les signes qu'elle faisoit; &
qu'elle commandoit de faire vne image de
la beste, & de tuer tous ceux qui n'adore-
roient point l'image de la beste : & elle faisoit auoir à tous le charaĉtere de la beste en
leur front, ou en leur main; & deffendroit
tout commerce auec ceux qui n'estoient
point marquez. Les paroles de sainĉt Iean
sont telles, au chapitre treiziesme : *Ie veis
monter de la mer vne beste, &c. & le dragon luy
donna sa puissance, & grand pouuoir. Et ie veis
l'vne de ses testes, comme occise à mort : mais sa
playe de mort fut guarie, & toute la terre s'es-
merueilla apres la beste. Et adorerent le dragon
qui auoit donné pouuoir à la beste, & adorerent la*

beste, disans: Qui est semblable à la beste, & qui pourra combattre contre elle? Et luy fut donné gueule proferante grande chose, & blasphemes, & luy fut donnée puissance d'accomplir quarante-deux mois. Et elle ouurit sa gueule en blasphemes contre Dieu, à blasphemer son nom, & son taber-nacle, & ceux qui habitent au Ciel. Et luy fut aussi donné de faire la guerre contre les Saincts, & les vaincre: aussi luy fut donnée puissance sur toute lignée, & peuple, & langue, & nation. Et tous ceux qui habitoient en la terre, l'ont adorée, desquels les noms ne sont point escrits au liure de vie de l'Agneau occis dés le commencement du monde, &c. Puis ie veis vne autre beste montät de la terre, laquelle auoit deux cornes semblables à celles de l'agneau, & parloit comme le dragon. Et exerçoit toute la puissance de la premiere beste en presence d'elle: & feit que la terre & les ha-bitans d'icelle adorerent la premiere beste, de la-quelle la playe à mort auoit esté guarie. Et feit grands signes, voire iusques à faire descendre du feu du Ciel en terre deuant les hommes. Et se-duisoit les habitans de la terre, à cause des signes qu'il luy auoit esté donné de faire deuant la beste, disant aux habitans de la terre de faire vne ima-ge à la beste, qui auoit esté frappée de glaiue, & a vescu. Et luy fut permis de donner ame à l'image de la beste, & que l'image de la beste parlast: & fera que tous ceux qui n'adoreront l'image de

la beste, seront tuez. Et fera que tous, petits &
grands, & riches & pauures, francs & serfs, au-
ront vne marque en leur main dextre, ou en leurs
fronts. Et qu'aucun ne pourra achepter, ou ven-
dre, s'il n'a sa marque, ou le nom de la beste, ou
le nombre de son nom. Icy est la sapience. Qui
a entendement qu'il compte le nombre de la beste:
car c'est le nombre de l'homme, & son nombre est
six cens soixante-six. Ces trois bestes, & chaque proprieté d'icelles, sont specifiées, &
manifestées soubs cét œuure. Car selon les
choses precedentes, c'est conuenablement
& à propos, que par la premiere beste est
entendu icy Lucifer, qui est vrayement vn
dragon, à cause de sa cruauté; & est roux,
à cause du sang des Martyrs de CHRIST,
lequel il a respandu. Il est descendu du
Ciel par sa cheute. Il combat contre l'Eglise, qui est appellée femme, à cause de sa fe-
condité, entant qu'elle engendre des enfans, fils & filles, à Dieu. Il a entraisné la
troisiesme partie des estoilles apres soy,
parce qu'il a seduit la troisiesme partie des
Anges, & mesme tous les Princes des Ordres. En outre, conformement aux choses
qui ont esté dites, par la seconde beste peut
estre entendu l'Antechrist: beste, à cause
de sa cruauté, & pource qu'il a les pieds &
les mains faits comme vne beste. Il est dit

eftre monté de la mer, parce qu'il fera entierement diffemblable de nous autres,
comme eft vn monftre marin : ou bien il
eft ainfi appellé, pource qu'il eft le fils de
la Synagogue, fignifiée par la mer, à caufe
de la confufion qui eft en elle : car il a efté
formé de la femence que Belzebub a premierement receu de Loys, en forme de
Succube, duquel puis apres il l'a engendré
foubs la forme d'vn Incube, ayant affaire
auec vne Iuifue ; & a fait l'office de pere &
de mere en cefte facrilege, tres-impure, in-
ceftueufe, & abominable generation. Et
felon qu'il appert par les chofes precedentes, c'eft luy auffi qui heritera de la vertu,
& de toute la puiffance du diable fon pere.
Il receura playe de mort par l'extermination qui fe fera de la Magie, qui eft vne des
teftes par lefquelles il regne au monde. Il
fera guary de fa playe de mort par les faux
miracles de fon precurfeur. Il fera admiré
de toute la terre, à caufe de l'apparence de
fa puiffance. Il fera adoré comme Dieu, &
fera eftimé admirable, à caufe des œuures
qu'il operera. Il fera la guerre à CHRIST,
& à fon Eglife : Il regnera trois ans & demy, qui font quarante-deux mois. En outre, par les chofes precedentes il appert
qu'il aura vn bouc pour fon charactere:

que son nom est, *Tu es Deus cœli, atque terræ:*
c'est à dire, Tu és Dieu du Ciel, & de la
terre: duquel nom les lettres numerales,
desquelles nous vsons communemēt, lors
que nous ne nous seruons point des nottes
Algarabiques à côpter, sont V. D. C. L. I.
dont V. vaut cinq: C. vaut cent: D. vaut
cinq cens: L. vaut cinquante, & I. vaut
vn. Or le nombre qui reuient de toutes les
lettres numerales de ce nom, estans adiou-
stées toutes ensemble, reuient à 666.

Le nom.	Les lettres numerales.	Le nombre.
tV es	V.	5.
DeVs	{ D. } { V. }	500. 5.
CœLI	{ C. } { L. } { I. }	100. 50. 1.
atqVe terræ	V.	5.

Somme totale 666.

En outre, il appert par les choses precedentes, qu'il est besoing de sapience, afin

que quelqu'vn entende le nom, la significa-
tion, & le nombre du nom de la beste.
Il paroist encor euidemment par les choses precedentes, que par la troisiesme beste on peut entendre le fils de Magdelaine, lequel elle a eu de Loys : car (comme
il a esté dit) il sera le precurseur de l'Antechrist ; & aura deux cornes, c'est à dire,
deux puissances, semblables à l'Agneau:
car il aura la faculté de bien dire, & la vertu de faire des merueilles, non pour sauuer, mais pour perdre, & pour seduire ; &
sa parole sera comme le souffle d'vn dragon, pour tuer : ce sera luy qui fera miracles, qui seduira le monde, qui fera parler
l'image de la beste, qui fera auoir le charactere, qui fera les ordonnances ; & ceste beste est dite monter de la terre, pource qu'il
ne sera pas de meurs si farouche, comme
sera l'Antechrist.

CHAPITRE IX.

EN outre, en l'Apocalypse chapitre dixiesme, il est parlé de sainct Iean, & de
trois commissions qui luy furent baillées,
dont la premiere fut de prendre de la main
de l'Ange qui se tenoit sur la mer & sur la
terre,

terre, le liure ouuert. Secondement de deuorer ledict liure, à sçauoir par vne serieuse & vne saine interpretation : & de ce deuorement de liure, sont mis deux effects qui s'en sont ensuiuis ; qu'il luy sembloit estre comme du miel en sa bouche (c'est à dire pour le commencement) mais vers le milieu de sa commission (signifiée soubs le nom de ventre,) il luy a semblé amer. La troisiesme a esté de prophetiser derechef & prescher à plusieurs nations, peuples, langues & beaucoup de Roys. Et à la verité, S. Iean apres son retour de l'Isle de Pathmos a presché : mais ce n'est pas de ces predications là que l'Escriture parle : car lors il n'a point presché à diuerses nations, peuples, ny Roys: ains est demeuré en Ephese le reste de sa vie, où le S. Esprit l'auoit estably Euesque, & encor alors il n'a point presché sinon l'Euangile qu'il a escrit : Mais par les choses precedétes il est dit qu'il viendra prescher & rendre tesmoignage contre l'Antechrist à tout le monde qui se rassemble de diuers peuples & nations, & langues, dans lequel pour lors regneront plusieurs Roys, ausquels il rendra tesmoignage de l'aduenement de Iesus-Christ pour faire Iugement: & luy mesme exposera son Apo-

LLL

calypſe & le petit liure ouuert lequel il a
pris de la main de l'Ange : & au commencement de ſa predication , il ſera attentiuement eſcouté : mais ſur l'acheminemét
il ſera abandóné, & endurera perſecution
auec toute l'Egliſe. Le meſme eſt declaré
de Moyſe que de S. Iean : & combien que
ce ne ſoit point vn article de Foy qu'ils
doiuent venir vers la fin du monde, il n'eſt
pas toutefois contre la Foy : mais cela ſe
diſpute entre les Docteurs,& pour la partie affirmatiue ſont alleguez cy deſſoubs
quelques Docteurs. Par les choſes precedentes encor il n'eſt pas mal-aiſé de reſ-
pondre à vne difficulté que l'on faict nai-
ſtre des paroles de noſtre Sauueur quand
interrogé par S. Pierre touchant la fin de
la vie de S. Iean , & en quelle maniere il
ſeroit conſumé, diſant : *Et ceſtui-cy quoy ?* il
luy reſpondit: *Ie veux qu'il demeure ainſi iuſques à ce que ie vienne : qu'as tu à faire ? toy ſuy
moy*: & deſlors quelques vns voulurent
dire que Iean ne mourroit point ; mais S.
Iean luy meſme refute ceſte opinion diſant: *Ieſus n'auoit point dit, il ne mourra point,
mais ie veux qu'il demeure ainſi iuſques à ce que
ie vienne*. Or par les choſes precedentes &
& l'erreur eſt éuité, & on a l'intelligence
des paroles de Ieſus-Chriſt:car par ce qui

a efté cy deuant dit, on demeure d'accord
qu'il eft mort, & eft auffi tenu pour certain
qu'il eft refufcité , & qu'il demeurera en
chair mortelle iufques à la derniere heu-
re:car , côme l'on dit, il fera le dernier des
efleus qui mourra, & paffera de cefte vie
mortelle à la vie bien-heureufe, à l'heure
mefme que le Seigneur viendra és nuées
du Ciel pour iuger les viuans & les morts.

CHAPITRE X.

EN outre du temps de S. Bernard viuoit en Allemagne vne certaine Vierge Abbeffe d'vn Monaftere de l'ordre de
S. Benoift nommée Hildegarde, renommée pour fa fainéteté & pour auoir efté
doüée de l'efprit de Prophetie. Ses efcrits
auffi bien que fa vie font admirez : & le
Pape Eugene en plein Côfiftoire des Car-
dinaux les leut luy-mefme : & S. Bernard
auffi faifoit grand eftat d'elle, comme il fe
voit par les chofes que Baronius en rapporte, & Surius en la vie d'elle. Cefte Vierge efclairée de la lumiere prophetique a
ainfi parlé d'vn certain liure.

Vn autre edifice m'a efté en vifion , fi bien que
pour maintenãt ie n'en parle point: mais en vraye
lumiere i'ay entendu que l'Efcriture qui doit eftre

vn iour à venir laquelle sera racontée de luy, sera plus forte & plus excellente que celles qui ont esté auparauant. Et plus bas au mesme liure, apres qu'elle a eu parlé de l'explication de l'Euangile, *In Principio*, elle dit ainsi : *Et i'ay veu que la mesme explication de l'Euangile deuoit estre le commencement d'vne autre escriture qui n'estoit pas encor manifestée : en laquelle on recherchoit beaucoup de choses profondes touchant les creatures appartenantes au diuin mystere.* Or le sens est tel qui est tout ainsi comme si elle disoit : vn autre édifice, c'est à dire vne multitude d'hommes, outre les trois compagnies desquelles i'auois parlé soubs la figure de trois tours, m'a esté cachée, c'est à dire rien ne m'a esté reuelé touchant eux, de sorte que pour le present ie ne parle point de ceux-là, c'est à dire de leur vocation, commencement, progrez, & reunion. Et c'est conuenablement qu'vne multitude d'hommes est comparée à vn edifice : car tout ainsi qu'vn edifice est erigé d'vne multitude de bois & de pierres recueillies d'vn costé & d'autre pour en faire vn lieu propre à demeurer, ainsi le S. Esprit a esleu de diuerses parties du monde des hommes pour faire sa demeure en eux. Or la cause pourquoy

à prefent elle ne dit rien de la reünion d'v-
ne telle multitude, & de fon progrez, la
voicy : car (dit-elle) *l'ay entendu en la vraye*
lumiere, qu'il y aura vne Efcriture, laquelle fe-
ra recueillie, touchât le commencement, progrez,
& reünion d'icelle multitude. Puis elle met les
marques d'vne telle Efcriture, difant que
l'Efcriture qui fera recueillie touchant cét
edifice là, fera plus forte, & plus excellente que les precedentes, entant que lors
qu'elle fera proferée, la puiffance de Dieu
paroiftra dauantage, & en icelle la verité
fera dauantage cogneuë, & l'homme fera
purgé, & fera rendu plus parfaict que par
les precedentes. Puis apres elle dit, que la
mefme explication de l'Euangile, *In prin-*
cipio, dont elle auoit parlé au precedent,
deuoit eftre le commencement d'vne autre Efcriture, laquelle n'eftoit point encor
manifeftée, comme fi elle eut voulu dire:
L'Efcriture qui fera touchant la reünion,
commencement, progrez, & confummation de cefte multitude, laquelle n'eft pas
encor manifeftée : mais quand ce fera le
temps auquel elle doit eftre manifeftée, elle commencera par l'explication de cét
Euangile : c'eft à dire, la premiere Efcriture qui s'en fera, fera l'explication de cét
Euangile : ou, appartiendra à l'explication

de cét Euangile: ou, fera diâée, dite, & efcrite à l'occafion de cét Euangile. Puis apres elle dit qu'en icelle on y chercheroit beaucoup de fecrets, c'eft à dire, des decifions de diuerfes queftions, tant pour ce qui regarde les creatures, que les myfteres diuins.

Par lefquelles chofes il fe void tout à clair, que cefte Vierge declare, comme chofe toute affeurée, qu'au téps à venir vne nouuelle Efcriture feroit efcrite en l'Eglife, laquelle parleroit d'vn œuure qui tendroit à l'edification de l'Eglife. Apres elle met quatre conditions, par lefquelles elle pourroit eftre cogneuë & iugée: Premierement, qu'elle feroit plus forte que toutes les autres: fecondement, qu'elle feroit plus excellente: en troifiefme lieu, qu'elle auroit fon commencemét par l'Euangile, *In principio*: En quatriefme lieu, qu'en icelle feroient contenuës plufieurs chofes dignes de confideration. Or fi ces conditions fe trouuent en l'Efcriture, qui eft touchant la vocation des Magiciens & Magiciennes, c'eft ce qu'il faut maintenant confiderer. Nous pouuons affeurer deux chofes, l'vne, que cefte Efcriture a commencé par l'explication de l'Euangile, *In principio*: non pas qu'elle ayt commencé par là fon

propos, mais pource que ce qui a cómen-
cé à eftre dicté, a efté l'explication de cét
Euangile, & cela a efté dicté en la fainćte
Baulme, en prefence de plufieurs, le Preftre qui faifoit l'exorcifme eftant encor reueftu de fes habits facerdotaux. L'autre
eft, qu'en icelle fe rencontrent plufieurs
confiderations, qui concernent la gloire
de Dieu, la determination defquelles doit
reüffir à la grande vtilité des ames. Que
les autres foient iuges de fon excellence &
valeur : à fçauoir, fi la parole eft plus forte,
qui eft prononcée par l'amy qui a fa volonté à la porter, ou celle qui eft dite par l'ennemy contre fon gré. Il femble auffi que
celle-là eft plus excellente, qui eft confir-
mée par beaucoup de tefmoignages, &
promet plus de fruićt à l'Eglife, & faccage-
ment, & ruine pour l'Enfer.

CHAPITRE XI.

AV liure fecond, chapitre premier de
la vie de cefte bien-heureufe Hildegarde, il fe lit vne autre Prophetie, qui
femble auffi concerner l'œuure prefent, &
,, elle dit ainfi : Cinq Tons de iuftice ont
,, efté enuoyez de Dieu, qui tonnent au

,, genre humain , esquels consiste le salut
,, & la redemption des croyans. Et ces cinq
,, Tons sont plus excellens que tous les
,, œuures des hommes, pource que tous
,, les œuures des hommes sont nourris des
,, choses qui sont en ces cinq Tons, qui
,, sont ceux qui ne vont point aux sons,
,, mais auec lesquels toutes les œuures de
,, l'homme se parfont és cinq sens corpo-
,, rels ; & d'iceux la raison est telle. Le pre-
,, mier Ton a esté accomply en l'œuure,
,, par le fidel sacrifice d'Abel, qu'il a immo-
,, lé à Dieu. Le second , quand Noé, par le
,, commandement de Dieu, a basty l'Ar-
,, che. Mais le troisiesme a esté par Moyse,
,, quand la loy a esté donnée à Moyse, la-
,, quelle a esté le poinct de la circoncision
,, d'Abraham. Mais au quatriesme Ton, le
,, Verbe du Pere est descendu dans le ven-
,, tre de la Vierge, & s'est reuestu de chair :
,, car le mesme Verbe auoit assemblé le li-
,, mon auec de l'eau, & auoit par ce moyen
,, formé l'homme ; qui a fait que toute crea-
,, ture par l'homme a crié à celuy qui l'a-
,, uoit faite, & ainsi pour l'amour de l'hom-
,, me, Dieu a porté tout en soy. Car il a
,, creé l'homme en vn autre temps, & en
,, vn autre temps il l'a porté, afin qu'il at-
,, tiraft à soy tous ceux que le conseil du

„ serpent auoit perdus. Or le cinquiesme
„ Ton se parfera, quand tout erreur & tou-
„ te mocquerie prendra fin ; & lors les hô-
„ mes verront, & cognoistront que nul ne
„ peut rien faire sans le Seigneur. Or en
„ ces cinq Tons enuoyez de Dieu, l'ancien
„ & le nouueau Testament sera accomply,
„ & sera remply le nombre merueilleux
„ des hommes. Et apres ces cinq Tons, il
„ sera donné quelque temps remply de lu-
„ miere au Fils de Dieu, si bien qu'il sera
„ manifestement recogneu de toute chair;
„ apres cela, la diuinité operera en soy aussi
„ long tēps qu'elle veut. Or il se void clairement que le cinquiesme Ton, autremēt
l'œuure de la renouation s'accomplit en
cét œuure, & que les marques qui sont icy
assignées, concourent en iceluy. Car le
sens de ces paroles est tel : *Cinq Tons de iu-*
stice, c'est à dire, cinq sortes d'œuures , *Es-*
quelles consiste le salut & redemption qui auoit
esté perduë par le peché, c'est à dire, a esté renouuellée, se renouuelle, & sera renouuellée. *Enuoyez de Dieu,* pource que ce n'est
point des hommes. *Tonnent au genre hu-*
main, c'est à dire , ont esté cogneus, se feront cognoistre, & sont cogneus, à ce que
en toutes choses la bonté de Dieu, & sa
puissance, & sa sapience, & sa iustice soient

cogneuës. Or il a comparé à des Tons tels
œuures de renouation, pource qu'en iceux
Dieu est entendu, il est ouy, & est receu
des croyans. *Et ces cinq Tons,* c'est à dire ces
cinq sortes d'œuures, *sont plus excellens que
toutes les œuures des hommes,* c'est à dire, ont
vne prééminence entre toutes les œuures
de Dieu, qui sont ordonnées pour le salut
& la redemption. *Car toutes les œuures des
hommes,* c'est à dire, toutes les œuures de
la redemption, & du renouuellement du
genre humain: *sont nourries d'iceux,* c'est à
dire, dépendent d'eux, comme ce qui est
nourry, participe de la nourriture: *qui sont
ceux qui ne vont point aux sens,* d'autant qu'ils
distinguent l'vn d'auec l'autre: comme s'il
disoit, toutes les autres œuures de la redemption & renouation des hommes dé-
pendét de ceux-cy, & sont reduits à iceux,
mais iceux toutefois ne sont point confus,
ains sont distinguez l'vn d'auec l'autre. Et
il n'y a que cinq œuures seulement, auec
lesquels a esté renouuellée, se renouuelle,
& se renouuellera le salut & la redemption
des hommes, tout ainsi que *toutes les œuures
des hommes se parfont auec les cinq sens corpo-
rels: & d'icelles œuures, telle est,* c'est à dire,
semblable, *est la raison.* Le premier Ton,
c'est à dire, le premier œuure de la renoua-

tion, *a esté accomply par le fidel sacrifice d'Abel,*
qu'il a immolé à Dieu : en demonstration d'o-
beyssance & de seruitude que doiuent les
hommes, & en tesmoignage de l'excellence de la diuinité, & comme vne protesta-
tion de la mort de C H R I S T, en la foy duquel tels Sacremens auoient la vertu de renouueller. Et il dit bien que le premier
œuure de la renouation a esté accomply
par vn tel sacrifice, pource que c'estoit la
plus noble partie de toutes les ceremonies
qui lors se practiquoient pour la reparatió
de la iustice humaine. Ou bien ce qu'il est
dit auoir esté accomply, c'est pource que
l'Eglise a esté fondée sur ce signacle, & dis-
cernée de la troupe des enfans de défiance,
ou pource qu'auparuant ce sacrifice d'A-
bel, la Religion, & le seruice de Dieu auoit
proietté quelques commencemens : car
on tient que le second Pseaume de ceux
qui se cómencent par *Benedic*, est d'Adam,
mais qu'il a pris sa perfection par ce sacrifice. Or le second Ton a commencé, quand
Noé par le commandement de Dieu ba-
stit l'Arche, afin de reseruer en icelle quel
ques-vns pour seruir Dieu, & exterminer
dans les eaux du deluge le reste des impies
enfans de Caïn. Car en cela il a renouuellé la face de la terre, cóme il se void aper-

tement par les Efcritures. Le troifiefme
Ton, c'eft à dire, le troifiefme œuure de la
renouation, a efté manifefté, & eft clairement paru par Moyfe, quand la loy luy a
efté donnée auec tant de merueilles. Car
alors vn peuple fut fpecialement pris, parmy lequel le vray culte de Dieu feroit cô-
ferué, & les autres reuoquez du faux culte
des demons. Et pource que quelqu'vn
pouuoit dire qu'en Abraham Dieu s'eftoit
choifi vn peuple fpecial, & ce alors qu'il
luy donna la loy de la circoncifion; elle
refpond, qu'eu efgard au commencemẽt,
cela eft vray : mais eu efgard à l'accôplifle-
ment, cela s'eft fait foubs Moyfe: car la
loy a efté *le poinct*, c'eft à dire, l'accompliffement de la circoncifion d'Abrahã. Mais
au quatriefme Ton, c'eft à dire, au quatriefme œuure du renouuellement, le Verbe du Pere fouuerain eft defcendu dans le
ventre de la Vierge, & s'eft reueftu de la
chair, & par fon incarnation il a derechef
renouuellé le monde: car tout ainfi que ce
mefme Verbe, au commencement de la
creation, *auoit affemblé le limon auec de l'eau:*
& en cefte maniere auoit formé l'homme;
ainfi au dernier temps il a affocié fa diuinité auec le limon de noftre humanité, afin
que par cefte voye là il reformaft l'homme

qui estoit difformé, il restablist celuy qui
estoit cassé, rachetast le captif, sauuast le
perdu: ains mesme, afin que par ceste voye
il renouuellast vniuersellemēt toute creature: qui a fait que toute creature par le
moyen de Christ-homme, a crié, & crie à
Dieu qui l'auoit faite, & gemira pour sa renouation : car elle est subjecte à vanité,
non point de son vouloir; & ainsi à cause
de l'homme qu'il auoit pris par son incarnation, *il a porté tout en soy*, c'est à dire, qu'il
a entrepris la deffense de toutes creatures;
si bien qu'en consideration de l'homme, il
auroit à renouueller tout le reste des creatures: ou bien qu'il feroit vn Ciel nouueau, & vne terre nouuelle pour l'amour
de Christ-homme, qui a porté sur soy tous
les pechez du monde. Quant au cinquiesme Ton, c'est à dire, l'œuure de la renouation, il le fera, *pour attirer à soy tous ceux que
le conseil du serpent*, c'est à dire, du diable,
auoit perdus. Et quelque grand que soit l'endurcissement d'iceux, & quelque desespoir
de salut qu'il y ayt de la part d'iceux, cela
ne l'empeschera point. *Et lors aussi il portera
l'homme*, c'est à dire, qu'il le releuera par vn
soing particulier qu'il aura de luy, & donnera ordre qu'il ne tombe derechef: car
c'est ce qui semble estre donné à enten-

dre par ce mot, pource que c'eſt comme
les meres ont accouſtumé de ſe gouuerner
à l'endroit de leurs enfans. Et pource que
quelqu'vn pouuoit demander, pourquoy
il a reſerué cela pour le dernier temps? elle
reſpond tacitement, quand elle dit, *Que*
comme en vn autre temps il a creé l'homme, ainſi
en vn autre temps il a porté l'homme : c'eſt à dire, que tout ainſi comme il a ordonné &
preſcrit le temps, auquel il deuoit creer
l'homme, le racheter, l'inſtruire par la loy,
le chaſtier par le deluge ; ainſi il a auſſi ordonné & preſcrit le temps, auquel par vne
prouidence particuliere, qui ſurmonte
toutes autres choſes, il le releueroit, &
garderoit, & auquel il attireroit vn chacun, & n'excepteroit aucun, comme il a
fait és Tons precedens, ſans que l'on doiue
chercher de cecy autre raiſon, que la volonté de Dieu. Par ces choſes donc l'on a
vne double marque du cinquieſme Ton :
la premiere eſt, que par cét œuure de renouuellement, il attirera à ſoy, c'eſt à dire,
à ſon Egliſe, tous ceux que le conſeil du
ſerpent auoit perdus. L'autre, que ſoubs
ce Ton il releuera par vn ſoing ſingulier
l'homme de ſa cheute, & le tiendra en ſa
garde. Conſequemmēt pour aſſigner d'autres marques à ce Ton, il dit que le cin-

quiefme Ton, c'eft à dire, le cinquiefme
œuure de la renouation fe parfera lors que
tout erreur, c'eft à dire, l'idolatrie, & l'herefie (foubs quoy il faut comprendre la
Magie, qui à bon droict fe peut appeller
tout erreur, pource qu'elle admet, &
entretient toute forte d'erreur) *& toute
mocquerie*, c'eft à dire tout peché, qui eft entendu foubs ce mot de mocquerie, pource qu'il femble que les pecheurs fe moc-
quent de Dieu, *prendra fin*, & fera exterminée. L'extermination donc des herefies, de l'idolatrie, de la Magie, & de tous
vices, fera l'autre marque de cét eftat. *Et
lors auffi les hommes cognoiftront*, & verront
par les chofes que Dieu fera à la fin de ce
renouuellement, *que nul ne peut faire aucune
chofe fans le Seigneur*, ny les demons en mal,
ny les hommes en bien; ains que toutes
chofes font fubjectes à fon empire, & qu'il
peut changer le franc arbitre de mal en
bien, quand il veut, & qu'il peut fe feruir
des caufes libres (mefme des rebelles) pour
en faire ce qu'il veut, fauue la proprieté de
chaque nature; & c'eft là vne quatriefme
marque pour cognoiftre ce Ton. Puis
apres il y aura vne quatriefme marque, qui
fera, que foubs ce Ton, c'eft à dire, foubs
cét œuure, qui eft vn des cinq Tons en-

uoyez de Dieu, pour le renouuellement
de l'homme: *L'ancien & le nouueau Teſtamẽt*
ſera accomply, & ſera complet le merueilleux, c'eſt à dire, l'incomprehẽſible, & ſur
tout admirable nombre des predeſtinez.
Car tout ce qui a eſté predit par les Prophetes, par les Apoſtres, & par les Sainĉts,
ſe trouuera verifié par les choſes qui alors
ſe feront, car apres il n'y aura plus de tẽps.
Et auſſi ce renouuellement admirable, &
tres-grand ſe fera, afin que les ſieges vaquans ſoient remplis. Derechef, afin d'aſſigner encor vne autre marque à ce Ton,
il dit, *qu'apres ces cinq Tons*, c'eſt à dire, apres
l'accompliſſement de ces œuures, *ſera donné par Dieu le Pere à Dieu le Fils*, c'eſt à dire,
à Chriſt, *quelque temps lumineux, en ſorte qu'il
ſera cogneu manifeſtement de toute chair*: Entant que tout le monde & toutes nations
viuront vn temps ſans erreur ſoubs le regime d'vn ſeul Paſteur, & en vne ſeule foy,
par laquelle Chriſt ſera recogneu. Vne autre marque de ce cinquieſme Ton ſera,
qu'apres que la Magie aura eſté exterminée, il y aura non ſeulement vne loy, vn
Paſteur, & vne bergerie: *mais auſſi apres*,
c'eſt à dire, apres ces choſes, *la diuinité operera par ſoy-meſme*, c'eſt à dire, que non plus
par la loy, mais que par ſoy-meſme elle
gouuernera

gouuernera felon la loy & la Charité, &
auffi long temps qu'elle voudra & qu'il
luy femblera eftre neceffaire, qui n'eft pas
vn petit don : car c'eft chofe fuperlatiue-
ment bonne d'eftre gouuerné par vn Prince tref-noble , & eft beaucoup plus que
d'eftre conduit par la raifon ou par la Loy.

Donc parce qui a efté veu cy-deuant, il
appert euidemment que le cinquiefme
ton, autrement l'œuure de la renouation
s'accomplit en cét œuure , & que toutes
les marques qui luy ont efté affignées fe
rencontrent en iceluy : car par ce qui a
efté cy-deuant deduit, il eft promis que
par cét œuure Dieu veut ramener ceux
que le diable auoit feduicts. En fecond
lieu , que pour cefte fin il auoit excogité
vn remede fingulier : car jamais auparauant Dieu ne s'eftoit ferui du miniftere
des demons pour illuminer , purger, &
conuertir l'homme, comme il a fait en cét
œuure. En troifiefme lieu , l'extermination de la Magie nous eft auffi promife par
l'œuure prefent, enfemble de toute herefie , & de tout vice. En quatriefme lieu ,
nous voyons auffi par les Actes de cét œuure, que fans Dieu nous ne pouuons rien
foit à bien foit à mal : mais luy peut tout
fans nous. Car le diable ne peut nuire fi

MMM

Dieu ne luy permet:mais Dieu peut mefme malgré que nous en ayons , faire toutes choses. Car par les choses cy deuant
dites il appert qu'il peut eflire , accepter,
operer en toute volonté le contraire de ce
qu'elle veut (mesme actuellement) de ce
qu'elle eflit , accepte , & opere. En cinquiesme lieu , l'accomplissement de l'an-
tien & du nouueau Testament est aussi
predit soubz cét œuure. En sixiesme lieu,
il est aussi promis quelque interualle d'années , durant lequel la creature cognoistra & suiura son Dieu. En septiesme lieu,
il est dit aussi que durant ces iours là, Dieu
gouuernera par soy mesme sa creature.

CHAPITRE XII.

IL y a encor vne autre prophetie de ceste Vierge qui concerne l'œuure present, laquelle est tirée de l'epistre qu'elle
escrit à la Congregatiõ des freres qui sont
à Haguenaw : les parolles sont telles. *Dieu
a inspiré en l'homme l'Esprit de vie , & estant
viuifié de la façon, il a esté faict chair & sang.
Puis apres il luy a donné la compagnie des
Anges auec louange & ministere , & pour le regard des autres creatures , il les a assubietties à*

luy. Car Dieu luy auoit octroyé la lumiere de l'E-
ternité, mais luy iouyssant de tout cét honneur a
escouté vn ver, & par ce moyen transgressant les
commandemens de Dieu, il est deuenu aueugle
& est mort, qui a faict que le Diable se restouissant
en soy mesme a dit. Dieu que ie n'ay peu surmonter dans le ciel, ie l'ay surmonté en son œuure, à
sçauoir en l'homme qui est vn autre Dieu. Car
le diable a appellé l'homme du nom de Dieu, tout
ainsi qu'il a voulu dire de soy mesme qu'il estoit
Dieu. Mais Dieu en son antique conseil, lequel il
a tenu en soy mesme auant les siecles, comptoit
comment il contregarderoit ce qu'il auoit ordonné
en telle sorte que nul ne luy pourroit resister. Et
le mesme Dieu auoit caché en soy mesme cét antique conseil, sans l'auoir faict sçauoir à aucune
des creatures, qui a faict que le diable ne l'a
point sceu, ny ne le sçait point, & sera sans
sçauoir ce conseil là iusques au dernier iour,
qu'alors à sa tresgrande confusion, il sçaura
& cognoistra quelque chose de ce mesme conseil, par lesquelles choses il sera confondu
par tout. Car le diable pensoit que l'homme
qu'il auoit perdu, le fust inseparablement comme
il auoit voulu. Car les hommes oublians qu'ilz
estoient hommes, auoient inhumainement vescu en grande cruauté & oubliance de Dieu,
iusques à ce que ce mesme antique conseil s'est

Or il appert que ces choses ont de la
conformité à l'œuure present : Car elle
dit que Dieu a inspiré en l'homme l'esprit
de vie par le benefice de la creation, &
qu'il a esté faict chair & sang par le benefice de sa formation : mais il l'a viuifié par
le benefice de l'animation : qu'il luy a donné auec l'ame le corps & la vie, la compagnie des Anges, par le benefice d'asso-
ciation : & ceste societé qu'il luy a donnée
auec les Anges n'a point esté en la maniere que les seruiteurs sont associez à leur
Seigneur, ains a esté auec loüange & ministere, c'est à dire afin que l'vn & l'autre
seruissent au mesme Seigneur , non en
choses viles , mais en seruices honora-
bles , ou il y auoit de la loüange & de
l'honneur, comme sont les ministeres
des Anges. Car il luy a assuietti le reste
des autres creatures , par le benefice de
domination : & luy a octroyé la lumiere
de l'eternité, par l'infusion de toute science. Au surplus, ce qu'elle enseigne de la
cheute & reparation de l'hôme qui auoit
esté ainsi honoré , se peut ainsi exposer :
Mais cét homme estant si grandemét honoré, a écouté vn ver, c'est à dire le diable,

lequel est appellé ver, parce qu'il a deceu
l'homme soubs la forme d'vn serpent, & a
transgressé les cômandemens de Dieu: car
contre le commandement du Seigneur il a
mangé du fruict deffendu, & par ceste des-
obeyssance, premieremêt il a esté aueuglé
par la perte de la science gratuite qui luy
auoit esté donnée: secondemêt, la beauté
de la iustice originelle a esté esteinte en luy.
A pres ceste cheute de l'homme, le diable
se resiouyssant en soy, a parlé contre Dieu,
en disant: Dieu que ie n'ay peu surmonter
dans le Ciel, ie l'ay surmôté en son œuure,
c'est à sçauoir en l'homme, qui est vn autre
Dieu. Mais, *Dieu en son antique conseil qu'il a*
tenu deuant les siecles, pour redarguer ceste
vaine & menteuse vanterie du diable, *comp-*
toit, c'est à dire, a compté, ordonné, dispo-
sé, non seulemêt d'accomplir ce qu'il a ordonné à l'endroit du salut des hômes, & la
reparatiô de la ruine aduenuë au Ciel, mais
aussi la maniere côment il obserueroit son
ordonnance, c'est à dire, côment il l'accô-
pliroit. Or il en auoit beaucoup de moyês,
mais il y en a eu vn tres renômé par dessus
les autres, par lequel moyen de proceder,
on verra clairemêt qu'il n'y a nul qui puisse
resister à Dieu és choses qu'il veut faire. Et
pour le regard de ce moyen, ce mesme an-

tique confeil le cachera en foy-mefme, &
d'autant que cedit moyen ainfi determiné
par l'antique côfeil, fera caché; à cefte caufe le diable ne l'a point fceu, ny ne le fçait,
mais fera fans fçauoir ce confeil là iufques
au dernier iour. Mais quand on fera venu
à ce temps là, alors (à fa tres-grande confufion) il fçaura, & cognoiftra quelque
chofe de ce confeil, par le moyen dequoy
il fera confondu en toutes chofes. Et elle
dit pour monftrer par deux marques le
temps que ce confeil antique fe doit accomplir. 1. que le diable penfera que l'homme foit perdu infeparablement, pource
qu'il ne penfera pas qu'il puiffe eftre feparé
de luy, ny qu'il puiffe eftre fauué, comme
eftant perdu, tout ainfi qu'il l'a voulu, felon
toute la maniere qu'il veut. 2. que les hômes alors ont vefcu, & viuront en grande
cruauté & oubliance de Dieu, & tellemét
inhumainement, qu'ils fembleront auoir
oublié qu'ils font hommes. Outre cela, elle dit que les hommes viuront en cefte in-
humanité, iufqu'à tant que ce mefme antique confeil fe foit efleu vn certain peuple
fanctifié, par lequel prendra fin cefte inhu-
manité & cruauté. Ces chofes ainfi expo-
fées, la conformité eft toute apparente.
Car au precedent, nous auons que le pre-

fent œuure tend à la reconciliation de
l'Eglise auec Dieu, & la vocation de tout
le monde à l'vnité de la foy, foubs le regime d'vn Pasteur, pour reparer les ruines.
Puis apres, foubs iceluy fera recogneu par
beaucoup d'indices & d'argumens, que
nul ne peut refifter à Dieu, entant qu'il
difpofe, & fe fert de la volonté de la creature felon qu'il veut, & à ce qu'il veut, encor qu'elle y refifte; & cefte puiffance de
Dieu a iufques à cefte heure efté cachée au
diable, en forte qu'il penfoit que cela ne
fuft point poffible. Puis apres, par l'œuure
prefent le diable eft rédu confus plus qu'il
ne l'auoit efté auparauant, entât qu'il s'ef-
leuoit contre Dieu, penfant que l'homme
fuft deftitué de tout remede : mais Dieu a
trouué vn moyen que le diable n'auoit pas
preueu, & auquel l'homme n'auoit point
rénoncé. En apres, il fe void clairemét par
les confeffions qui ont efté cy deuant rapportées, que l'homme a vefcu fans crainte
de Dieu, & a eu paction auec le diable contre Dieu, & a fait des cruautez qui ne fe
peuuent imaginer, & qui font plus qu'in-
humaines. Auffi que par l'œuure prefent
nous font promifes certaines compagnies
d'hommes efleus, afin qu'ils mettent fin à
telles abominations.

MMM iiij

CHAPITRE XIII.

EN outre, au sixiesme des Reuelations de saincte Brigitte, chapitre 34. sont inserées les prieres & oraisons que toute la Cour celeste a offertes à la Mere de Dieu, à ce qu'elle vouluft prier son Fils pour le monde, & appaiser l'ire de Dieu, dequoy il a esté parlé au cinquiesme Traicté de l'histoire des trois Possedées, chapitre premier. Là est aussi touché vn fruict, qui est reussi de ceste supplication, qui est la manifestation des paroles & de l'œuure qui est est à faire, desquelles choses voyez cy dessus au chapitre second. Là en outre, il est fait mention de deux vertus, qui seront confreres aux hommes, en tesmoignage que ces propos ne sont point inuentions d'hommes; dont la premiere concerne les esprits immundes, & est designée par le nom de Couronne : l'autre regarde les cœurs & les affections de ceux qui sont en discord, & est designée soubs le nom de Bouclier du Roy. Or au chapitre second de la Regle du Sauueur, & au chapitre 46. des Reuelations extrauagantes, est demonstrée la semence maudite, qui s'est meflée auec la femence fanctifiée, dans les vignes que le Seigneur a plantées. Et là il eft parlé de l'extirpation d'icelle, & plufieurs autres circonftances, qui accompagneront cefte extirpation : lefquelles chofes femblent concerner celles qui font rapportées en cét œuure, touchant les Magiciens & forciers, qui fe font introduits, à la fuafion du diable, dans les meilleurs & plus fainéts Monafteres, pour empefcher le fruiét de ces Congregations. Les paroles font telles au fixiefme de fes Reuelations, chapitre trente-quatriefme : *Ie fuis cefte Dame tant familiere au Roy, & mes amis voyás la mifere qui eftoit prefte de venir au monde, m'ont enuoyé leurs prieres, pour me fupplier d'appaifer mon fils pour le monde : lequel eftant flechy par mes prieres, & celles des Saincts, a enuoyé au monde ces paroles de fa bouche, qu'il a prefceuës dés l'eternité : pour lefquelles faire croire, afin qu'on n'eftimaft point qu'elles fuffent forgées d'ailleurs, i'ay impetré pour figne vne Couronne, & le Bouclier du Roy. Vne Couronne, à caufe de la puiffance qui fera donnée à vn fur les efprits immundes : vn Bouclier, pour l'œuure de paix, qui fera donné à vn autre, c'eft à fçauoir, de reformer en vn cœur, & en vne mutuelle charité, les cœurs difcordans. Or les paroles de mon fils ne font que deux paroles feulement : car en toutes*

ces choses, il n'y a que ces deux-cy, à sçauoir, malediction contre ceux qui s'endurcissent, & misericorde enuers ceux qui s'humilient. Ces choses
estant dites, le fils parloit à sa mere : Beniste sois-
tu, tu és comme ceste mere qui est enuoyée pour
prendre femme à son fils : ainsi ie t'enuoye vers
mes amis, afin qu'ils me conioignent les ames des
esleus en mariage tel qu'il est conuenable à Dieu.
Donc, pour l'amour de ta grande misericorde, &
la charité dont tu aymes les ames auec tant de
ferueur, ie te donne authorité sur ceste Couronne,
& ce Bouclier, afin que tu les puisse donner, non
seulement à deux, mais mesme à tous autres que
tu voudras. Car tu és pleine de misericorde, &
pour ceste cause tu attires à moy par toute sorte de
misericorde les pecheurs. Benist soit celuy qui te
sert, car il ne sera point delaissé, ny en la mort, ny
en la vie. Apres cela, la mere parloit derechef à
l'espouse : Il est escrit que Iean Baptiste est allé deuant la face de mon fils, lequel tous n'ont pas veu,
car il estoit au desert : ainsi moy, ie precede auec
ma misericorde, deuant ce iugement terrible de
mon fils, &c. Et derechef, au chapitre second de la Regle du Sauueur : Ie suis comme
le Tres-puissant, qui a planté ses vignes, & elles
ont fait de tres-bon vin pour quelque temps. En
fin l'ennemy y a semé vne tres-mauuaise semence, qui s'est tellement accreuë, & multipliée, que
ses seps ne pouuoient rapporter du vin qu'auec

difficulté. Or les seruiteurs du Roy luy ont dit: Seigneur, nous auons considéré tes vignes, & nous y auons trouué fort peu de seps qui portent fruict; & ceste mauuaise semence, qui ne vaut rien qu'à brusler, est creuë par dessus; ausquels le Seigneur a respondu: Ie me planteray vne nouuelle vigne, & ils apporteront des seps, & ils mettront des racines, & moy-mesme ie mettray à l'entour d'elle de l'engraissemēt, & elle sera remplie de tres-bon vin. Or ie la planteray par moy-mesme; que si quelque chose de nuisible y entre, il se tournera en engraissement pour le vin, & ceste chose nuisible sera reduite à neant, & seichera, & sera incontinent exterminée que elle ne nuise. Mais quand le vin de ceste vigne, qui est mienne, sera paruenu à mon College, tous se resiouyront, & la gloire & honneur sera donnée au Seigneur qui a planté la vigne, & qui y a mis l'engraissement. Celuy aussi qui y a mis les racines, se resiouyra, & le Dieu aussi de celuy qui y a apporté les seps, ne sera point mis en oubly. Or de ceste vigne, beaucoup de vignes, qui de long tēps se mouroient, commenceront à se renouueller, & à rendre du fruict selon le iour de leur renouuellement. Et derechef, au chapitre quarantiesՠ

„ me des Reuelations extrauagantes : Il y
„ a trois fruicts en ma regle, &c. Le troi-
„ siesme fruict, c'est celuy qui abandonne
„ és mains de Dieu, non seulement soy-
„ mesme, & tout ce qu'il a, mais aussi se
„ despoüille entierement de tout ce qu'il
„ entend, estant fait comme le cheual qui
„ obeyt à celuy qui le possede, ne cher-
„ chant que la seule douceur du Seigneur,
„ se resiouyssant en ses aduersitez, estant
„ en ses prosperitez humble & craintif. Ce
„ fruict merite que Dieu se leue en ses mi-
„ serations, & que l'on obtienne, ou que
„ l'on monte à la ioye promise, d'où les
„ Gentils seront resiouys, les tiedes seront
„ reschauffez, & les froids seront enflam-
„ mez. Et derechef, là mesme au chapitre
„ trente-neufiesme : Si le loup estoit entré
„ soubs la peau d'vne brebis, cela profitera
„ pour plus grand merite aux brebis : mais
„ luy il descendra en la place qui luy est
„ preparée.

CHAPITRE XIX.

OVtre cela encor, sainct Augustin au traicté de l'Antechrist, qui est au 9. tome de ses œuures, a parlé conformemét aux choses qui ont esté cy deuant dites, combien que ce Traicté ayt esté imprimé soubs le nom de Rabanus Maurus Archeuesque de Magéce. Il dit donc en ce Traicté : L'Antechrist est ainsi appellé, pource qu'il sera côtraire en toutes choses à Christ, & fera choses contraires à Christ. Christ est venu humble, luy viendra superbe : Christ est venu esleuer les hûbles, & iustifier les pecheurs : cestuy-cy au contraire, il abbattra les humbles, magnifiera les pecheurs, exaltera les impies, & tousiours enseignera les vices, qui sont contraires aux vertus. Il dissipera la loy Euangelique : renouuellera dans le monde le culte des demons, cherchât la vaine gloire, se nommera Dieu tout-puissant. Et vn peu apres : Ce que ie dis, ie ne le forge point de mon propre sens, ny ne l'inuente point : mais selon que nos Autheurs le disent, l'Antechrist naistra d'entre le peuple Iuif, de la Tribu de Dan, &c. & tout ainsi que nostre

Seigneur & Redempteur a preueu Bethleem pour fa perfonne, pour prendre en
ce lieu noftre humanité, & daigner y naiftre; ainfi le diable a cognoiffance d'vn lieu
conuenable à cét homme perdu, d'où doit
fortir la racine de tous maux, c'eft à fçauoir, la ville de Babylon. Car en cefte ville
là naiftra l'Antechrift, & dit-on qu'il doit
eftre nourry,& conuerfer és villes de Bethfaïda, & Corafin. Or l'Antechrift aura des
Magiciens, des Sorciers, des Deuins, des
Enchanteurs, qui par l'infpiration du diable le nourriront,& l'enfeigneront en toute iniquité, fauffeté, & art mefchant; & les
malins efprits feront fes conducteurs, &
toufiours luy feront affociez, & luy feront
compagnie, fans fe departir de luy. Puis
apres venant en Ierufalem, il fera mourir
par diuers tourmens tous les Chreftiens
qu'il ne pourra faire tourner à foy, & mettra fon fiege dans le fainct Temple. Car il
reftablira en fon eftat le fainct Temple
que Salomon auoit edifié, & enuoyera
par tout le monde fes Meffagers & Predicateurs. Sa prédication & fa puiffance tiendra d'vne mer iufques à l'autre mer, &c. Il
fera auffi beaucoup de fignes efmerueillables, & non encor ouys, &c. Il s'efleuera
contre les fideles en trois manieres, c'eft à

dire, par terreur, par presens, & par miracles. Il donnera à ceux qui croiront en luy,
abondance d'or & d'argét : mais ceux qu'il
ne pourra deceuoir par presens, il les sur-
montera par la terreur; & ceux qu'il ne
pourra vaincre par terreur, il tentera de les
seduire par signes & miracles : mais ceux
qu'il ne pourra tromper auec ses signes, il
s'efforcera de les faire mourir d'vne mort
miserable. Lors il y aura tribulation telle,
qu'elle n'a point esté depuis que les Nations ont commencé d'estre, &c. Or ceste
tant terrible & redoutable tribulation durera en tout trois ans & demy, &c. Et apres,
il dit que l'Antechrist ne viendra point au
monde deuant que tous les Royaumes qui
estoient subjects à l'Empire Romain, s'en
soient departis. Et quelques-vns de nos
Docteurs (dit-il) tiennent qu'vn des Rois
de France possedera entierement l'Empire
Romain, qui sera au dernier temps, & il sera tres-grãd, & le dernier de tous les Rois,
qui apres qu'il aura heureusement gouuerné son Royaume, en fin il viendra en Ie-
rusalẽ, & démettra son Sceptre & sa Couronne sur la montagne des Oliues, & icy
sera la fin & l'accomplissement de l'Empire des Romains, & des Chrestiens; & disent qu'incontinent, selon la sentence de

l'Apoftre, l'Antechrift fera , &c. Et peu
apres il dit ; Or l'Antechrift viendra foudain, & à l'improuifte; & decevra ; & per-
dra de fon erreur tout le genre humain enfemble. Auant qu'il fe leue, deux Prophetes, fçauoir Henoc & Elie, feront enuoyez
au monde, &c. enfeignans, & prefchans
par trois ans & demy, &c. Lors auffi fera
accomply ce que dit l'Efcriture : *Encor que
le nombre des enfans d'Ifraël feroit comme le fablon de la mer, le refidu fera fauué.* Or apres que
par trois ans & demy ils auront prefché, à
l'inftant les perfecutions de l'Antechrift
commenceront à entrer en leur furie, &c.

CHAPITRE XV.

AV demeurant, fur ces paroles de S.
Iean , *Ie fuis venu au nom de mon Pere,
&c.* fainct Cyrille, & fainct Ambroife, S.
Chryfoftome, 2. Theff. 2. fainct Hierofme en l'epiftre à Algafia, queftion 11. fainct
Auguftin au traicté vingt-neufiefme fur S.
Iean: fainct Irenée au liure cinquiefme côtre les herefies de Valentinian, chapitre 25.
Theodoret en l'Epitome des diuins De-
crets, au chapitre de l'Antechrift; tefmoi-
gnent que lefdites paroles fe doiuent entendre

d'vn homme feul. En outre S. Irenée au liure 5. chap. 23. Lactance liure 7. chap. 14. S. Hilaire au can. 17. fur S. Mathieu, S. Hierofme en l'explication du Pfeaume 89. efcriuant à Cyprian, font d'opinion que le monde doit durer fix mil ans, d'autant qu'il a efté creé en fix iours, & que mil ans deuant Dieu eft comme vn iour: à laquelle opinion eft conforme celle des Talmudiftes, lefquels difent auoir vne prophetie qu'ils tiennent du Prophete Elie, laquelle affeure que le monde doit durer fix mil ans. S. Auguftin eftime que cefte opinion n'eft point fans apparence, & comme probable il l'a fuiuie en fa Cité de Dieu liure 20. chap. 7. Or n'eft ce pas vne mefme chofe de dire qu'il y a de l'apparence que le monde ne durera point dauantage, & de definir au vray le iour iufques auquel il doit durer, ce que fainct Auguftin reprend.

S. Hilaire au can. 25. fur S. Mathieu, expofant ces paroles: cét Euangile du Royaume fera prefché au monde vniuerfel, & lors viendra la confummation; enfeigne clairement que l'Antechrift (qu'il appelle l'abomination de defolation) ne viendra point, que la predication de l'Euangile par tout le monde vniuerfel, n'ait pre-

NNN

cedé. Le mefme eft difertement enfeigné
par S. Cyrille en fa Cathechefe 15. Theodoret en la 2. aux Theffal. chap. 2. Dam. liure 4. chap. 28. & autres. S. Hilaire, Hierofme, Origene, Chryfoftome affeurent
qu'Elie viendra au temps de l'Antechrift:
tous les autres le tiennent ainfi, & mefme-
ment Lactance, Theodoret, S. Auguftin,
& Primafius fur le ch. 11. de l'Apocalypfe.
Le mefme eft tenu pour tout certain de
Enoc & Elie, par ceux qui ont eferit fur l'A-
pocalypfe, come Beda, Richard, & Aretas.

Que l'office public & le Sacrifice qui fe
fait tous les iours en l'Eglife doiue ceffer
au temps de l'Antechrift à caufe de l'atro-
ce perfecution qu'il y aura, cela eft enfeigné ouuertement par Daniel au chap. 12.
Car là il parle de l'Antechrift felon que
l'expofe S. Irenée liure 5. chap. 25. S. Hierofme & Theodoret.

S. Irenée prouue par deux raifons que de
fon temps on n'auoit peu rien fçauoir du
nō propre de l'Antechrift: Mais l'Illuftriff.
Cardinal Bellarmin, enfeigne que le nom
de l'Antechrift fera fort biē cogneu quād
il fera venu, tout ainfi que deuant la venuë
de Chrift, les Iuifs n'auoient point la cognoiffance au vray de quel nom il feroit
appelé, encor que les Prophetes euffent

predit beaucoup de chofes de fon nom.
Et mefme il y auoit eu vne certaine Sybille
qui auoit marqué le nombre du nom du
Chrift qui deuoit venir, & auoit dit qu'il
eftoit de 888. tout ainfi que S. Iean a dit
de l'Antechrift que le nôbre de fon nom
eftoit 666. Voici ce qu'en auoit predit la
Sybille.

De ce nom ie diray la fomme tref-certaine
Huict vnitez y font, & autant de dizaines,
Huict centaines au deffus: O toy gent infidele,
Confidere cecy, mets le dans ta ceruelle.

Le nom de Iefus s'efcrit en Grec (qui eft
la langue en laquelle la Sybille a parlé)
ἰησοῦς ι, vaut 10 : η, vaut 8 : σ, vaut 200 : o,
vaut 70 : υ, vaut 400 : σ, vaut 200 : Tous lefquels nôbres affemblez enfemble fôt 888.
Quand au charactere de l'Antechrift, les
opinions font diuerfes. Primafius, Beda,
& Rupert, eftiment que le charactere de
l'Antechrift foient les lettres dontsô nom
fera efcrit. Les autres, comme Hippolyte,
que ce fera d'auoir en execration le figne
de la Croix au lieu d'en vfer. D'autre cofté
Bellarmin eftime que ce fera vn charactere
pofitif que l'Antechrift inuentera, tout
ainfi que Chrift a le figne de la Croix qui
eft cogneu d'vn chacun : mais que l'on ne
fçait point quel eft ce charactere iufques

à ce que l'Antechrist soit venu, ie pense
aussi qu'il n'y a point d'incōueniét de dire,
que l'Antechrist doit naistre du diable &
d'vne femme, en la maniere que l'on dit
que quelques vns sont nais de demons incubes: car encor (dit-il) que le diable ne
puisse de soy produire vn homme sans semence d'homme; toutefois il peut bien
en vn corps de femme qu'il se sera appro-
prié, exercer l'acte charnel auec vn homme, & en receuoir la semence: & puis se
transformant en homme, exercer le mesme acte auec vne femme, & luy faire receuoir la semence de l'homme qu'il auoit
prise, & en ceste maniere engendrer vn
homme. S. Augustin tesmoigne la mesme chose au 15 de la Cité de Dieu chap.13.
& dit que cela est approuué auec vne experience si grande, que ce seroit vne espece d'impudēce de le vouloir encor nier.
Touchāt les batailles & le regne de l'Antechrist, Lactance liure 7. ch.16 & S. Irenée liure 5. ch. 26. en parlēt en ceste sorte:
Que l'Antechrist, apres que de dix Roys il
en aura mis 3. à mort, il aura incōtinēt sub-
iugué les autres: & alors il sera le Prince
de tous selon S. Hierosme sur le ch. 11. de
Daniel expliquant ces paroles. *Et il fera les*
choses que ses peres n'ont pas faictes. (Nul dit-
il) des Iuifs ne régnera en tout l'vniuers

sans l'Antechrist. S. Chryfoftóme fur la 2.
aux Theffal. chap. 2. tient affeurement
que l'Antechrist fera Monarque, & qu'il
fuccedera aux Romains en la Monarchie,
tout ainfi que les Romains ont fuccedé
aux Grecs, les Grecs aux Perfes, & les Perfes aux Affyriens.

CHAPITRE XVI.

EN outre, conformemét à ce qui a efté
veu cy deuant, le Moine Olympio-
dorus en fon explication fur l'Ecclefiafte
de Salomon, dit que tous les pecheurs feront auec l'Antechrift lors qu'il viendra.
Anaftafe Sinaïte Patriarche d'Antioche,
fur ces paroles, *Ie mettray inimitié, &c.* dit
que l'Antechrift fera au dernier temps:
Que le ferpent, qui eft le diable, fe feruira
de luy, comme d'vn inftrument, pour fup-
planter l'Eglife derechef par la viande: car
alors il y aura famine. C'eft pourquoy il eft
dit que le ferpent obferuera le talon de la
femme, c'eft à dire, les extremitez du
corps de CHRIST, c'eft à dire, de l'Eglife.
Le mefme tient auffi qu'il naiftra de la Tribu de Dan. Salonius Euefque de Vienne,
fur ces mots: *Trois chofes font qui cheminent
bien, & la quatriefme chemine heureufement:*
dit que par ce quatriefme eft entédu l'An-

566 *De la conformité de cét œuure*

techrist, duquel il n'eſt pas dit qu'il chemine bien, pource qu'il fera tout contre la
volonté de Dieu : mais qu'il cheminera
heureuſement, pource qu'il paruiendra à
vne grande gloire & proſperité, combien
que ce ſoit pour peu de temps. En outre il
dit, que côbien qu'il doiue eſtre vn homme tres meſchant, neantmoins qu'il ſe nô-
mera Dieu : mais qu'eſtant ainſi haut eſleué, & remply d'orgueil, il perira tout ſoudain, eſtant frappé du glaiue diuin. André
de Cæſarée Archeueſque de Cappadoce,
ſur ces paroles : *Et ſeduira les habitans de la
terre:* donne à entêdre que de longue main
les hommes ſeront aduertis de la venuë de
l'Antechriſt, & qu'ils ſe fortifieront puiſ-
ſamment contre ſes fraudes ; qui fera (dit-
il) qu'il ſeduira ceux qui ont leur affection
perpetuellement fichée en la terre, & aux
choſes de la terre : mais non pas ceux dont
la conuerſation eſt dans les Cieux. Et ſur
ces paroles : *Si quelqu'vn veut, &c.* il dit que
l'Antechriſt ſera imbeu de toute fraude, &
de toute vertu venant du diable : ſera le
Chef de tous les Enchanteurs, & le Prince
de tous les Sorciers. Le meſme dit encor,
que c'eſtoit vne tradition tenuë de quelques-vns, qu'il prendroit, ſubjugueroit, &
reſtabliroit Ieruſalem, & qu'il edifieroit de

nouueau le Temple de Salomon, & que là
il fe fieroit & y feroit adoré. Et fur ces paroles: *Icy eft la fapience, celuy qui a entendement, &c.* il rapporte deux opinions, dont
l'vne dit qu'en la fignification de ce nom il
y a quelque chofe de grand, & digne de
confideration, qui y eft caché: mais que le
temps & l'experience manifeftera aux hó-
mes prudens & fobres l'exacte cognoiffance de ce calcul, comme encor toutes les
autres chofes qui fe trouuent efcrites touchant l'Antechrift. En vn autre endroit, il
tient tout le contraire: car s'il y auoit quelque chofe d'importance en l'exacte cognoiffance de ce nom, celuy (dit-il) qui a
fait voir la vifion à l'Euangelifte, il luy eut
defcouuert. Le mefme encor affeure que
l'on croit que l'Antechrift viédra des quartiers deuers l'Euphrate, & qu'il eftablira fa
gloire en vilainies honteufes & des-honneftes. Le mefme encor par la befte qui a
deux cornes comme l'agneau, entend cela de celuy qui fera le precurfeur du faux
CHRIST. Au demeurant, par la guarifon
de la playe de mort que la befte auoit re-
ceue, il dit que cela s'entend d'vne reftau-
ration qui fe fera pour vn moment du
Royaume auparauant diuifé, ou de la tyrannie de Sathan qui fera pour vn temps,
NNN iiij

laquelle CHRIST auoit brifée par fa Croix.
Le mefme encor fur ces paroles du chapitre dixiefme de l'Apocalypfe, *Ie m'en allay*
à l'Ange, *&c.* donne à entendre que ce liure qui fut donné à fainct Iean pour le deuorer, traictera de chofes agreables, & me-
nacera de playes, & contiendra les faicts
des mefchans & des peruers; & que fainct
Iean viendra vers la fin du fiecle, pour arrefter, & refferrer l'impetuofité des impo-
ftures de l'Antechrift, & afin d'annoncer
par l'Euangile qu'il a efcrit, & par le prefent liure, les chofes qui font à venir iufques à la fin du fiecle. Sainct Hyppolite
Euefque & Martyr, dit au liure de la confummation du monde & de l'Antechrift,
que tout ainfi que CHRIST eft nay de la
Tribu de Iuda, ainfi l'Antechrift naiftra de
la Tribu de Dan; & que ce feducteur là
voudra en tout imiter le Fils de Dieu. Ainfi que CHRIST a enuoyé fes Apoftres à
toutes Nations, ceftuy-cy tout de mefme
enuoyera fes faux Apoftres. CHRIST a
raffemblé les oüailles qui eftoient difper-
fées, ceftuy-cy raffemblera le peuple Hebreu qui eft difperfé. CHRIST a donné à
ceux qui croyent en luy, vne Croix pre-
cieufe & viuifique; ceftuy-cy femblable-
ment donnera fon figne. En outre, il dit là

mesme, que tout ainsi que le premier aduenement de Christ a eu son precurseur,
qui a esté Iean Baptiste; ainsi le dernier,
auquel il viendra en gloire ; aura Enoch,
Elie, & Iean le Theologien. Et sur ce pas-
sage de Daniel chapitre neufiesme , où il
est dit : *Vne sepmaine confirmera l'alliance à*
plusieurs, & au milieu d'vne sepmaine sera osté
le sacrifice, & l'oblation : il dit : Vne sepmaine
monstre qu'aux derniers temps, il y aura
vn espace de sept ans, & les deux Prophetes auec Iean precederont vne demie sepmaine (qui sont mil deux cens soixante
iours) pour annoncer à tout le monde la
venuë de l'Antechrist , estans reuestus de
sacs. Des signes aussi d'iceluy il parle ainsi:
Il transportera les montagnes deuant les
yeux de ceux qui le regarderont faire : Il
marchera à pied sec dessus la mer : Il attirera le feu du Ciel: Il conuertira le iour en
tenebres, & la nuiçt en iour : Il fera aller le
Soleil où il voudra ; & pour le dire en vn
mot ; il fera voir deuant ceux qui le regarderont par la force de l'apparence qu'il
leur mettra deuant les yeux, que tous les
elemens , la terre & la mer luy obeyssent,
&c. Et apres toutes ces choses (dit-il) le
Ciel ne donnera point sa rosée : les nuës
ne donneront point d'eau : la terre refuse-

ra ſes fruicts : la mer ſera remplie d'vn
odeur faſcheux : les riuieres ſe tariront:
les poiſſons de la mer mourront : les hommes mourront de faim & de ſoif : le pere
embraſſant ſon fils , & la mere ſa fille,
mourront enſemble, & n'y aura perſonne
qui les enſeueliſſe, &c. Alors les hommes
diront que ceux-là ſont bien-heureux qui
ſeront decedez auparauant, &c. Et de là
cét impur enuoyera des mandemens par
toute la Prouince, par l'entremiſe tant des
demons, que des hommes ſenſibles, qui
diront: Vn grand Roy eſt nay ſur la terre,
venez tous l'adorer, haſtez-vous tous pour
voir les forces de ſa puiſſance. Voila qu'il
vous donnera du froment, il vous fourni-
ra du vin en abondance, des richeſſes pre-
cieuſes, & des dignitez releuées. Adonc
chacun , faute d'auoir dequoy manger,
viendra, & l'adorera, & à ceux là il donnera ſon charactere en leur main droicte,
& au front, afin que nul ne marque ſon
front de la Croix precieuſe. Et quelque
peu apres il dit : Ce ſeducteur leur donnera quelque peu de viures, & ce à cauſe de
ſon ſeau impur. Le ſeau d'iceluy tant au
front, qu'en la main droicte, eſt le calcul
x ξ ς mais c'eſt comme ie penſe, & ne le
ſçay pas bien au vray: car il ſe trouue plu-

sieurs noms qui ont ce nombre, lequel se
trouue en ce calcul.

Hugo Etherianus au chapitre 23. du liure qu'il a composé Du retour des ames
des Enfers, dit que l'Antechrist, qui sera
vn homme, non point vn Dieu, entierement serf du peché & du diable, non point
par nature, mais par imitation; qui sera vn
homme, & non vn Ange; qui sera contraire à Christ, & à ses membres; qui s'esleuera sur tout ce qui est nommé Dieu, ou que
l'on adore par Religion, soit vraye, ou
fausse, &c. Apres, il dit qu'au temps de
l'Antechrist (selon que les Docteurs asseurent) l'Empire Romain sera reduit à neant;
qu'il trompera les hommes par art Magi-
que, & par des phantaisies, comme il faut
croire que Simon Magus faisoit. En outre,
il parle ainsi des maux qui seront de son
temps: A sa venuë plusieurs s'addonnerôt
à des plaisirs impudiques: les enfans dres-
seront des embusches contre leurs peres:
la femme minutera la mort de son mary:
le dol & les fraudes seront en estime, &c.
les maistres seront inhumains contre leurs
seruiteurs, & les seruiteurs ne se voudront
point rendre subjects à leurs maistres. Nul
ne rendra honneur à la vieillesse: les Tem-
ples de Dieu seront en mespris: par tout

on ruinera les Eglifes, on mefprifera les Efcritures fainctes, qui feront reputées comme fables : ils prendront plaifir à des chan-
fons & des fons impudiques, & pleins d'a-
bomination : leurs difcours ne feront que
de chofes indignes d'vn Chreftien : ils
n'afpireront qu'apres leurs conuoitifes fa-
les & vilaines : les empoifonnemens & en-
chantemens s'exerceront tout à defcouuert par ceux que l'on nõmera Chreftiens:
faux Apoftres & faux Prophetes s'efleue-
ront l'vn apres l'autre, mentans, &c.

Outre cela, Victorinus Euefque & Martyr, au commentaire qu'il a fait fur l'Apocalypfe, rapporte deux opinions touchant
l'autre tefmoing qui doit venir auec Elie
contre l'Antechrift. La premiere eft des
autres Docteurs, difant que la plus-part
eftiment que c'eft Elifée, ou Moyfe; laquelle opinion il reiette, pource que tous
les deux font morts : puis apres il met la
fienne propre, difant que tous les anciens
ont tenu que ce feroit Ieremie; & cõbien
(dit-il) que nous ne tenions ny l'vne, ny
l'autre pour bien certaine, il nous fuffit
pour le prefent que les anciens ont douté
du retour de Moyfe.

CHAPITRE XVII.

EN outre, conformement encore aux chofes precedentes, l'Abbé Ioachim, perfonnage bien verfé, & fort exercé és Efcritures fainctes, & tenu pour vn tres-vray Prophete en fon temps, ainfi que le rapporte Sixtus Senenfis en fa Bibliotheque, & eftoit en vogue foubs l'Empereur Henry, l'an 1200. Iceluy tient que l'Antechrift doit naiftre en Corafin, & qu'il fera nourry en Bethfaïda : ce qui n'implique point de contradiction auec la Glofe, qui dit fur la feconde Epiftre aux Theffal. qu'il naiftra en Babylon : comme auffi fainct Hierofme l'a efcrit ainfi fur le chapitre 11. de Daniel. Car le dire de Ioachim s'entéd de la natiuité qui fe fait au ventre de la mere par la conception : tout ainfi que Iefus eft appellé Iefus de Nazareth ; & la Glofe parle de la natiuité qui fe fait quand l'enfant fort du ventre de la mere pour venir en ce monde vifible, felon laquelle noftre Seigneur nafquit en Bethleem.

En outre, le mefme fur le cinquiefme chapitre de Hieremie, dit que noftre Seigneur ne fera point la confommation iuf-

ques à tant que les choses nouuelles soient
venuës, & la gēt nouuelle face bon fruiɟt;
ce qui s'entend de la reformation. Et sur le
chapitre 9. il dit : Des heretiques appellez
Patrins s'esleueront, qui sont certains faux
& tres-meschans Chrestiens, familiers du
diable, par le cōmerce qu'ils ont auec luy,
faisans de nuiɟt leurs assemblées en leurs
Synagogues, & là cōmettans choses tres-
meschantes. Et derechef, il dit là mesme:
Il faut que l'Eglise, & le souuerain Pontife
se donnent garde du danger qu'il y a de la
part des faux freres, &c. Le mesme encor
sur le chapitre onziesme de l'Apocalypse,
pense que Moyse viēdra auec Elie au dernier temps; & auec luy s'accordent l'Abbé
Iean, & Iean Gagneus. En outre, sainɟt
Antonin en sa troisiesme partie, tit. 23 §.
9. rapporte vne certaine parole Prophetique de saincte Catherine de Sienne, en ceste sorte. Estant Vierge sacrée en la ville
de Pise, le bruit courut de la rebellion de
ladite ville de Pise côtre le souuerain Pontife, & de plusieurs autres villes d'Italie:
ce qu'estant rapporté à ceste Vierge par
ses sœurs; ayant vne grande douleur d'vne
irreuerence si grande, & de la desobeyssan-
ce des Chrestiens enuers la saincte Eglise,
&c. elle leur parla ainsi: Ne commencez

point si tost vos pleurs, car vous n'aurez
que trop subject de plorer: car cecy que
maintenant vous voyez, n'est que du laict,
& du miel, au respect de ce qui viendra en
suitte. Mais le Pere Raymond ayant demandé, quels plus grands maux pourriõs-
nous voir? Lors elle luy respondit: Mon
Pere, ce sont les laïcs qui font maintenãt
cecy, mais vous verrez bien tost que ceux
du Clergé feront encor pis. Raymond dit
derechef: Ie vous prie, ma tres-excellen-
te Mere, qu'arriuera-il apres ces maux à
l'Eglise de Dieu? Alors elle dit: Par ces
tribulations & angoisses, Dieu par vn
moyen incomprehensible aux hommes,
purgera sa saincte Eglise, & suscitera l'esprit de ses esleus; & apres ces choses suiura
vne telle reformation en l'Eglise de Dieu,
& vn renouuellement de bons Pasteurs,
que de la seule pensée de ces choses, mon
esprit en tressaut de ioye au Seigneur; &
comme autrefois ie vous ay souuent dit,
l'Espouse qui vous est maintenant toute
defigurée, & accommodée de haillons, sera alors ornée de ioyaux tres-beaux & pre-
cieux; & tous les fideles se resiouyront de
se voir l'honneur que ce leur sera d'auoir
des Pasteurs si saincts; & les peuples infideles mesmes estãs attirez par le bon odeur

de Chrift, retourneront en la bergerie Catholique, & feront côuertis enuers le vray Pafteur & Euefque de leurs ames. Rendez donc graces à Dieu, qui apres cefte tempefte donnera à l'Eglife vn temps ferain. On dit auffi qu'elle a predit le voyage en la terre fainƈte. Voila ce qu'il en dit. Mais la B. Mere Terefe, felon que le rapporte le venerable Pere Ribera en fa vie, eftant vn certain iour en priere deuant le venerable Sacrement, vn Sainƈt de l'Ordre de fainƈt Dominique luy apparut, tenant vn liure en fa main, lequel ayant ouuert, il luy dit qu'elle leuft aucunes chofes qui y eftoient efcrites en groffes lettres, & fort lifibles: or l'efcriture eftoit telle: *Cét Ordre florira encor, & aura plufieurs Martyrs.* Et elle en veid fix ou fept du mefme Ordre, qui tenoient en leurs mains des efpées defgainées; à quoy elle recogneut que c'eftoit qu'ils deuoient combattre pour la foy, & la deffendre. Et elle veid en efprit vn châp fpatieux, dans lequel plufieurs combattoient; & elle voyoit les Freres de cét Ordre combattans de grande animofité, & leurs faces belles, & enflammées, & plufieurs qui tomboient deuant eux, dont ils en tuoient quelques-vns; & elle entendit que ce combat eftoit côtre les heretiques.

Encor.

Et encor vn autre femme deuote, & qui
s'eftoit dediée à Dieu, laquelle vn venerable Pere Inquifiteur de la Foy dit auoir
veuë qu'en fon oraifon elle eftoit efleuée
de terre, laquelle on dit auoir faict d'autres merueilles plus grandes tant en fa vie
qu'en fa mort; Icelle entendit vn iour vne
voix qui luy difoit: ma fille, la Synagogue
des Magiciens iufques à maintenant m'a
abreuué de fiel: toutes ces chofes là font
paffées: voicy le *confummatum eft*: comme
s'il euft dit, voicy maintenant la fin & la
côfummation d'icelle. Le venerable Pere
Salmerô fur l'Apocalypfe dit qu'il y a fept
eftats en l'Eglife: Le premier eftat eft des
Apoftres: Le fecond des Martyrs: Le troifiefme des Confeffeurs: Le quatriefme
des Moynes: Le cinquiefme des Men-
dians: Le fixiefme des Reformez: Le feptiefme des Repofans. Or nous voyons
que les Reformations fe commencent par
tout: & que le S. Efprit mefme & la fainte
Eglife ont affez clairement monftré que
l'eftat de la Reformation eft proche, puifque au S. Concile de Trente il a expreffe-
ment traité de la Reformation, & en telle
maniere qu'il n'en auoit point efté parlé
de mefme auparauant. Il fe lit du B. Vin-
cent de Ferrare (felon que ie l'ay oüy rap-

O O O

porter à vn venerable Pere) qu'il a dit, que deuant le iour du Iugement, les hômes du diable seroiẽt exhortez à faire penitence.

Florimond de Raymód a monstré qu'en ce temps cy, la Magie a cours par dessus toutes les autres sectes, & que ce que ceste secte est si frequente, il asseure que c'est vne marque du sixiesme estat : & il y a des personnes de sçauoir en bon nombre & gens de bien qui semblent approuuer ces deux articles. La voix du peuple est, que les derniers temps approchent : & à grand peine les Predicateurs preschent ils autre chose. Il y en a aussi qui en determinent le temps : dont il y en a qui asseurent que le monde perira en l'an 1666. les autres que ce sera en l'an 1651. Or ie ne fay point de difficulté que Dieu peut reueler le dernier iour : mais ie n'approuue pas qu'on le vueille determiner, ou pour le moins ie desirerois quand & quand des tesmoignages diuins touchant ceste assertion. D'autres disent que le temps est prest, & ne determinent point le iour : & (comme nous auons dit) S. Augustin approuue vne telle maniere de parler. Or ils pensent que ceste fin est proche, pource qu'ils pensent que le corps de Christ viura sous l'estat de grace, autant comme son chef,

(qui est Christ) a vescu sur la terre, à sçauoir 33. ans: & ils prennét vn an pour chaque grand Iubilé dont le 32. s'accomplis-
soit en l'an 1660. A ces choses on peut adiouster les conuenances qui sont rapportées par Genebrard en sa Chronologie
touchant la durée du Monde : car il semble que tous rapportent la fin du monde
à ces temps cy.

CHAPITRE XVIII.

EN outre, nous en auons encor d'autres, outre les tesmoignages de ceux
desquels nous auons eu la cognoissance
par les choses precedentes à qui la naissan-
ce de l'Antechrist a esté cogneuë, lesquels
semblent n'auoir pas moins de poids que
le tesmoignage par lequel la Synagogue a
esté renduë asleurée que Christ estoit nay.
Car ceux à qui il fut reuelé que le Roy des
Iuifs estoit nay, n'estoient point Iuifs, ny
du peuple de Dieu, ains c'estoient Gentils, & des Mages qui l'affermoient sur
l'indice d'vne estoille qu'ils en auoient eu
en Orient, & qui leur auoit serui de guide
par le chemin, & la Synagogue ne reietta
point ce tesmoignage, ny ne disputa point
sil estoit asseuré & suffisant, ains firent

perquifition du lieu où il deuoit naiftre.
Tout de mefme maintenant, nous auons
des Magiciennes, & des chefs de Magie,
qui affeurent que l'Antechrift eft né, non
pour en auoir eu vn figne du Ciel, mais
plufieurs fignes qui leur ont efté donnez
en atteftation de ce, au profond des enfers à l'endroit des demons, & d'eux mefmes, afin que comme la natiuité celefte a
efté annoncée du Ciel, ainfi l'infernal-
le fuft affirmée de la part d'enfer: defquels
fi nous ne voulons point receuoir les tefmoignages, toutefois il femble qu'il y
ait du danger à negliger d'en faire la difcution & l'examen: pource que premierement ils difent que le tefmoignage
qu'ils en rendent vient de la part de Dieu,
& promettent d'en faire la preuue : car
il y auroit du danger de n'efcouter point
celuy qui fe diroit eftre Legat du Pape,
ou d'vn autre endroit, quand il prouue
cela cõpetemment. Secondement, pource qu'il promet qu'il produira des preuues authentiques: car de ne vouloir point
efcouter celuy fur lequel il n'y a point
d'exception de fraude manifefte, ou
de defaut de preuue, c'eft vfer de trop
de mefpris, ou s'expofer au danger de
tranfgreffion. Et ne fuffit pas de dire

c'eft le diable, car il peut eftre delegué auffi bien qu'vn autre. Partant, s'il fait paroiftre d'inftrument qui foit competant pour admettre fa preuue, il le faut admettre, cóme il fera dit cy deffoubs. En troifiefme lieu, la difcution & l'examen de ces tefmoings, femble n'eftre point à negliger, à caufe de plufieurs autres, qui font de vie fans reproche, qui ont tenu les mefmes chofes, & (felon que vray-femblablement il en appert) ont efté illuminez d'enhaut. L'vn entr'autres, qui eftoit Principal d'vn College dás les Pays-bas, homme menant vne vie tres-innocente, & fort renómé pour l'opinion que l'on a de fa faincteté : prefchant publiquement, il auoit accouftumé fouuét d'affeurer à fes auditeurs (defquels il y en a beaucoup qui font encor viuans iufques à ce iour) qu'ils verroient le temps de l'Antechrift. Vn certain autre homme feculier, qui ne fongeoit à rien moins que cela, eut commandement de publier la naiffance de l'Antechrift, & luy fut defigné le lieu où il feroit cefte publication ; à quoy il ne voulut point obeyr, & de propos deliberé il fe deftourna de ce lieu : mais nonobftant toutes fes refiftances, en fin il accomplit le mandement qui luy auoit efté fait, & publia que l'Antechrift eftoit nay, que la fin

du monde approchoit, & que le grãd Preſtre de l'Antechriſt auoit eſté fait mourir
par iuſtice (& celá ſe feit le propre iour que
Loys Gaufridy fut executé à mort) & exhorta vn chacun à faire penitence. Le troiſieſme a eſté le Reuerend Pere Michaëlis,
la memoire duquel eſt en benediction, &
lequel Dieu a fait eſtre en gloire ſemblable aux Sainéts, & l'a honoré en ſes trauaux, & a accomply ſes labeurs. C'eſt choſe toute certaine que ſon corps a eſté trouué tout entier, & ſans aucune leſion, tout
ainſi qu'il eſtoit le propre iour qu'il fut mis
dans la ſepulture, apres y auoir eſté dix-
ſept mois, & que ce fûſt en vne foſſe, en
laquelle vn ieune Preſtre du meſme Ordre
auoit eſté enſepulturé trois mois auparauant, duquel on ne trouua plus rien que
les os ſeulement. Les habits dont il eſtoit
couuert, la biere de bois en laquelle il
auoit eſté mis, eſtoient pourris : mais ſes
cheueux eſtoient entiers, ſa couleur n'e-
ſtoit point changée, ſon corps n'auoit aucune mauuaiſe ſenteur : Quelqu'vn luy
voulut tirer quelque poil de la barbe, mais
il ne le peut faire qu'à peine, & ne s'apparut aucune ouuerture en ſon corps. Pluſieurs ſe recommanderent à ſes prieres, &
obtindrent la guariſon qu'ils auoient de-

mandée. Durant sa vie, il a vertueusemét
executé plusieurs choses pour la foy, &
pour la reformation de son Ordre és quartiers de la France, & a souffert beaucoup
de choses fascheuses & difficiles pour la
vertu : il a seruy d'exémple à tous de la vie
reguliere, & de la tolerance conuenable
à vn Chrestien. Il auoit en esprit Prophetique predit à Clement huictiesme qu'il seroit Pape, & qu'apres s'estre reformé soy-
mesme, il seroit esleu Pape. Certes il ne
faut pas condamner, cóme chose de neant,
ce qu'vn Pere de telle saincteté & erudi-
tion, & qui estoit Inquisiteur de la foy, n'a
point fait de difficulté de publier, non pas
comme chose du tout certaine & indubitable, mais comme digne d'estre espluchée.

CHAPITRE XIX.

EN suitte nous rapporterons quelques
choses qui sont conformes auec les
precedentes, qui sont propos qui ont esté
dits par ceux qui ont plus d'authorité à
l'endroit des Magiciens & Magiciennes,
que n'ont pas l'Eglise, ny les Escritures,
afin que pour le moins ils croyent pour
les choses bonnes à ceux qu'ils escoutent

és chofes mauuaifes ; qui a fait que Dieu
auffi a quelquefois contraint les demons
de teftifier par les Oracles des Gentils, la
diuinité de Chrift, & l'innocêce des Chreftiens. Et les hiftoires rendent tefmoignage que Dieu par ce moyen a appellé plufieurs des Gentils, lefquels il ne pouuoit
attirer par les miracles, ny par la predication, voire mefme qu'il a fait arrefter les
perfecutions tres-cruelles qui fe faifoient
contre les fiens. En premier lieu donc, on
dit qu'entre les Agareniens, & ceux qui
font de la fecte de Mahomet, il y a vne
prediction qui court entr'eux par vne tradition fecrette, & cela eft cogneu tout cô-
munement parmy eux, tant ceux qui demeurent en Afrique, comme en Afie, &
en Perfe ; que la loy des Ifmaëlites prendra
fin apres mil ans reuolus, & que le peuple
Chreftien dominera és quartiers où premierement les Ifmaëlites ont domi-
né, foit en Afrique, ou en Afie. Or Mahomet nafquit l'an 597. il commença de
fe dire Prophete l'an 623. & mourut l'an
637. felon le tefmoignage de Palmerius
en fa Chronique. En outre, quelques-vns
difent que la nation perfide des Iuifs, par
vne commune notion, tient pour certain
qu'apres la reuolution de 190. cycles fo-

laires, depuis le peché d'Adam, par lequel
le premier & vray Temple de Dieu a esté
destruit, on adorera vn seul Dieu par tout
le monde: or il y a desia 200. cycles d'escoulez, & vn cycle contient 28. ans. Les
autres coniecturent que ceste Monachie
vniuerselle doit arriuer en ce temps, à cause de la grande coniunction des planettes
qui arriue de temps en temps, apres la reuolution de 795. telle qu'elle fut du temps
de Charlemagne, & du temps d'Auguste.
Vn certain Mathematicien de nostre siecle a representé d'vn costé I ᴇꜱ ᴠ ꜱ - C ʜ ʀ.
& de l'autre costé l'Antechrist, en ces vers.

L'vnique Fils de Dieu,	*L'enfant de perdition*
Sauueur & vray Messie	*Est desia sur terre,*
Prit chair en ce bas lieu	*Pour denocer la guerre*
Du pur sang de Marie,	*Aux enfans de Sion,*
Le 25. de Mars,	*Lesquels ne le croyant,*
La paix en toutes parts.	*Il ira martyrisant.*

Et dit ainsi : Ie trouue selon le calcul de
ma supputation, que l'Antechrist a esté
conceu en l'année 1609. le 21. de Septem-
bre, soubs l'Equinoxe d'Automne. Outreplus, en vne certaine ville Catholique,
où il y a Vniuersité, quelques estudians
qui s'estoient addonez aux choses curieu-
ses, vindrét à se confesser de leurs pechez,

& recognoiſtre qu'ils auoient eſté ſeduits
auec beaucoup d'indices : que ce qu'ils diſoient, eſtoit probable, & depoſerent non
ſeulemēt des choſes de Magie à part, conformement aux choſes cy deuant dites,
mais ils aſſeurerent auſſi que l'Antechriſt
eſtoit nay. Noſtradamus auſſi en ſes Centuries, a predit aucunes choſes touchant
l'extermination de la Magie : de la paix
vniuerſelle : de l'Antechriſt, & choſes ſemblables, qui ont de la conformité auec les
choſes cy deuant dites. En la Centurie 11.
quatrain 28. en la Centurie 1. quatr. 44.
en la Centurie 2. quatr. 10. en la Centurie
4. quatr. 5. en la Centurie 8. quatr. 70.
en la Centurie 8. quatr. 77.

La Concluſion.

SVffiſe donc de ce qui a eſté dit des Eſcritures, des Peres, & des diuerſes notions d'eſprit, tant des fideles qu'infideles,
qui paroiſſent auoir vne grande conformité auec les choſes qui ont eſté rapportées
cy deuant auoir eſté dites & faites pour la
vocation des Magiciens & Magiciennes,
& qui en outre ſemblent regarder le gouuernement de l'Egliſe : enſemble auſſi de
la cauſe & de la raiſon pourquoy nous

auons, suiuant le conseil de quelques personnes de renom, presenté au souuerain
Vicaire de IESVS-CHRIST, & à l'Eglise, les choses qui iusques à ce iour ont esté
cachées soubs le boisseau d'vn long silence, pour estre veuës & examinées. Car l'on
ne peut pas tenir pour resueries & choses
friuoles, celles qui ont de la conuenance
auec les plus serieuses. Et elles sont telles,
qu'elles ne seront pas de petite vtilité,
pour faire & que dés maintenant, & au
temps à venir, on puisse prudemmēt pouruoir aux affaires de l'Eglise. Or ce seroit
iustement que nous nous fascherions contre vn seruiteur, qui sçachant quelque chose dont le pere de famille n'a point de cognoissance, & qui de honte s'abstient de
l'aduertir de ce qui luy porte preiudice, ne
le sçachant point.

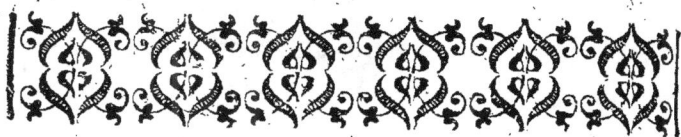

DE LA PVISSANCE
DE L'EGLISE,
Qu'elle a sur les demons.

ARTICLE I.

Ce qui a esté cy deuant dit nous adjousterons vn Traicté de la puissance de l'Eglise, qu'elle a sur les demons, auec intention de submettre à la censure de l'Eglise nostre opinion touchant ces choses. Il y a donc vne double puissance qui se peut exercer à l'endroit des demons : l'vne Infernale, l'autre Ecclesiastique ; & selon l'vne & l'autre, les hommes font operer, & parler les demós. Mais quant à la premiere, elle opere pour faire des malefices ; ceste-cy opere pour les destruire. La premiere est pour enuoyer les diables dedans les corps : la seconde est pour les chasser hors des corps. La premiere est pour leur faire apprendre

par les diables, la science de l'Enfer, & les
malefices : la seconde est, à ce que Dieu face cognoistre sa sapience, & sa volonté aux
fideles, par le ministere des demons. La
premiere reside en la Synagogue des Magiciens, & principalement en Lucifer, en
la vertu duquel ils commandent aux demons : l'autre est en l'Eglise, & en ses Ministres, mais principalement toutefois en
Dieu, qui la communique à l'Eglise. En
outre, l'vne & l'autre s'exerce par le moyé
de certains exorcismes, ou adjurations:
mais la premiere inuoque Lucifer, & se
practique auec des paroles meschantes, &
par ceremonies superstitieuses, & qui ne
valent rien, pour en vser à mauuaise fin; &
en tout temps l'vsage damnable en a esté
chez tous pour faire mal : mais l'autre a
son operation sans superstition, auec ceremonies deuës, par l'inuocation de la vertu de Dieu, obtestation des choses saintes; & tourne à la consolation des creatures, à la gloire de Dieu, & au mespris du
diable. Derechef, elles sont differentes en
ce que la premiere puissance ne s'exerce
point, sinon en des cachettes, par les Magiciens & sorciers, qui par paction & charactere sont associez auec les demons : l'autre s'exerce publiquement, & par les fide-

les tant ſeulement, qui portent le charactere de la milice Chreſtienne, comme il
ſe verra plus clairement cy deſſoubs. Et
pource que Dieu a dés le commencement
oppoſé vn à vn, n'ayant point permis le
mal qu'il ne luy ayt oppoſé vn remede;
dés lors qu'il a permis les malefices, & la
puiſſance de les exercer ſur les hommes, il
eſt certain qu'il a ſemblablement donné
auſſi vne autre puiſſance, qui auroit la force de les deſtruire.

ARTICLE II.

IL faut donc voir à qui appartient ceſte
puiſſance. Or en cela, c'eſt premierement vne choſe tres-certaine, que ceſte
puiſſance de refrener les demons, reſide en
Dieu. Or j'appelle la puiſſance de refrener
les demons, celle par laquelle ils ſont em-
peſchez de faire le mal qu'ils veulent, &
que la bride leur eſt laſchée pour en faire
autant, comme il eſt expedient pour les eſ-
leus. Car c'eſt par neceſſité qu'il faut admettre qu'il y a quelque puiſſance ſemblable, attendu que les diables ſont côme des
chiens enragez, tels, que s'ils n'eſtoient re-
tenus, ils auroient en vn moment ruiné

tous les gens de bien, & extermineroient
l'Eglise. Puis apres, cela s'eſt veu à l'endroit
de Iob, auquel Sathan n'a peu nuire autãt,
ny quand il euſt bien voulu: mais quand,
& autant qu'il en a eu la permiſſion. Or il
n'y a aucun qui puiſſe oſter ceſte puiſſance
à Dieu: c'eſt ce qui fait que nous recou-
rons à Dieu, afin qu'il nous deliure des
maux qui nous arriuent de la part des demons. Or c'eſt plus de deſlier, que de lier:
de guarir les maux, que d'y obuier. Mais
tout ainſi que la puiſſance de refrener les
demons reſide en Dieu, ainſi eſt la puiſſance compulſiue pour les contraindre de faire, & parler des choſes qui appartiennent
à ſa gloire, & à la confuſion de l'Enfer. La
raiſon de cecy eſt, que la puiſſance de Dieu
eſt vne puiſſance toute-puiſſante. Or contraindre les demõs, eſt vne choſe du nombre de celles qui ſe peuuent faire. Que ſi
ceſte puiſſance n'eſtoit point en Dieu, ſa
puiſſance ne ſeroit pas toute puiſſante. Or
il eſt manifeſte que Dieu peut contraindre
les volontez rebelles des demons, en ce
que toutes choſes obeyſſent à ſon Empire;
qu'il n'y a rien qui puiſſe reſiſter à ſa volonté: qu'il eſt le Tres-fort, & le Seigneur
des Seigneurs. Que ſi la puiſſance de Dieu
n'eſtoit point vne puiſſance qui euſt pou-

uoir de contraindre les demons, toutes puissances ne seroient point assubjetties à à son Empire : car il y auroit quelque puissance qui auroit la faculté de luy resister, comme sont les demons rebelles, & consequemment il faudroit dire que Dieu ne se pourroit pas faire obeyr par les choses qui sont en Enfer, & sur la terre, comme il fait par celles qui sont dans le Ciel ; qui se-roit faire le diable plus fort, ou pour le moins esgal à Dieu. En apres, il en appert par la priere que fait l'Eglise à Dieu, par la-quelle elle luy demande qu'il contraigne les rebelles volontez des siens de reuenir à luy. Or ceste puissance de contraindre les demons & les creatures, se trouue aussi en IESVS-CHRIST, comme estant Dieu : car côme il se lit dans l'Euangile, il a chassé les diables hors des corps de ceux qui en estoient obsedez ; & est chose manifeste, qu'il les a chassez par force, & malgré qu'ils en eussent. Nous lisons encor ailleurs, qu'il leur a commandé de parler, lors qu'ils eus-sent bien voulu se taire ; & derechef il leur a commandé de se taire, lors qu'ils eussent bien voulu parler. Mais quelqu'vn deman-dera, si côme ceste puissance est en Christ, elle est aussi en son Eglise ? Or il est neces-saire d'admettre que telle puissance est en l'Eglise:

l'Eglise : car nous auons veu en tous les
siecles, plusieurs en l'Eglise qui ont esté admirables en ce qu'ils ont eu le pouuoir d'e-
xercer telle puissance, mesme quelquesques
auiourd'huy nous en voyons l'vsage salu-
taire és Exorcistes. On donne aussi loüange aux fideles, sur lesquels la puissance du
diable a entrepris quelque chose, toutes
les fois qu'ils ont recours aux Ministres de
l'Eglise, pour dissiper les œuures du diable, & tous ceux qui ont recours aux Magiciens pour auoir allegement, sont iustement repris. Or on void que ceux qui ont
recours à l'Eglise, trouuent bien souuent
de l'ayde contre les maux qui les accablēt.
Et ceste puissance de contraindre les démons, qui reside en l'Eglise, n'est point
des hommes, ny n'est point selon la nature : mais est vne marque de l'Eglise, à qui
IESVS-CHRIST l'a commise, comme la
puissance de deslier & lier, & le don de
guarison. Or ç'a esté chose digne de Christ
de doüer son Eglise d'vn tel don : car il est
son Chef, & Conducteur, & son Espoux.
Or il appartient à l'Espoux d'orner son Espouse, & au Chef de mettre ses trouppes
en ordre, & l'vn & l'autre s'accomplit par
le moyen de ce don. Car telle puissance
qui est donnée à l'Eglise, est comme vn

ioyau pretieux, qui la fait monſtrer excellente & belle. C'eſt auſſi comme vn glaiue
nō ſeulement pour ſe deffendre de l'ennemy, mais auſſi pour l'offenſer, & le deſtruire, iuſqu'à luy donner la mort. Au demeurant, ceſte puiſſance reſide & opere en
Dieu, en Chriſt, en l'Egliſe, aux Sainéts, &
aux Exorciſmes: Mais en Dieu par authorité: En Chriſt par puiſſance d'excellēce:
Au Miniſtre par la puiſſance de l'ordre ou
du miniſtere: Es Sainéts par le moyen de la
grace gratuitement donnée: Es exorciſmes comme par le moyen d'vn inſtrument, tout ainſi qu'vne certaine vertu
conſecratiue en la benedíction de l'eau
beniſte.

ARTICLE III.

EN ſuitte il faut voir à quelles choſes
ceſte puiſſance s'eſtend: en quoy il
faut noter que par beaucoup de choſes
nous pouuons eſtre aſſeurez de l'amplitude de ladiéte puiſſance. Car premierement on la peut conſiderer en ce qui regarde les exorciſmes meſmes de l'Egliſe:
car les liures des Exorciſmes font paroiſ-
ſtre la puiſſance de l'Egliſe, pource qu'ils

monstrent ce qu'elle peut & ce qu'elle ne
peut point : attendu qu'il ne se peut faire
que l'Eglise commande ou ordonne en ce
qui concerne l'administration des Sacremens ou choses Sacramentelles, en ce qui
excede la mesure de sa puissance : car elle
ne peut errer pour le regard de telles dire-
ctions. Tellement qu'il n'est aucunement
vraysemblable que S. Cyprian & S. Ambroise & autres semblables, à qui on attribuë les exorcismes, les ayent dirigez à
vn vsage qui eust excedé la mesure de
leur puissace: ou que l'Eglise eust approuué par la pratique de tant de siecles, chose
qui eust impliqué vne manifeste vsurpa-
tion de puissance, ou vn abus intolerable
à l'endroit des Sacremens, & des choses
Sacramentelles. On peut aussi considerer
la puissance de l'Eglise par l'vtilité & la
necessité d'icelle : car il n'est pas croyable
que Dieu eust manqué à son Eglise és choses necessaires touchât les œuures de grace, veu qu'il a estendu ses largesses si auant
en ce qu'il a donné à la nature. Or les graces qui sont gratuitement données, s'o-
ctroyent pour la necessité, à l'edification
du corps de Christ. La puissance de l'Eglise se peut encor considerer par les Escritures, & par la pratique, & par la confor-

mité des choses semblables, & par la raison. Car tout ainsi qu'il ne faut point douter que l'Eglise n'ait pris ce que l'Escriture
asseure, qu'elle a pris, ainsi ce qui se faict est
faisable, or ce qui est faisable ne se faict
point sás puissance: Des choses sēblables
aussi, se faict vn semblable iugemēt. En fin
telle puissance se peut aussi considerer par
les faicts de Christ & des Saincts : car il est
vray semblable qu'il nous a donné la puissance que luy-mesme a exercée. Car il dit,
parlant de ceux qui deuoient croire en
luy, qu'ils feroient les œuures de puissance que luy-mesme faisoit, & encor plus
grandes. Or ce qui est aux particuliers,
cela est en l'Eglise, tout ainsi que ce qui
est aux membres est à tout le corps : car
nous sommes tous vn corps au Seigneur.

Il faut donc dire qu'à l'Eglise a esté donnée la puissáce de marcher sur toute puissance de l'ennemy, & ainsi il l'est dit en S.
Luc 10. Ie vous ay donné puissance de
marcher sur les serpens, & scorpions, &
toute puissance de l'ennemy, celuy qui dit
tout, n'exclud rien : & la raison semble en
estre, que l'on voit qu'il y a pareille raison
en ceste puissance qu'en celle qui est
octroyée pour les guerisons : car ce sont
graces qui ont esté gratuitement données

à l'vtilité de l'Eglise : or la grace de pouuoir guerir n'a pas esté donnée à l'esgard
d'vne langueur determinée, mais a ce qu'ils
eussent le pouuoir de guerir toute sorte
de langueur.

ARTICLE IIII.

EN consequence encor, il faut considerer en cas special la puissance de
pouuoir ietter hors les demons. Or que
ceste puissance soit en l'Eglise, il est ensei-
gné en S. Marc chap. dernier, où il est dit:
Et ces signes suiuront ceux qui auront
creu en mon nom , ils ietrront hors les
diables. Or il a esté necessaire de mettre
en l'Eglise la puissance de ietter hors les
diables , pource que nous lisons qu'en
icelle plusieurs fois les diables ont esté
chassez, & nous voyons encor par l'experience que plusieurs en sõt chassez. Or iamais aucũ S. ou aucun des enfans de l'Eglise n'a chassé vn diable du corps d'vn Possedé que ce n'ait esté en vertu de quelque
puissãce: car la force qu'on a de chasser dehors, est vn signe de puissance , puis apres,
si telle puissance n'estoit point en l'Eglise, il n'est pas croiable qu'elle eust ordõné
certaines choses en ses ordinaires pour l'v-
sage de ceste puissãce: Car il ne se peut pas

dire qu'elle n'ayt pas pris garde à l'erreur,
ou qu'elle l'ayt dissimulé. Mais ç'a esté
chose digne de Dieu, d'honorer son Eglise de ce don, pource que telle puissance
est ordonnée pour deliurer les corps des
Chrestiens de la tyrannie du diable, &
pour chasser le fort armé de l'hostel lequel
il auoit occupé, & prendre ses despoüilles:
car les possedez sont l'hostel de celuy, dans
lequel il se repose, & les armes desquels il
combat, & esquelles il a confiance, & sa
possession, sont vne vraye tyrannie, pource que cela va au detriment de celuy lequel
il possede, & cela se fait auec violence, n'e-
stant pas comme la possession du sainct Esprit. Veu donc que nostre Seigneur Iesvs,
Christ est nostre Pere, & nostre Conducteur, & celuy qui nous donne la loy, il luy
appartient de renger contre les ennemis la
bataille de son Eglise, en luy pouruoyant
d'armes, non seulement pour se deffendre,
mais aussi pour pouuoir arracher des mains
des ennemis les captifs, & chasser l'ennemy hors du camp, dont il s'est emparé tant
par force que par fraude.

ARTICLE V.

NOus difons dauantage, qu'en l'Eglife eft la puiffance d'extorquer par
force des demons la verité, tout ainfi que
en elle eft la puiffance de les chaffer hors
des corps; & nous auons vn figne de cela,
en ce que tout ainfi que les Exorciftes leur
commandent de fortir, ainfi leur côman-
dent-ils de refpondre. Or les Exorciftes
les interrogent non afin d'entendre d'eux
quelque chofe de faux, mais pour fçauoir
la verité. Or comme l'on reputeroit folie
& temerité, de demander tribut aux endroits où l'on n'a point puiffance de le leuer, ou de le rendre; tout de mefme auffi
ce feroit vne moquerie de vouloir entendre des demons la verité, s'ils n'auoient la
faculté de la dire: mais c'eft qu'en l'Eglife
eft auffi la puiffance de commander à cefte
fin aux demons. En l'Eglife donc eft la
puiffance de tirer par force des demons la
verité, non feulement és chofes dont la verité eft tout manifeftement cogneuë, mais
auffi des chofes qui nous font cachées,
comme de leurs noms, & de leurs aduerfaires, & autres chofes femblables, efquel-

PPP iiij

les nous ne pouuons en aucune façon recognoistre par voye humaine, quand ils
disent vray, ou faux. Ce qui se void euidemment par trois choses. La premiere
est, pource que nous lisons que Christ a
non seulement chassé les demons, mais
aussi les a interrogez de leur nom, & de
leur nombre, & autres choses de ce calibre. En second lieu, pource que les saincts
personnages ont ordonné leurs exorcismes à faire telles interrogations, tout ainsi
que pour faire les expulsions. En troisiesme lieu, parce que telle puissance emporte
vne necessité, & vne vtilité en son vsage.
Or cela est trouué digne de Dieu, qu'il ayt
conferé vn tel don à son Eglise. Premierement en ce que l'on void comme il est tres-
bon de se seruir de ce qui est tres-meschât,
pour en tirer du bien, & de l'ennemy en
tirer salut. Il se fait recognoistre tres-sage,
en ce que par des armes que l'on ne pourroit pas penser, il peut nous instruire, tantost par les choses insensibles, tantost par
nos ennemis, & se seruir de tous pour l'instruction des siens. Mais il se fait cognoistre estre tres-iuste, en ce qu'il fait que le
demon soit comme l'oracle des fideles, en
sorte que comme de volonté il l'a esté des
infideles pour les deceuoir, maintenant il

le soit des fideles, malgré qu'il en ayt, à sa
confusion. Or cecy que nous disons, se
manifeste ainsi, pource que quand il contraint le demon de prononcer ce qu'il desire nous estre reuelé, nous sommes aucunement instruits par le corrupteur: or c'est
plus d'instruire par vn qui n'est enclin qu'à
corrompre, que par vn sage, & qui porte
de la bienueillance, & sauuer par le moyen
de l'ennemy, que par l'amy. Il semble aussi
qu'il y ayt quelque compensation de iustice, en ce qu'il contraint le demon de
porter aux fideles paroles d'instruction,
au lieu de ce qu'il auoit autrefois porté paroles d'erreur aux infideles, attendu que
tout ainsi que d'icy il remporte de l'honneur, ainsi de là il remporte de la confusion. Or de vouloir oster à l'Eglise la vertu d'extorquer des demons la verité, ce
n'est autre chose que luy oster la vertu de
les chasser: pource que tout ainsi que les
exorcismes sont addressez à vne, aussi le
sont-ils à l'autre; & tout ainsi que l'Eglise
pense auoir l'vne, elle a aussi l'autre; & tout
ainsi que les Saincts luy en attribuent l'v-
ne, ainsi luy attribuent-ils le reste; & tout
ainsi qu'ils ont vsé de ceste-là, ainsi ont-ils
de ceste-cy. Or si elle supposoit faux en
l'vne, pourquoy ne le feroit-elle en l'au-

tre? si elle perd sa peine en l'vne, & qu'elle
ayt mal addressé, pourquoy n'en sera-il autant de l'autre? car l'vne & l'autre puissance se manifeste aux exorcismes estre esgale
& és ordinaires: or vne regle qui est tor-
tue d'vn costé, ne peut pas estre droicte de
l'autre.

ARTICLE VI.

EN outre, nous disons qu'outre ces
puissances, Dieu a aussi donné à l'Eglise la puissance de destruire les malefices, &
la verité de cecy est toute apparente par
les ordinaires, & par l'experience mesme;
& nous lisons que cela est ainsi arriué, &
nous le voyons encor aduenir. En outre,
Dieu a donné puissance à l'Eglise de pouuoir augmenter les peines des demons, les
pouuoir lier, & les contraindre à destruire
leurs propres œuures, & à renuerser l'ordre & la subjection d'iceux l'vn enuers
l'autre: faire que l'inferieur commande à
son superieur. Et cela derechef se void par
les ordinaires, & par la practique; & de ce
que pour vne marque de l'Eglise, elle est
appellée terrible, comme elle dite Catholique. Or par telle chose elle est faite terri-

ble aux demons, pource que en ceste puissance elle a non seulement dequoy se pouuoir deffendre des demons, mais aussi de quoy les offenser, ains qui plus est de les vaincre. Ie dis plus, que Dieu a conferé à son Eglise la puissance & la vertu de destruire la Magie, comme les malefices, & ce, entant que la puissance la plus grande du diable se destruit en la destruction de la Magie. La Magie est aussi la racine de toute amertume, laquelle estant couppée, il est necessaire que tout le corps du diable s'en aille en ruine. Or Dieu a donné à l'Eglise la vertu de marcher par dessus toute puissance de l'ennemy. Tellement que si nous nous seruions d'exorcismes contre les gresles, les tempestes, les possessions, & contre les autres malefices de ceste sorte; à plus forte raison il doit estre loisible d'vser d'iceux pour l'extermination de la Magie, attendu qu'il n'y a nulle espece de malefice qui soit si nuisible à la Republique & à l'Eglise, comme est la Magie: car c'est elle qui enseigne & inuente tous malefices, & elle exerce ses cruautez tant sur les ames, que sur les corps. Or à qui c'est loüange de destruire le fruict & la branche, ce luy sera plus de loüange encor d'exterminer la racine: que s'il m'estoit illicite de proceder

contre la Magie, il me seroit aussi illicite
de proceder contre les malefices, pource
qu'en destruisant la Magie, nous destrui-
sons tous malefices. Puis apres, si ie puis
m'appuyer sur ma propre oraison, pour
exterminer la Magie, pourquoy ne m'ap-
puyeray-je pas sur l'exorcisme, qui est la
priere publique de l'Eglise contre les demons? Mais quelqu'vn dira, il ne semble
pas que l'exorcisme s'estend à cela, pource
que communement on s'en sert pour chasser les demons, & pour destruire les malefices: mais quant à la Magie, nous n'en
auons rien. Ie responds, qu'il faut dire que
l'exorcisme ne chasse pas les demons, ny
ne destruit pas les malefices, entant que
tel: car si cela luy competoit, entant que
tel, il ne luy competeroit point pour autre
chose, ny ne pourroit estre ordonné à autre chose: ce qui ne se peut dire, car on
l'employe aussi pour interroger, & il luy
compete de chasser les demons, entant
qu'il est le moyen compulsif, pour contraindre le demon de faire ce qui tourne à
sa honte, & à la gloire de Dieu, Il faut dóc
dire, que tout ainsi que l'exorcisme de l'E-
glise a puissance & vertu sur les demons
pour les chasser, & pour les faire parler à la
consolation des creatures, à celle fin qu'ils

ſoient confondus, & que Dieu ſoit glorifié, & l'Egliſe apparoiſſe glorieuſe deuant
les Anges, & terrible aux demons ; ainſi
elle a auſſi la vertu de les contraindre à ce
qu'ils diſent, & facent les choſes qui peuuent tendre à la ruine de la Magie ; & la
raiſon en eſt, pource qu'en l'extermination ſeule de ceſte malheureuſe ſecte nous
recueillons tout enſemble tout le fruict de
la puiſſance de l'Egliſe qu'elle a ſur les demons. Donc pource que Dieu a donné le
don de puiſſance, à cauſe du fruict qui en
reuient, il ne faut point douter que ceſte
puiſſance ne ſ'eſtende aux choſes, auſquel-
les ſ'eſtend le fruict de ceſte meſme puiſſance. Et cela ſuffiſe touchant l'amplitude
de ceſte puiſſance.

ARTICLE VII.

EN ſuitte, il faut conſiderer quelle eſt
en ceſte puiſſance la maniere d'operer. Nous diſons donc, que ſi c'eſt de la
puiſſance abſolue de Dieu que nous par-
lons, il eſt certain qu'il peut exterminer la
Magie, & toute puiſſance de l'ennemy,
ſans l'vſage des exorciſmes. C'eſt pourquoy nous liſons de beaucoup de Saincts,

qui par la parole de leurs prieres, ou par le figne de la Croix, ou par l'attouchement des fainctes Reliques, ont chaffé, & contraint les demons. Car Dieu n'eft point lié aux Sacremens, ou aux chofes Sacramentelles. Ordinairement toutefois il opere à cefte fin par l'entremife des exorcifmes, Tellement que tout ainfi que l'Eglife fe fert de l'eau benifte pour deftruire les affauts de Sathan, comme l'experience le monftre, ainfi icelle mefme toutes les fois qu'elle veut chaffer les demons, ou les côtraindre à faire quelque chofe, elle a recours aux exorcifmes. Au demeurât, pour le regard de la maniere comment c'eft que les exorcifmes operent pour contraindre les demons, on n'en eft pas bien refolu. Quelques-vns penfent qu'ils concourent phyfiquement à la contrainte qui fe fait des demons, tout ainfi que la puiffance des Miniftres auffi. Les autres penfent que ce ne foit pas par aucune vertu phyfique des paroles qu'ils font leur operation, mais qu'ils concourent feulement à la côtrainte, en maniere de figne, entant que Dieu, à la prolation des paroles, opere l'effect. Les autres difent, que tout ainfi que les formes des Sacremens peuuent eftre empefchées en leurs operations, foit à caufe de la fiction de celuy qui reçoit le Sacrement, soit pour le defaut d'intention de la part du Ministre, ou pour le defaut de la matiere; tout de mesme aussi l'operation des exorcismes est notoirement empeschée en beaucoup de manieres. Et premierement par le defaut de commission, comme il arriua aux enfans d'vn certain Prince de la Synagogue, qui vouloient, au nom de Christ que Paul annonçoit, commander aux demons : ausquels le malin esprit respondit : *Ie ſçay qui eſt Ieſus, & cognois Paul ; mais vous, qui eſtes-vous?* Quelquefois aussi il n'opere point, à faute d'auoir vne pure intention: car on dit que le sainct Esprit qui opere aux exorcismes, a la feintise en horreur. Il peut encor estre empesché par l'incredulité de ceux qui sont presens, comme il est dit de Christ, qu'il ne pouuoit pas faire beaucoup de vertus en Nazareth, à cause de l'incredulité des habitans. Quelquefois aussi il arriue qu'il ne fait point son operation, pour cause de l'obmission de quelque bonne œuure, qui selon l'ordonnance de Dieu soit requise, comme il arriua aux Apostres qui auoient esté enuoyez par Christ, & auoient la foy, & la bonne intention; & toutefois ils ne peurent auoir force contre vn certain de-

mon, par faute de n'auoir ieusné, ny prié.
Car (comme IESVS-CHRIST en rend
tesmoignage) il estoit de ce genre de diables qui n'estoit pas pour estre chassé, sinon par ieusne & oraison. Mais combien
que par le defaut des choses requises l'exorcisme n'opere pas tousiours son effect, il
y a tousiours vne vertu suffisante qui les
accompagne pour contraindre le demon:
tout ainsi côme és formes des Sacremens,
on dit qu'il y a tousiours vne vertu suffisante pour faire qu'ils ayết leur operation
propre, combien qu'elle puisse estre empeschée. Et en l'oraison, il y a vertu suffisante pour impetrer, combien qu'elle n'obtienne pas necessairement, ny tout a l'instant, ce qu'elle demande.

ARTICLE VIII.

TOuchant la parole & le ministere des
demons, ie dis donc premierement,
que comme les Rois peuuết prendre pour
leurs Lieutenans, non seulement des Ba-
rons & des Princes, mais aussi des plus petits de leur Royaume, ainsi Dieu, auec plus
de droict beaucoup, peut prendre quelqu'vn de l'ordre le plus bas de ses creatures:

res : car il eſt le Roy des Roys, qui les ſurmonte tous en puiſſance & en domaine.
Ie dis en outre que Dieu peut non ſeulement parler aux hommes par vn demon,
mais encor qu'il a eſté fort conuenable
que cela ſe fiſt, pour monſtrer dauantage
ſa ſapience & ſa puiſſance. Car ce n'eſt pas
vne ſi grande merueille de faire pour les
amis par l'entremiſe des amis, comme il eſt
par les rebelles & les ennemis. C'eſt encor choſe plus grande de procurer le ſalut par ceux qui taſchent à ruiner, que par
ceux qui ne reſpirent que le ſalut des
hommes : car il n'appartient qu'a vne
ſouueraine puiſſance, d'aſſuiettir à ſoy
les rebelles, & malgré leur reſiſtance,
executer par eux meſme ce qu'on a pro-
poſé de faire. Auſſi ne s'enſuit il aucune
abſurdité de ce que Dieu contraint les
demons de parler pour le ſalut des ſiens :
car les eaux viſues ne ſont point gaſtées
pour paſſer par vn canal de plomb, ny le
rayon du Soleil n'eſt point ſoüillé encor
qu'il donne ſur la bouë : ny n'eſt rien de-
cheu de la parole de Dieu pour auoir eſté
proferée par la bouche d'vne Aſneſſe, ou
par Balaam qui eſtoit vn membre du diable : Mais quand on obiecte qu'il y a de
l'inconuenient de faire du diable vn Ora-

cle de l'Egliſe, attendu qu'en l'Egliſe nous ne recognoiſſons autre Oracle que le ſainct Eſprit; ie reſpond en diſant, que ce mot d'Oracle ſe peut prendre en deux façons : l'vne principalement, & en ceſte façon ce ſeroit blaſpheme de dire que le diable ſeroit Oracle de l'Egliſe : l'autre maniere comme il ſe peut prendre eſt inſtrumentalement, en ſorte que par ce mot d'Oracle ſoit entenduë la bouche du ſainct Eſprit, & en ce ſens, tout ainſi que ceſte condition s'eſt trouuée aux creatures inſenſibles, comme il s'eſt veu aux Oracles muets de la Synagogue; ainſi il ne s'enſuit rien d'abſurde de ce que Dieu faict vn demon eſtre ſa bouche pour prononcer ce qu'il veut nous manifeſter : ains meſme il ſemble qu'il ſoit fort conuenable qu'il ſoit l'Oracle des Chreſtiens, y eſtant contraint de la part de Dieu ; puis qu'autrefois il a eu ceſte ambition de l'eſtre des Payens au meſpris de Dieu & pour ſe faire rendre de l'honneur : attendu que en ce qu'il nous annonce les paroles de Dieu, il illumine, il enſeigne, & purge, au lieu qu'autrefois durant l'vſurpation qu'il auoit faicte d'vne telle charge, il deceuoit, endurciſſoit, & peruertiſſoit les ames.

ARTICLE IX.

Vand à l'attention que l'on dóit prester aux demons quand ils parlent ; iedis premierement que les paroles qui sont proferées par les demons lors de l'exorcisme ne sont point mauuaises de soy : car ce qu'on interroge les demons n'est pas afin qu'ils se taisent, mais c'est afin qu'ils parlent : or de les interroger n'est pas mal de soy, veu que plusieurs des Saincts les ont bien interrogez, & on ne peut condamner l'action de ceux desquels la vie nous est donnée pour instruction. Or la raison pourquoy il se peut faire que la parole des demons n'est pas tousiours mauuaise (encor qu'ils soient tousiours des arbres meschans, & qu'ils perseuerent en leur meschanceté) c'est que, entant qu'elle est prise du S. Esprit, il ne fait pas fruict par ce qui luy est purement propre, mais selon l'influence d'vne vertu plus haute : Car s'il agissoit tousiours par ce qui luy est purement propre, il feroit tousiours mal. Or maintenant nous voyons mesme dans la nature certaines choses

produire des actions à cause de la concurrence d'vne cause plus haute, pour lesquelles produire elles ne seroient pas suffisantes selon leurs propres formes, comme il se voit en toutes sortes d'instrumens.
Ie dis en outre que d'auoir esgard aux
choses qui se disent par les demons estans
pressez par l'exorcisme, n'est pas de soy
mal ny illicite : & cela se verifie par ce
que les Euangelistes non seulement ont
eu esgard aux choses proferées par les demons, ains mesme les ont couchées par
escrit pour l'instruction des fidelles. La
saincte Vierge Hildegarde aussi a iugé que
le demon pouuoit non seulement dire
choses vtiles, mais aussi choses qu'il estoit
expedient d'entendre, pource que la foy
des Auditeurs pouuoit estre fortifiée pour
auoir oüy telles choses, & estre rédus plus
prompts à s'amender de leurs pechez : tellemét qu'elle ne vouloit pas empescher le
diable de parler, mesme au peuple. Les paroles de ceste tres-excelléte Vierge sót telles. *L'esprit immunde estant cõtraint par la puis-*
sance de Dieu a proferé, cõbien que c'ait esté cõtre
son gré, beaucoup de choses deuãt le peuple touchãt
le salut du Baptesme , le Sacrement du corps de
Christ, du peril des excommuniez, de la perdition

*des heretiques, & chofes femblables, à fa côfufion,
& à la gloire de Chrift: d'où il eft arriué que
plufieurs ont efté fortifiez en la foy, beaucoup en
font deuenus plus prompts à s'amender de leurs
pechez. Mais quand i'ay veu en vraye vifion
qu'il fe mettoit à proferer chofes fauffes, ie l'ay
tout à l'inftant redargué: qui a fait que tout à
l'heure fe taifant, il grinçoit les dents contre moy:
mais ie ne l'ay point empefché de parler pour le
peuple, tandis qu'il proferoit chofes vrayes.* Voila ce qu'elle dit. Il fe void donc que comme il n'eft pas toufiours expedient de le retenir, auffi n'eft-il pas toufiours expedient
d'auoir efgard à ce qu'il dit: car en vn têps
IESVS-CHRIST a commandé filence au
diable, en vn autre temps il luy a commandé de parler ; qui a efté indubitablement
pour monftrer que ny l'vn ny l'autre n'eft
pas toufiours expedient. Quand il les tan-
çoit, il ne leur permettoit pas de parler,
pource qu'ils parloient fans commandement, & fans y eftre contraints. Or la raifon pourquoy ils doiuent eftre ouys pluftoft durant l'exorcifme, que hors l'exorcifme, c'eft que hors le cas de l'exorcifme,
il ne paroift point de leur contrainte à dire
ce qu'ils difent: car toute parole qu'ils proferent de leur propre, eft mortifere. Puis
apres, c'eft que l'exorcifme eft employé,

afin que par la vertu diuine ils ſoient contraints de parler ce que Dieu veut à ſa gloire, & à leur confuſion. Car les exorciſmes,
ny les interrogations ne ſe font pas afin
que nous entendions vn demon parler,
mais afin d'entendre Dieu parler par le miniſtere des demons, de choſes qui tournêt
à ſa gloire, & à noſtre edification. Or il eſt
licite d'auoir eſgard aux paroles qui viennent de Dieu, non ſeulement quand par
luy-meſme il parle à nous, ou par ſes Anges, mais auſſi quand il le fait par les malins, & par les demons meſmes : car en
quelque part que ſe trouue la parole de
Dieu, rien iamais ne dechet du poids de
ſon authorité. Et c'eſt la meſme raiſon que
de ſ'enquerir quelque choſe de l'ennemy
par le moyen de la torture. Car il eſt licite
d'extorquer d'vn ennemy par le moyen de
la torture, la verité qui fait contre luy, &
ceux de ſon party, auec leſquels ce ſeroit
vn crime capital d'auoir eu autrement
communication.

ARTICLE X.

MAis pource que c'eſt choſe tres-certaine que les demons eſtans ſoubs
l'exorciſme, diſent quelquefois verité, &
mentent auſſi quelquefois; il faut voir touchant l'examen & la preuue des choſes
qu'ils diſent eſtans ſoubs l'exorciſme, &
les choſes par leſquelles nous pouuons
diſcerner le vray d'auec le faux ; & quand
c'eſt que le diable fait, ou parle quelque
choſe de ſon propre, ou ſi c'eſt par la commiſſion de Dieu, qui le contraigne, ou qui
luy commande. C'eſt donc la queſtion, ſi
c'eſt par neceſſité qu'il faille examiner ce
qui ſe dit par les demons eſtans ſoubs l'exorciſme ? I'eſtime qu'il faut diſtinguer:
car il y a des choſes, leſquelles ils diſent
ſans ſolemnité, & telles choſes peuuent
eſtre eſcoutées, & annotées, mais il n'eſt
pas neceſſaire de les examiner. Il y en a
d'autres qui ſe diſent auec ſolemnité, cõme quand il dit qu'il parle de la part de
Dieu : & telles choſes de neceſſité doiuent
eſtre eſprouuées, & examinées, car nous
auons des preceptes qui nous ſont donnez
pour les choſes que nous deuons faire.

Mais en la premiere de sainct Iean chap. 4.
il nous est enioint d'esprouuer les esprits
qui se disent venir de la part de Dieu, si
vrayement ils sont de Dieu, comme ils l'asseurent. Et afin que quelqu'vn ne pensast
point que l'Apostre parlast des Anges de
lumiere, il est dit ailleurs: *Esprouuez toutes*
choses : tenez ce qui est bon. Car en la commission du bon Ange, il n'y a rien à reietter; & la raison de cecy est, que l'esprit malin nous peut parler de la part de Dieu, cõme bon, & que c'est chose damnable de
s'exposer au danger pour l'auoir negligé,
& beaucoup plus qu'aux affaires du Roy,
y auoir outrepassé quelque chose. Car
estant la maiesté de Dieu tres-grande, c'est
nostre deuoir de prendre toute sorte de
peine pour examiner la chose, plustost que
de nous exposer au danger d'y obmettre
quelque chose. Au demeurant, en telles
affaires j'estime qu'il y faut proceder auec
ceste discretion: car si la cõmission de ceux
qui se disent venir de la part de Dieu, implique manifestemẽt chose qui milite aper-
tement contre la foy, ou les meurs, il les
faut reietter: car iamais la cõmission d'aucun qui vienne au nom de Dieu, ne peut
impliquer de repugnance ouuerte à la foy,
ny aux meurs: car en Dieu il n'y a point de

Ouy , ouy : Non , non. Mais fi ce que l'efprit
affeure qu'il dit de la part de Dieu , n'implique point de repugnance , alors il faut
diftinguer : car fil parle fans preuue,
on peut affeurément negliger, tant luy,
comme fa commiffion. Car fans lettres on
ne doit point adioufter foy aux Legats,
9. *q.* 2. Et il eft neceffaire à vn Legat d'exhiber les lettres de fa legation, afin qu'on
ayt creance en luy : *diftinct.* 97. *C. Nobilif-
fimus.* Et il n'eft pas à croire que Dieu enuoye quelqu'vn en vne nouuelle legation
fans preuue, attendu que ce n'eft pas mefme la couftume de l'Eglife Romaine d'entreprendre, ou d'enuoyer en quelque part
en vne legation , fans auoir fes inftructiós
fignées. Que fi donc cela eft requis d'vne
faincte perfonne , à plus forte raifon le fe-
ra-il des demons : que fil propofe ce qu'il
dit auec preuue qu'on doiue adioufter foy
à fa perfonne, il y a apparence qu'on le doit
efcouter. Car il faut deferer à vn Legat en
confideration de celuy qui l'a enuoyé, 79.
diftinct. c. vlt. Et en cela, le bon & le mauuais font en pareille condition , hormis
toutefois qu'il faut examiner de plus pres
les preuues & les lettres teftimoniales du
malin efprit. Car quelquefois on croit à la
parole, & au tefmoignage d'vn feul, quand

c'eſt vne perſonne d'importance, & honneſte, 97. *diſtinct. C. Nobiliſſimus.* Mais ſi
c'eſt quelque perſonne mal renommée, il
ne luy faut pas aiſément adiouſter foy, 2l.
q. 1. §. Quiſquis. Car ſelon qu'eſt la perſonne qui exhibe vn inſtrument pour ſ'en ſeruir, l'on adiouſte moins de foy à l'inſtrument, *L. ſi quis, ff. de prob.*

ARTICLE XI.

DEs marques critiques, pour iuger &
diſcerner le vray d'auec le faux, au
temps de l'exorciſme, & quand c'eſt que le
demon agit, ou parle de par luy meſme,
ou ſi c'eſt qu'il en ayt commiſſion. Or il
eſt neceſſaire de mettre les marques à quoy
l'on cognoiſt qu'il ſoit contraint, pource
que tous les miniſtres de l'Egliſe ont ordinairement accouſtumé d'obſeruer certaines choſes, & en commander aucunes,
pour ſe rendre certains : que ſi on ne peut
en auoir aucune, en vain ſeroit l'obſerua-
tion & la practique de ces choſes. Mais
c'eſt choſe toute notoire, que les plus renommez Exorciſtes en tout temps, pour
eſtre rendus certains des choſes que les demons affermoient, leur ont commandé de

iurer, d'obeyr, d'inuoquer l'ire diuine, d'a-
dorer, d'apporter vne fimple caution, &
d'exhiber vn bon œuure : chofe qui importe repugnance à la haine, qui eft naturelle au diable, & à fes autres vices, & à fa
couftume, & au Royaume de Sathan, & à
la fubjection & concorde mutuelle, aux
embufches, aux malefices, aux confederez, à l'execution des ames, & à l'endurciffement. Les demós auffi, quand ils font
adiurez, donnent pour figne qu'ils feront
fortis, ou qu'ils auront efté expulfez, ou la
fraction d'vne feneftre, ou l'efpece de quelque animal eftrange, ou vn vomiffement
furnaturel, foit de plomb, foit de pierres,
ou de fang en grande abondance, & vne
puanteur, ou vn defrompement, & qui
laiffe demy-morte la perfonne qui endu-
te, & chofes femblables. Que fi la practique commune de ces chofes, & la notion
en eft fauffe; le iugement auffi de l'Eglife
fera fubject à eftre faux en ces chofes, laquelle a vfé fans diffimulation de cefte practique, ains l'a approuuée. Or ces chofes
font chofes Sacramentelles, comme font
auffi les autres de mefme ordre, qui font
authorifées, & prefcrites en pareille forme : efquelles fi la deception peut vniuerfellement tomber, la Religion eft perduë,

nostre foy est vaine : car elle ne sera plus
Religion, ains superstition : ny l'Eglise ne
sera plus colomne de verité, ains plustost
vne eschole de vanité, qui sont choses qui
s'impliquent manifestement. Car contre
l'Eglise les portes d'Enfer iamais ne pre-
uaudront. Il se pourra bien glisser quelques abus en choses de petite importance,
mais non pas en ce qui regarde l'administration des Sacrements, & des choses Sacramentelles, qui sont les liaisons de la Religion Chrestienne, & les colomnes sur
lesquelles se repose tout le fardeau de l'edifice. Or si aucunes marques de leurs contraintes n'estoient données, la puissance
compulsiue des demons, pour les faire parler, seroit infructueuse : car sans ces marques là, ie ne puis sçauoir s'il parle de par
luy-mesme, ou par commission qu'il en
ayt. Car nous discernons celuy qui parle,
ou à la face, quand nous le voyons, ou à la
voix, ou autres choses annexées, comme
quand nous sommes en tenebres. Et pource que pour le present nous ne pouuons
pas discerner par le visage entre Dieu & le
diable qui parle soubs l'exorcisme (car
Dieu & le diable sont esprit, dont ny l'vn
ny l'autre ne se peut voir des yeux corpo-
rels) afin que nous discernions Dieu qui

parle, d'auec le diable, il eſt neceſſaire que
nous le iugions par des marques de la parole & de l'operation de chacun d'eux : car
où il opere, là il parle; & là où il parle, il y
eſt.

ARTICLE XII.

DEs marques critiques, & de la valeur
d'icelles en particulier. Il y a donc
vn poinct qui eſt fondé ſur la multiplicité
& certitude des ſignes. Car neceſſairement
la doctrine & la commiſſion eſt de Dieu,
laquelle Dieu confirme par cooperation
des miracles. Qui fait que ceux qui veulent confirmer vne doctrine, ou vne commiſſion, ameinent des miracles : car ſi la
vraye doctrine, & l'operation des miracles
n'eſtoient point en ſuitte l'vn de l'autre, &
inſeparablement enſemble, la doctrine
pourroit eſtre fauſſe, laquelle eſt propoſée
ſoubs l'atteſtation des miracles. Mais nous
croyons de Dieu qu'il ne peut ny eſtre
trompé, ny tromper. Or il ſeroit trouué
eſtre teſmoing de fauſſeté : car tout
ainſi que le teſmoing par ſon ſeing qu'il
met au bas de ce dont il eſt requis, il l'approuue: Dieu tout de meſme par la coope-

ration confirme la doctrine qui ſe propo-
ſe, car il n'a iamais ſigné autrement. Tellement que ceux qui veulent eſtre confir-
mez, quand ils ont cela, ils ceſſent de douter.

ARTICLE XIII.

EN outre, il y a de la probabilité en
l'indice qui eſt fondé ſur vne reſſem-
blance qu'il a à d'autres œuures de Dieu,
comme, ſi nous voyons vn commencement qui ſe face en humilité, vn progrez
en eſtenduë: ſi nous voyons que ce qui ſe
fait, ſe face par des choſes contemptibles:
s'il y a perpetuellement de la contradiction, & que neantmoins la choſe ne
s'eſtouffe point: ſi on void les organes
eſtre en grand meſpris; s'ils ne redoutent
point l'examen: car telles & ſemblables
choſes ſont des marques qui ſe trouuent
aux œuures de Dieu, comme il ſe void par
l'induction. Car les miracles de Chriſt
eſtoient receus par le menu peuple, &
eſtoient calomniez par les Phariſiens, &
negligez par les Potentats. Semblablement la Croix a eſté ſcandale aux Iuifs, folie aux Gentils: mais aux Chreſtiens qui

eſtoient meſpriſez & hays, a eſté la vertu
de Dieu. Le commencement auſſi de l'E-
gliſe a eſté petit & humble: ſon progrez
s'eſt fait auec ampliation, comme on peut
voir auiourd'huy, qui eſt la raiſon auſſi
pourquoy elle eſt comparée à vn grain de
mouſtarde. Semblablement la natiuité du
Verbe eternel a eſté premierement cogneuë par le moyen des pauures paſteurs,
& n'a point choiſi pour cét affaire des premiers de la Synagogue. Tout de meſme il
a diuulgué par ſes Apoſtres, qui eſtoient de
pauures peſcheurs, le triomphe de la Croix
& de l'Euangile; & en toutes choſes, &
touſiours il a accouſtumé de choiſir les
choſes les plus foibles, pour operer les fortes. Il eſt auſſi dit dans les Actes, touchant
la doctrine des Apoſtres, que par tout on
luy contrediſoit. Et il eſt tres-notoire que
les œuures du monde, & ſes erreurs, ſont
receus auec applaudiſſement, comme il ſe
void clairement en Luther & Caluin. L'E-
gliſe auſſi s'eſt accreuë au milieu des tribulations, à cauſe dequoy ſainct Cyprian diſoit, que le ſang des Martyrs eſtoit la ſe-
mence des Chreſtiens. Car tous ceux que
Dieu a deſtinez, ſoit pour fonder quelque
Ordre, ſoit à ſemer premierement en quelque lieu ſa parole, c'eſt choſe toute notoi-

re qu'ils y ont ſué auec beaucoup de trauaux, & qu'ils ont ſemé en larmes.

ARTICLE XIV.

EN outre, l'indice qui ſe prend à voir
les fruicts, eſt probable : car noſtre
Seigneur deſirant donner vne regle pour
diſcerner les faux Prophetes qui viennent
à nous en habits de brebis ; monſtre qu'il
faut conſiderer leurs fruicts : car (dit il)
vous les cognoiſtrez à leurs fruicts : car le
bon arbre fait de bons fruicts, & le mauuais arbre de mauuais; car des eſpines nous
ne cueillons point des figues. Qui fait que
l'Egliſe a touſiours diſcerné par cecy la zi-
zanie d'auec le vray froment, les loups
d'auec les vrays Paſteurs.

ARTICLE XV.

EN outre, l'indice qui ſe prend de la
pureté eſt auſſi probable, pource que
la doctrine, ou la commiſſion ne contient
rien qui ſoit contre la foy, ou les meurs. Et
IESVS-CHRIST nous donne ceſte regle
en ſon Euangile, quand il dit : Celuy qui
n'eſt

n'eft point contre vous eft pour vous : &
la raifon de cecy eft : pource (dit-il) que
qui n'eft point auec moy , il eft contre
moy , & celuy qui n'affemble point auec
moy , il efpart. Car toute doctrine qui
vient d'embas eft impure , & eft meflée
d'erreurs & de fcandales.

ARTICLE XVI.

EN outre l'indice qui fe prent par la
conformité aux Efcritures , & à la
droicte raifon , & au diré des Saincts , il a
de la probabilité. Car les chofes qui pro-
cedent du diable ne peuuent pas fe rapporter en toutes chofes auec la verité, ny
apporter de la lumiere à la verité, veu que
(comme dit Ariftote) le vray a de la correfpondance auec le vray : & il eft tellement de la nature du faux d'eftre difcor-
dant d'auec ce qui eft vray, comme il eft
de l'effence du bien de n'auoir point de
commerce auec le mal.

RRR

ARTICLE XVII.

EN outre l'indice qui se prent sur la permanence d'vn œuure ou d'vne doctrine, a de la probabilité. Car selon le tesmoignage de Gamaliel, le conseil qui est des hommes, est suiet à estre dissipé, mais ce qui est d'enhaut ne se peut dissoudre. Les paroles de Gamaliel aux Iuifs qui pensoient du mal contre les Apostres, sont telles. *Hommes Israëlites, regardez à vous touchant ces hommes cy ce que vous auez à faire. Car deuant ces iours cy, s'est leué Teudas, se disant estre quelque chose, auquel s'adioignit vn nombre d'hommes d'enuiron de quatre cens, lequel a esté occis : & tous ceux qui auoient consenti à luy, ont esté rompus & reduicts à rien. Apres luy s'esleua Iudas Galileen és iours de la discretion, & destourna gros peuple apres soy, & cestui-cy aussi est peri, & tous ceux qui auoient consenti a luy ont esté dispersez. Et maintenant ie le vous dis, deportez vous de ces hommes, & les laissez : car si ce conseil ou cét œuure est des hommes, il sera deffaict : mais s'il est de Dieu, vous ne le pourrez deffaire : & prenez garde que ne soyez trouuez repugnans à Dieu.*

ARTICLE XVIII.

EN outre l'indice qui se prent par la prediction des choses futures, a de la probabilité. Car il est dit au Deuteron. 13. *S'il se leue au milieu de toy vn Prophete ou qu'il se dise auoir veu en songe, & te donne si-gne ou miracle : Et aduienne ce qu'il a dit & te die, Cheminons apres autres Dieux lesquels vous n'auez cogneus, & seruons à iceux ; Tu n'escouteras pas les paroles de ce Prophete ou de ce songeur : Car le Seigneur vostre Dieu vous tente, pour estre faict manifeste si vous l'aimez :* Par lesquelles paroles il s'ensuit, que si il ne dit rien contre le seruice qui doit estre rendu à Dieu, ou la saine doctrine, & qu'il ait predit signe ou miracle , & qu'il soit ainsi arriué , qu'il sera loisible de l'escouter en asseurance. Et de faict, il est tout euident que selon ceste regle le peuple du Seigneur a iugé des prophe-ties des Prophetes.

ARTICLE XIX.

EN outre l'indice qui se prent par la deiection du diable est probable. Or est là indubitablement le Royaume de Dieu, (c'est à dire la verité qui est la clef du Royaume)où se trouue ceste puissance de le pouuoir ietter, veu que nostre Seigneur dit luy mesme, si ie iette les diables par le doigt de Dieu, sans doute le Royaume de Dieu est paruenu à vous. De cecy la raison est telle, que si il estoit possible que Sathan chassast Sathan ; on ne tireroit pas vn argument valable par la deiection des demons en la puissance de l'Eglise pour monstrer la verité d'vne doctrine ou d'vne commission. Ie dis dauantage, que si ie puis par le doigt de Dieu chasser les demons & estre de la part du diable, la consequence de Iesus-Christ s'en iroit à neant: car comme dit sainct Thomas 1. q. 119. art. 4. l'Argument n'a point de force qui se fonde sur les opposites.

ARTICLE XX.

EN outre, l'indice est probable, qui est consideré selon les proprietez des phrases dont se sert l'Escriture quand elle parle, lesquelles semblent estre six principalement. Car la façon dont Dieu a accoustumé de parler, est breue, humble, claire, ardente, conuertissant les ames, & vniforme. Or sainct Ambroise dit sur sainct Luc: Le S. Esprit recognoist sa façon de parler, & iamais ne l'oublie; & la Prophetie est renduë complette, non seulement par les oracles des choses, mais aussi par la proprieté des paroles.

ARTICLE XXI.

EN outre, l'indice est probable, qui se prend par la submission de celuy qui se dit venir de la part de Dieu : car la Verité ne redoute point l'examen; d'autant que plus elle est espluchée de pres, tant plus elle se fait paroistre, ainsi que l'or en la fournaise où on l'espreuue. Mais la doctrine de Sathan, d'autant qu'elle se propose & def-

fend auec orgueil & opiniaftreté, ne cede
iamais, & cherche des cachettes, attendu
que celuy qui fait mal, il hayt la lumiere,
& ne vient point à la lumiere, de peur que
fes œuures ne foient defcouuertes.

ARTICLE XXII.

EN outre, il y a de la probabilité en ce
qui fe prend par la diuerfe confideration d'vn mefme œuure, à fçauoir, eu efgard à ce qui en doit eftre fait, & en ce qui
en eft fait : pource que fi l'œuure en la façon qu'elle eft, eftant faite, ne peut proceder du diable ; ce qui a à eftre fait, ne peut
eftre de luy, & de mefme en conuertiffant
la propofition ; & ce d'autant que fi l'vn des
deux eftoit du diable, & que l'autre n'en
fuft point, l'vn commenceroit ce que l'autre acheueroit ; & en ce faifant, il y auroit
de la conuenance de la lumiere auec les tenebres, & d'vn mefme œuure Dieu en auroit vne partie, & le diable l'autre.

ARTICLE XXIII.

EN outre , cela a de la probabilité qui se prend par la difference & la contrarieté de ceux qui contribuent à l'acheminement de l'œuure, pour le rendre effectué. Pour exemple, fi pour faire vn mefme œuure, ou pour proferer vne mefme parole, le Ciel, & la Terre, & l'Enfer concourent : car la parole prononcée par la concurrence du ciel, de la terre, & de l'enfer, ne peut eftre de la terre, ny de l'enfer, mais du ciel, & ce d'autant qu'il eft necef-faire d'en pofer vn , par lequel tous ces trois foient addreffez en vn; ou bien il faut dire que l'vn d'eux aura la principauté def-fus les autres, car l'vn eft la caufe de l'vn, & vne parole ne pourroit pas eftre pro-noncée par trois contraires , fi ce n'eft qu'ils fuffent conioints en vn. Or ny la terre, ny l'enfer ne peuuent eftre cela , attendu que la terre ne peut pas commander au ciel, & beaucoup moins encor l'enfer.

RRR iiij

ARTICLE XXIV.

APres cecy, il faut conſiderer ce qui eſt de l'indice du iurement qui ſe fait par les demons, lors qu'ils ſont ſoubs l'exorciſme. Or pour eſtre aſſeuré de ſa probabilité, il faut côſiderer qu'il y a de deux ſortes de iurement: l'vn ſimple, & l'autre ſolemnel, tout ainſi comme le vœu. Or le iurement ſolemnel eſt celuy qui eſt exigé par le legitime Miniſtre, auec l'eſtole, pour choſe digne que l'on preſte le ſerment, auec expreſſion que l'on a vne intention droicte, & que l'on en exclud toute ſiniſtre intention, ſoubs l'atteſtation du Dieu viuant, ſur le Corps de noſtre Seigneur, ou ſur l'Euangile, ou autre choſe ſaincte: car on ne requiert, ny on ne commande pas de plus grandes ſolemnitez, pour rendre fermes les accords de paix & de guerre. Or ce qui ſuffit pour rendre vne choſe ſolemnelle és choſes ciuiles, peut ſuffire auſſi aux exorciſmes; & ſ'il ne ſuffit au for des exorciſmes, non plus ſera-il ſuffiſant au for du for. Car tout ainſi qu'en l'vn & l'autre for il n'y a qu'vne verité, & vne foy, ainſi y doit-il auoir vne meſme loy de ſo-

lemnité, en forte que ce qui eft fuffifant
en l'vn, doit auffi fuffire en l'autre, pour
eftre rendu folemnel. Or le iurement folemnel, & le fimple, ont de la conuenance:
car l'vn & l'autre a accouftumé d'eftre admis & exigé, pour prendre vne certitude
des chofes qui font dites par le demon,
eftant foubs l'exorcifme; & en l'vn, & en
l'autre il y peut auoir de la fauffeté cachée.
Mais le fimple iurement fe peut auffi faire
pour tromper, mais le folemnel ne peut:
ce que ie dis, pource qu'il fera contraint ou
de iurer vray, ou de publier fa fauffeté, au
cas qu'il euft iuré faux. Or ie dis, que le iurement folemnel eft le premier entre les
genres des indices, non feulement pource
qu'il peut eftre admis pour la confirmation des autres, mais auffi pource que quãd
il eft pofé, nous ceffons de plus enquerir.
Car l'Eglife effaye de f'informer en diuerfes manieres, touchant ce que difent les
demons: tantoft par le moyen de ce qu'elle les contraint de depofer ce qu'ils difent
foubs la caution de quelque Sainct: tantoft par le moyen de ce qu'elle les contraint d'affermer ce qu'ils difent foubs l'inuocation de l'ire de Dieu: tantoft par le
moyen de ce qu'elle leur commande pour
confirmation de ce qu'ils difent, d'operer

quelque bon œuure, ou de promettre obedience : mais quelquefois elle leur commande d'affermer ce qu'ils diſent par iurement. Or nous auons recogneu par l'experience, que toutes les autres choſes trô-
pent quelquefois, en ſorte que l'on deſcouure que ce qu'ils ont ainſi affermé, eſt
faux. Mais quand au iurement ſolemnel,
c'eſt choſe toute certaine qu'ils n'en ont
encor proferé vn ſeul qui ayt eſté faux, &
a deſia eſté recogneu par pluſieurs expe-
riences, que les affirmations qui ont eſté
faites auec telle ceremonie, ont eſté vrayes
non ſeulement en ce qu'ils ont parlé du
paſſé, ou du preſent, mais auſſi de l'aduе-
nir. Par ainſi il faut dire, que ſi nous ne
voulons point croire aux choſes qui ont
eſté depoſées auec preſtation de iurement
ſolemnel, qu'il faut abſolument ne point
croire aux exorciſmes : pource que ſi le
premier eſt douteux & châcelant en quelque ſorte, à plus forte raiſon le deura eſtre
tout le reſte qui eſt de meſme calibre: car
le premier eſt la meſure des autres. Or le
iurement ſolemnel a ſon rapport aux autres manieres d'affermer, comme la de-
monſtration aux raiſons probables, & de
dialectique. Et tout ainſi que perſonne ne
dira que les preuues de dialectique, & qui

font probables, soient inutiles, à cause que
elles ne demonstrent point ; aussi l'on ne
requerra pas inutilement d'autres moyens
de certification, encor qu'il n'ayent point
la necessité du iurement solemnel, pource
qu'en leur genre ils certifient suffisammét
les exorcismes, és choses qui ont apparence d'estre d'vn mesme ordre. L'impreca-
tion & l'obtestation és choses les plus cô-
munes, côme en ce qu'il declare touchant
son nom, & de la hierarchie dont il est ; &
le iurement és choses extraordinaires, &
qui sont de plus grand poids. Or tout ainsi
que le vœu, tant simple que solemnel, est
vne promesse faite à Dieu : toutefois à cause de la solemnité, il arriue que l'vn soit dis-
pensable, & l'autre ne le soit pas, selon S.
Thomas ; ainsi ceste difference en matiere
de iuremés, que l'vn soit necessaire, & l'autre non, vient à cause de la solemnité. Or
en cas de iurement solemnel, Dieu contraint tousiours le demon de iurer vray, ou
de reuoquer s'il a dit quelque chose de
faux, pource que le iurement solemnel est
reputé l'extremité de ce qui se peut apporter de nostre part. Or que telle chose soit
suffisante pour prouuer infailliblémét que
Dieu concoure auec la chose, il se peut
voir par les definitions des Conciles. Car

les deciſions des Conciles ne font pas vn
Canon touchant la foy, ou les meurs, auāt
vne deuë inquiſition : mais quand elle eſt
faite, & premiſe, alors ils font le Canon,
pource que l'on croit qu'il y a vn concours
infaillible du S. Eſprit, quād de noſtre part
on a apporté iuſqu'à l'extremité de ce qui
eſtoit de noſtre deuoir. Que ſi en faisāt vn
iurement ſolemnel, le demon n'eſtoit abſolument contraint de iurer en verité, on
oſteroit la certitude qui ſe cherche, laquelle eſtant oſteé, il ſeroit plus expedient, ou
de ne l'interroger point, ou de n'vſer point
d'authorité, ou de ne l'auoir point dōnée,
car cela tourneroit au preiudice de la fun-
ction Eccleſiaſtique. Mais en ces affaires-cy
c'eſt autre choſe d'auoir vne certitude de la
verité, autre choſe d'auoir la ſolution d'v-
ne difficulté. La cognoiſſance de la verité a
eſté dōnée à l'Egliſe, & non pas la ſolution
des fallaces, comme il ſe iuſtifie par vn certain Concile, dans lequel l'Egliſe ſe rendāt
humble, cōfeſſe cela meſme. Ce que ie dis,
afin que nous ne penſions point que quelque choſe ſoit moins vraye, ſoubs ombre
que nous ne pouuons pas en trouuer la ſolution. Or il n'eſt pas conuenable qu'vn
particulier ſe veüille arroger ce que l'Egliſe ne s'attribuë point.

ARTICLE XXV.

EN outre, cét indice a de la probabilité, qui est pris de la nature mesme &
proprieté de la commission, ou locution.
Car il faut voir s'il tend à l'euersion, ou extirpation des heresies, & à la confusion de
l'Enfer. Car l'œuure qui tend à l'euersion
du Royaume de Sathan, est de Dieu : tout
ainsi comme vn œuure est du diable, lequel tend à l'euersion du regne de Christ,
à la confusion de la Hierarchie de l'Eglise,
& à semer des heresies, des impietez, &
autres vices. Il faut voir en outre, s'ils im-
portent de la repugnance à la façon de faire des demons, à sçauoir, à la haine naturelle qu'ils ont contre l'Eglise, contre les
ames, & contre les Saincts ; attendu que le
demon n'opere point autrement que ce
qu'il a accoustumé, si ce n'est qu'il y soit
necessité : or il n'y sçauroit estre contraint
par les hommes. Et cét indice vaut principalement, si és choses qui se font, il y a du
mal qui de soy soit mal. Car on ne peut
pas dire que contre sa coustume il face, afin
d'euiter vn plus grand mal, car cela doit
estre assigné par ceux qui côtredisent ; aus-

si n'est-il pas necessité de faire au detrimēt
de l'Enfer, & à l'vtilité des ames, pour obtenir ce qu'il desire, car il ne manque point
d'autres moyens. Il faut voir aussi, si la fin
de l'œuure est bon : car Dieu ne peut operer vn œuure, dont la fin soit mauuaise:
car ce dequoy la fin est mauuaise, il est aussi mauuais. Tout de mesme, le diable ne
peut entreprendre vn œuure, dont la fin
soit bonne: car vn mauuais arbre ne peut
faire de bons fruicts. En outre, il faut voir
si la chose va au detriment du diable: car ce
qui va à son dommage & à son detriment,
ne peut estre de luy, attendu que si c'estoit
chose qui procedast du diable, elle tendroit à son profit: car il est par trop meschant pour vouloir ce qui va au profit de
Christ, & est trop fin pour vouloir aucune
de ces choses, ou qu'il les face par ignorance; & ces choses ont principalement lieu,
quand la perte ne se peut recompenser
d'aucune esperance de gain, & que le gain
mesme est tellement incogneu, qu'il ne
puisse estre nommé par ceux qui contre-
disent; & qu'il est si petit, qu'il ne se puisse
voir, ny apperceuoir. En outre, il faut
voir si le propos implique de la contradiction, & quelles sont les choses qui ne peuuēt subsister : car cōme dit S. Paul, en Dieu

il n'y a point : *Ouy, ouy* : *Non, non*. En outre,
il faut voir fi on recognoift quelque chofe
en l'œuure, qui ne puiffe tomber foubs la
prefcience, eflection, ou faculté du diable:
car veu que les chofes qui font de Dieu,
font incompatibles auec celles qui font de
la part du diable, il s'enfuit que quand le
total ne peut eftre du diable, que le tout
eft de Dieu. En outre, il faut voir quel eft
l'accompliffement de l'œuure : car fi l'accompliffement de l'œuure ne peut eftre
du diable, auffi ne peut eftre le commencement : car fi le commencement eftoit du
diable, & l'accompliffement fuft de Dieu,
l'vn commenceroit vne chofe que l'autre
acheueroit : mais en chofes qui font femblables, c'eft vn mefme celuy qui acheue,
& celuy qui commence. En outre, il faut
voir fi en la commiffion donnée au diable,
paroiffent quelques veftiges des attributs
diuins, comme mifericorde, vertu, fapience, & verité : car toutes les œuures du
Seigneur font mifericorde, & verité : car
comme on dit en commun prouerbe, les
œuures font paroiftre l'artifan.

ARTICLE XXVI.

EN outre, cét indice a auſſi de la probabilité que l'on obſerue à l'endroit de ceux qui ſont pour ou contre l'œuure dont il s'agit : car ſi l'vn eſt pour le party du Ciel , il eſt neceſſaire que l'autre ſoit pour le party de l'Enfer : car deux ne peuuent pas exercer deux commiſſions contraires, & ne ſeruir qu'à vn Seigneur : tout ainſi qu'vn ſeul ne peut pas ſeruir à deux Seigneurs. Or ce party là eſt pour le diable, qui s'appuye ſur des fondemens faux, & procede ſur des choſes fauſſes , & qui ſont à reietter , & ſe targe de menſonges, & de voyes impies. Car comme c'eſt le propre de Dieu de prendre ſon bon plaiſir au bien : ainſi c'eſt le propre du diable de ſe plaire au mal, comme à vn porc d'eſtre dans les ordures. Et tout ainſi que Dieu n'a point accouſtumé d'operer choſes grandes par vne ame aſſubjettie au peché ; ainſi ne peut le diable faire de grandes œuures de diable par vne ame ſaincte. En outre, il faut voir ſi la partie aduerſe eſt plus puiſſante en forces, fourniture de toutes choſes, & faueur, & que neantmoins l'œuure ne laiſſe

ne laiſſe pas de s'acheminer. Car il n'eſt pas
ſeulement neceſſaire qu'il y ayt quelqu'vn
qui conduiſe l'œuure au port, mais auſſi il
faut que ceſtuy là ſoit tres-puiſſant : car
c'eſt le fait d'vne grande puiſſance & d'vne
grande induſtrie, de faire voguer vn nauí-
re contre la force des vents, & l'impetuo-
ſité d'vne riuiere. Mais le diable, ſi peu que
on luy reſiſte, quitte la partie, comme
eſtant tres-foible, & ſuppedité, & qui en
ſes operations depend des cauſes ſecon-
des, & des occaſions, & ne peut operer
ſon deſſein par les choſes qui l'en empeſchent; au lieu que c'eſt le propre de Dieu
de choiſir les choſes foibles, pour operer
choſes arduës, & les choſes cõtemptibles,
pour en operer de grandes, & auec peu
combattre, & gaigner les victoires. En outre, il faut voir ſi du commencement quelque bon vent & fauorable ſouffle pour la
partie contraire: car de là on peut vray-
ſemblablement conclure que la partie op-
poſite ne milite point pour le diable. Car
Dieu a accouſtumé d'octroyer du commencement tout à ſon aduerſaire, ſi bien
qu'il ſemble que la victoire luy ſoit quaſi
enleuée des mains, & neantmoins à la fin
le rembarrer tout d'vn coup, le chaſſer, &
mettre en routte.

ARTICLE XXVII.

EN outre, cét indice a de la probabili-té, que l'on prend garde ſur la manie-re de proceder, pour amener la choſe à ſa fin : car Dieu tres-grand, & le diable, mar-chent chacun par diuers chemins. Le pro-pre de Dieu eſt d'operer choſes grandes par les petites, les fortes par les infirmes, la ioye par les mortifications, les choſes in-faillibles par les contingentes. C'eſt auſſi le propre de Dieu de donner ſecours aux choſes deſeſperées, de mettre en ordre les confuſes, tirer choſes bonnes des plus meſchantes, de venir au deuant des choſes tres-fortes qui luy veulent donner obſta-cle, & leur donner le choc par les choſes meſmes qui luy veulent donner obſtacle. Ce ſont des marques de la prouidence di-uine, que d'operer en vn moment de téps par les choſes fortuites, pour amener vne choſe à la fin qu'il luy aura ordonnée, & & entre pluſieurs choſes eſlire la meilleu-re, prendre garde ſagement par tout, ne manquer nulle part aux neceſſitez, operer par deſſus les regles communes de la pru-dence humaine, atteindre auec force d'v-

ne fin iufques à l'autre, & difpofer toutes
chofes auec douceur. Car là où ces marques fe rencontrent, la prudence qui gouuerne l'œuure, ne peut eftre iugée eftre
vne prudence humaine, ny diabolique:
car la prudence humaine eft timide, & in-
certaine, & le diable dépend des chofes, &
des occafions, & demeure en chemin, &
ne choifit que les chofes mefchantes, &
les fuit.

ARTICLE XXVIII.

EN outre, cét indice eft probable, que
l'on confidere felon la manifeftation
des fecrets qui font dans le cœur: car c'eft
celuy mefme qui parle, qui manifefte ce
qui eft caché dans le cœur. Or icy ce ne
peut eftre le demon: car quand il prefu-
meroit de parler des chofes futures, ou de
celles qui font cachées dans les cœurs, ou
il fe tromperoit, ou il parleroit afin d'efta-
blir vn menfonge, c'eft à dire, vne doctrine fcandaleufe, & heretique.

ARTICLE XXIX.

EN outre, cét indice là a de la probabi-lité, que lon considere eu esgard à la maniere de la verité des choses qui sont proposées : car encor que le demon puisse dire des veritez touchant la contempla-tion, lesquelles gisent en la nue contem-plation, comme sont les Mathematiques: car (comme disent les Theologiens) les choses naturelles leur sont demeurées en-tieres, auec lesquelles ils ont receu telle science; neantmoins ils ne peuuent parler sans déprauation & corruption de la veri-té de la vie qui sert à l'edification des meurs, à la purgation, à l'illumination, & à la perfection de l'ame ; c'est pourquoy Christ a dit : Quand il parle de son propre, il profere mensonge.

ARTICLE XXX.

EN outre, cét indice là a de la probabi-lité, lequel est consideré sur la foy & le iugement de l'Exorciste, à sçauoir, s'il croit que le demon ayt parlé, ou operé par

contrainte, à cauſe des marques & des indices qui ont eſté deduits cy deſſus, en telle ſorte toutefois qu'il ſoit preſt de ſe departir de ſon propre iugement: car la foy
du diable eſt auec opiniaſtreté, & vne ſuperbe préſumption, & acquieſce, non à
cauſe des teſmoignages, mais des apparences, & n'eſt iamais en diſpoſition de ce-
der, ou de receuoir inſtruction, mais pluſtoſt de diſputer, & d'enſeigner. Mais celle qui eſt des Saincts ne cherche point
tant de deſtours, n'a point tant de *quare*, ny
de *quomodo* (c'eſt à dire, *pourquoy*, & *commẽt*)
mais regarde ſeulemẽt ſi la choſe eſt croyable. Or la foy ne peut eſtre de Dieu, & que
ce que l'on croit ſoit du diable, car la foy
eſt comme la pierre de touche, & tout ainſi comme par le gouſt nous diſcernons l'a-
mer d'auec le doux, & comme par l'oreille
nous iugeons de la difference des ſons, &
approuuons ceux où il y a de la conſonance, & rejettons ceux qui ne s'accordẽt pas,
tout de meſme auſſi nous iugeons par la
droicte foy entre les choſes qui ſont croya-
bles ſelon Dieu, & les Apocryphes, qui
fait que ceux qui n'ont point la foy, encor
qu'ils ſoient tres-doctes, s'attachẽt le plus
ſouuent à de tres-ſottes erreurs, & au contraire, ceux qui l'ont, encor qu'ils ſoient

idiots, ont la fauſſeté en horreur. Or la raiſon pourquoy le iugement d'vn tel Exorciſte a grand poids pour faire preuue, principalement ſi c'eſt quelqu'vn qui ayt longuement perſeueré en oraiſon, pour eſtre
illuminé du Seigneur, c'eſt qu'il ne ſemble
pas qu'il ſoit vray ſemblable que s'il erroit
en ſon iugement, Dieu le laiſſaſt ſi longuement en ſon erreur; & la raiſon ſemble
eſtre de cecy, que Dieu ne permettroit pas
que les ſiens, qui ſont enfans de l'Egliſe,
fuſſent abuſez, & principalement ſes Miniſtres vaquans par obedience à vn miniſtere public legitimement entrepris, &
deuëment exercé pour ſa gloire & ſon
honneur, Et la raiſon pourquoy cela ne
peut tomber ſoubs la prouidence permiſ-
ſiue de Dieu, ny ſoubs l'ordre de ſa diuine
miſericorde, c'eſt qu'il n'en arriueroit aucun bien, & auſſi que tel œuure n'eſt ny
peché, ny procedant du peché. De ſorte
que l'on ne ſçauroit en auoir nommé vn,
qui ſe ſoit gouuerné de ceſte façon, lequel
ayt eſté abandonné de Dieu: ains pluſtoſt,
il s'en trouuera pluſieurs, qui ont fait bien
moins, & ont eſté illuminez d'enhaut.

ARTICLE XXXI.

EN outre, cet indice là a de la probabilité, qui est consideré, & fondé sur l'adiuration de l'Eglise. Or l'adiuration de l'Eglise est differente des adiuratiōs que font les Necromantiens, laquelle se fait par des paroles abominables, en inuoquant le demon, & regarde les choses illicites. Car par icelles le demon est contraint de faire ou de dire par le Prince des demons, choses qui tournent au profit du regne de Sathan, à la perdition des ames, & au deshonneur de CHRIST. Mais l'adiuration de l'Eglise se fait par les Ministres d'icelle, par saincts exorcismes, par l'inuocation de Dieu tout puissant, & regarde la gloire de CHRIST, & la confusion du diable. Or l'adiuration de l'Eglise se peut considerer en deux manieres : à sçauoir, ou soubs raison d'Empire pour commander, ou soubs raison de Suffrage, ou priere publique ; & soit en l'vne, ou en l'autre maniere, elle a force d'effectuer, & d'operer ce pourquoy elle est practiquée. Car Dieu a assubietty à l'Empire de l'Eglise toute puissance de l'ennemy. Les prieres Ecclesiastiques aussi

ſe font au nom de CHRIST. Or tout ce
qui ſe demande en ceſte maniere, eſt im-
pettable; qui fait que CHRIST luy meſme a dit : *Iuſques à maintenant vous n'auez
rien demandé en mon nom : demandez, & vous
receurez.* Or demander, ou coniurer au
nom du Seigneur, c'eſt autant que de demander par nous au nom de CHRIST, &
le coniurer qu'il ſoit en nous ; ce qui eſt
cauſe que ce qui ſe demande en foy, & en
humilité, n'arriue pas touſiours, car encor
que nous prions au nom de CHRIST, il
arriue que luy ne prie pas : car il n'y a point
d'abſurdité que quelque choſe ſoit bonne,
& que pourtant CHRIST ne veuille pas
qu'elle ſe face. Donc les choſes pour leſquelles il ne ſ'eſt point ſanctifié, ne ſe font
point: mais celles là s'accompliſſent, pour
leſquelles il s'eſt ſanctifié.

ARTICLE XXXII.

EN outre, cét indice a de la probabilité, lequel eſt pris de la part des choſes
qui arriuent ſoubs l'exorciſme. Car l'eue-
nement qui arriue enſuitte de la priere de
l'Egliſe, & lequel ne peut eſtre attribué à
aucun autre principe, procede de la force

de l'oraifon. Or ce que l'Eglife demande,
& qu'elle obtient, l'impetration n'en
peut eftre attribuée au diable : car il n'ex-
auceroit pas ceux qui demandent quelque
chofe à fa honte, à Dieu qui eft fon ennemy. Or les chofes qui font mifes quand
l'exorcifme eft pofé, & ne font plus quand
l'exorcifme eft ceffé, & font preffées, ou
remifes, entant que la priere de l'exorcifme eft eftenduë, ou remife, ne peuuent pas
appartenir par accident à l'exorcifme; &
les chofes de ce genre font celles, defquelles eft verifié l'ordre qui eft és exorcifmes,
& eft infinué és interrogations & preceptes des exorcifmes: comme par exemple
s'il vaut pour l'exaltation de la foy, & manifeftation de la puiffance Ecclefiaftique,
à la gloire de Dieu, & à la confufion du
diable, la deliurance des poffedées, la confolation des creatures, & la deftruction du
regne du diable, qui font les chofes pour
lefquelles l'exorcifme femble eftre infti-
tué. Que fi l'exorcifme agit, & a fon operation à ces chofes là, & que ce ne foit
point par accident, ce qui fe fait, & fe dit ne
peut eftre attribué au diable, car les operations de l'exorcifme fe font par le doigt de
Dieu. Or là où le doigt de Dieu opere, là
n'a point de lieu la puiffance du diable: car

il est impossible qu'elle se rencontre auec
la vertu de Dieu, pour faire vne mesme
operation, ou que la bonté de Dieu serue
à la meschanceté.

ARTICLE XXXIII.

EN outre, cét indice là encor est fort
probable, lequel est consideré selon
la publication, la dispute, & l'approbation de l'Eglise. Car l'Eglise n'approuuera
point ce qui est du diable, & ne le mettrot
point au iour choses fausses soubs les disputes : car c'est le propre de la verité, que
tant plus elle est disputée, espluchée, &
examinée, plus elle s'esclaircit, comme
fait l'or mis en la fournaise.

Conclusion.

OR soit dit à suffisance touchant les regles critiques, par lesquelles nous
pourrons discerner le vray d'auec le faux,
soubs les exorcismes : quand le diable parle de son propre : quand il parle, ou agit
par la contrainte : desquelles choses encor
quelques-vns se sont seruis pour voir qui
estoit l'autheur des choses precedétes : lesquels apres vne longue discussion, & bien
soigneusement faite, n'ont peu descouurir
qu'il y eust de la fraude, ou de la malice en

cét œuure, ains toutes choses dignes de
Dieu; & que tout ce qui sembloit militer
au contraire, se pouuoit fort aisément &
probablemét dissoudre, & ce qu'ils se sont
entremis d'examiner les Actes qui ont esté
rapportez, ce n'a pas esté pour y apporter
leur propre iugement, comme se propo-
sans vne regle de foy, mais plustost afin de
les submettre auec plus d'asseurance, & de
iugement pour estre examinées, au S. Siege de Rome, auquel est promis l'assistance
du S. Esprit, d'où dépend toute certitude
pour la determinatió des affaires qui concernent la foy. D'où vient que l'on croit
que toutes les autres Eglises peuuent errer
en la determination des controuerses de la
foy, mais que l'Eglise Romaine seule peut
faire vne regle de foy.

Tres-humble Requeste au tres-sainct Pere & souuerain Pontife Gregoire XV.

TRes-sainct Pere, Estant donc à vous
qu'il est dit en la persóne de S. Pierre:
Et toy quand quelquefois tu seras conuerty, con-
firme tes freres: pource que nous vous reco-
gnissons & honorons comme le Chef de
l'Eglise : Nous vous supplions que vous
daignez nous diriger & confirmer, qui en-

cor que nous ne teniõs pas des charges les
plus nobles & releuées dans ce corps qui
vous est cõmis, sommes toutefois vn membre d'entre les membres d'iceluy, & viuõs
de la mesme vie que fait le Chef. Ce que
nous requerõs de Vostre Sainčteté, est digne d'elle: car à elle appartiēt, selon la grace qui luy a esté dõnée du S. Esprit, de descouurir & ruiner les rules du diable, non
seulement és mēbres d'iceluy (qui sont les
Heretiques) mais au Chef mesme, qui n'est
autre que le diable; afin de seruir d'instru-
čtion tant à ceux qui sont auiourd'huy, cõme à ceux qui viendrõt aprés nous. Le iugement que vostre Sainčteté en fera, sera
vne pierre solide. Car de quelque façon
que se termine la cēsure de Vostre Sainčteté, soit à la condemnation, soit à l'approbation, ce sera tousiours à la cõfusion du diable. Auec ceste asseurance & demission de
nostre cœur, nous submettons volontairement, & de toute nostre affection, à la discussion & censure de Vostre Sainčteté, ce
que nous auons rapporté purement & veritablement, (Dieu en est tesmoing) touchant l'histoire des trois possedées, & autres, estans tousiours prests de receuoir, &
admettre en icelle la regle de croire, telle
qu'il plaira à V. Sainčteté de la prescrire.

FIN. *Le Priuilege est au premier Tome.*

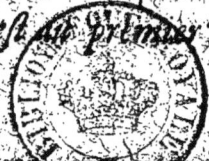

www.ingramcontent.com/pod-product-compliance
Lightning Source LLC
Chambersburg PA
CBHW031453210326
41599CB00016B/2206